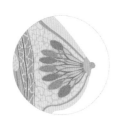

乳房重建
临床护理实践

CLINICAL NURSING PRACTICE OF BREAST RECONSTRUCTION

组　编　中国抗癌协会肿瘤护理专业委员会

顾　问　沈镇宙　邵志敏　黄嘉玲

主　审　吴　炅

主　编　陆箴琦　裘佳佳

副主编　李　云　傅翠霞

编　委（以姓氏笔画为序）

　　　　王　婷　朱晓丹　朱家莹　李　平

　　　　李　菁　杜伟怡　杜静文　陈丽琴

　　　　侯胜群　董元鸽　管佳琴

U0311658

上海科学技术出版社

图书在版编目（ＣＩＰ）数据

乳房重建临床护理实践 / 陆箴琦，裘佳佳主编. --
上海 ：上海科学技术出版社，2021.9
ISBN 978-7-5478-5452-5

Ⅰ. ①乳… Ⅱ. ①陆… ②裘… Ⅲ. ①乳房－整形外
科学－护理学 Ⅳ. ①R655.8

中国版本图书馆CIP数据核字(2021)第164036号

乳房重建临床护理实践
主编 陆箴琦 裘佳佳

上海世纪出版(集团)有限公司
上 海 科 学 技 术 出 版 社　出版、发行
(上海钦州南路71号 邮政编码 200235 www.sstp.cn)

上海盛通时代印刷有限公司印刷

开本 787×1092 1/16 印张 11.5
字数：226 千字
2021 年 9 月第 1 版 2021 年 9 月第 1 次印刷
ISBN 978 - 7 - 5478 - 5452 - 5/R·2362
定价：58.00 元

内容提要

本书为复旦大学附属肿瘤医院乳腺外科护理团队开展的乳腺癌患者手术后乳房重建护理工作经验总结,包括总论篇、案例篇和问答篇三部分。

总论篇,共10章,概括介绍乳腺癌流行病学情况、国内外乳房重建现状、乳房重建手术方式,乳房重建患者的术前评估、决策制定、围手术期护理、并发症护理、术后评价、延续护理,以及乳房重建护理研究热点等相关内容。

案例篇,共8个案例,选取8种不同手术方式的乳房重建护理典型病例,重点介绍术前、术中和术后的具体护理内容及出院后的自我护理指导。

问答篇,共20个问答,对护理人员在乳房重建护理工作中遇到的常见问题和患者较为关心的问题进行示范性解答。

本书由沈镇宙教授、邵志敏教授、吴炅教授作序推荐,内容权威实用,可供国内各级医院乳腺外科护理人员和临床科研人员阅读参考。

序 一

乳腺癌是女性肿瘤中常见的恶性肿瘤,严重危害女性的健康。据统计,2020 年全球女性乳腺癌新发病例数约为 226 万,占所有女性癌症发病数的 24.5%,68 万名患者因乳腺癌死亡。相较于西方国家,我国女性乳腺癌的发病年龄较早。

在乳腺癌的综合治疗中,手术仍然是主要治疗方法之一。乳腺癌的手术常需要切除乳房、胸肌及腋窝淋巴结等。乳腺作为人体重要的器官之一,是女性的象征,它的缺失会对女性造成非常大的身心创伤,影响她们的生活、工作、社会交往等。

随着对乳腺癌生物学特征等的了解、对乳腺癌早期发现意识的提高,外科治疗更多地减少了侵入性手段,保留乳房手术、前哨淋巴结活检术的开展都极大提高了患者的生活质量。不能接受保乳手术的患者,乳房重建则成为她们维护完整形体的另一个选择。随着整形外科技术的发展,采用自体组织或是假体进行乳房重建,患者可以重塑形体,重拾信心,重新回归家庭和社会。

乳房重建在国内起步较晚,手术方法尚不普及,目前国内乳腺癌手术量大于 200 台/年的医院全乳切除术后重建比例,已由 2012 年的 4.5% 提升到目前的 10.7%,但手术大多限于一些三甲医院或者教学医院。同时,乳房重建的术前评估和术后评价也并不完善,需要专业的医护人员进行进一步的探索。

本书由复旦大学附属肿瘤医院乳腺外科护理领域的护理人员编写。在乳房重建的全程管理中,围手术期的护理监测以及随访过程中的长期关注,将有助于女性患者更好达到生理、心理、社会的康复,回归患病前的正常生活状态。书中详细介绍乳房重建的术前、术中、术后的护理要点,探讨乳房重建的护理研究热点,并以案例的形式呈现了具体的监测护理方法。本书可以为乳腺专科的护理同道提供一定的理论和实践参考。

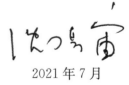

2021 年 7 月

序 二

乳腺癌是严重危害女性健康的恶性肿瘤之一。随着对乳腺癌生物学特征的深入了解，乳腺外科治疗开始运用整形外科的理念和手段来恢复女性患者的形体，重塑患者的信心，提高患者的生活质量。

复旦大学附属肿瘤医院乳腺外科是国内较早开展乳房重建的临床中心之一。自 2001 年起，首先开展了以背阔肌为基础的乳房重建，之后重建的手术方式也逐渐多样化，包括游离腹部皮瓣重建、带蒂腹部皮瓣重建、一步法假体重建、扩张器-假体二步法重建、背阔肌联合假体重建等。同时，乳头乳晕重建、文身、脂肪移植的开展也进一步优化了乳房重建的效果。复旦大学附属肿瘤医院作为较早将显微外科技术应用到乳房重建领域的医院之一，乳腺癌术后乳房重建手术数量近年来快速增长，2018 年全年乳房重建患者数已超过 700 例，其中植入物乳房重建约占 80%。目前各种乳房重建手术的技术逐渐完善，得到了广大乳腺癌患者的认可，患者满意度较高。

在乳房重建患者的全程管理中，需要多学科的密切合作以制订个体化的乳房重建方案，给予患者最优化的治疗，最大程度地改善患者的生活质量，这其中需要护理团队的紧密配合和优质服务。围手术期的观察护理、长期随访过程中的身心照护，对患者来说是至关重要的。

本书内容涵盖了乳房重建的全过程，包括术前的评估、围手术期的照护、术后的监测、随访过程的管理，希望能与乳腺专科护理领域的同行互相交流，共享经验，共同推动我国乳房重建的发展。

2021 年 7 月

序 三

乳腺癌是严重危害女性健康的恶性肿瘤之一,发病率逐年上升。以手术为主的综合治疗极大地提高了患者的生存率,但是手术可能造成的形体毁损会给患者带来长远的身心创伤,影响患者的社会交往,降低患者的整体生活质量。从治疗的角度,乳腺癌术后的乳房重建是乳腺外科治疗体系中的重要技术手段,其手术方式也在不断发展和完善,对具有适应证的乳腺癌患者实施乳房重建手术已在国内外获得广泛认可。

2017年,中国抗癌协会乳腺癌专业委员会和中国医师协会外科医师分会乳腺外科医师委员会共同开展的"中国乳腺癌外科诊疗数据调查"显示,国内乳腺癌手术量大于200台/年的医院全乳切除术后重建比例为10.7%,近一半的医院乳房重建率仍然低于5%。2018年一项"中国女性乳腺癌患者乳房重建意愿的多中心调查",更加清楚地显示了我国乳腺癌患者人群对于选择乳房重建的客观意愿:35.1%有乳房重建意愿,24.2%没有明确意愿,40.7%明确没有乳房重建的意愿。

在规划实施乳腺癌重建手术的全程中,应树立多学科合作的理念,而术后的专业护理是乳房重建的重要武器,可为患者保驾护航。乳房重建患者的术前评估,决策制定,围手术期的各项监测,并发症的管理,术后的评价、症状管理和延续护理,都需要护理人员的积极参与和配合。乳腺专科护士应该在乳房重建患者的全程管理中发挥积极主动的作用,不断探索重建患者的管理模式,了解该领域的研究热点,从而更好地为患者提供全方位、全周期的护理服务。

本书内容涵盖了乳房重建护理的各个方面,包括术前的评估、围手术期的护理、术后的评价以及延续护理。感谢复旦大学附属肿瘤医院乳腺外科护理团队对乳房重建患者的护理实践进行了详尽的介绍,内容契合临床实践,确保临床护理实用性,并具备较好的可读性。希望能与国内同行交流经验,共同推动乳房重建护理领域的发展。

2021年7月

前　言

　　乳腺癌是目前中国女性发病率较高的恶性肿瘤之一，也是女性癌症死亡的主要原因之一，严重威胁着女性的身心健康。目前全国乳腺癌的发病率逐年升高，随着外科治疗理念的更新，更多乳腺癌患者在术后选择乳房重建。在不影响乳腺癌预后及复发监测的基础上，实施乳房重建及整形技术，可以帮助患者重塑形体，恢复自信，更快速度回归正常生活。乳房重建手术在飞速发展，高质量的围重建期护理可以为重建手术的顺利开展提供有效的保障，进而不断提高患者的生活质量，促进患者的全面康复。

　　我们编写这本书，力图全面介绍国内外乳腺肿瘤手术后乳房重建的基础护理理论和临床护理实践，并且基于传统的技术，加入临床最新进展与相关最新研究。全书分三篇，总论篇系统介绍了乳腺癌流行病学、乳房重建的现状、手术方式、护理评估、决策制定、围手术期与并发症护理、术后评价、延续护理和研究热点，共 10 章；案例篇介绍了不同手术方式的乳房重建案例 8 个；问答篇为乳房重建常见问题解答示范篇，希望能给读者带来一些启发。

　　本书的编写者均是复旦大学附属肿瘤医院长期从事乳腺癌临床护理工作的专科护士和医务工作者。他们在繁忙的护理临床工作之余挤出时间进行书稿的编写，将专业的知识与实践中积累的经验相结合，科学、严谨、认真地对本书的内容进行反复修改提炼，对他们的辛勤付出表示诚挚的感谢！同时，我们邀请沈镇宙教授、邵志敏教授、黄嘉玲护士长担任本书顾问，吴炅教授主审全部书稿，沈镇宙教授、邵志敏教授、吴炅教授还为本书写序推荐，中国抗癌协会肿瘤护理专业委员会为本书的编写提供了较多指导和支持，在此表示衷心的感谢！

　　希望本书能够为广大乳腺外科护理同道和相关读者在临床实践、专科培训以及科研工作中提供更多的指导与参考，也祝愿更多乳房重建患者在专业、科学的照护下能获得更高的生活质量！

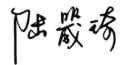

2021 年 7 月

目 录

总 论 篇

第一章 乳腺癌流行病学 001

一、全球乳腺癌发病和死亡特征 001

二、中国乳腺癌发病和死亡特征 005

三、全球与中国乳腺癌流行变化趋势 008

四、乳腺癌危险因素 011

五、乳腺癌生存状况 014

第二章 乳房重建国内外现状 019

一、乳房整形外科的发展及国内现状 019

二、国内乳房重建手术开展的影响因素 020

三、国内外乳房重建相关指南和专家共识 022

第三章 乳房重建手术方式 028

第一节 自体组织乳房重建 028

一、背阔肌肌皮瓣乳房重建 028

二、带蒂横行腹直肌肌皮瓣乳房重建 030

三、保留肌束的横行腹直肌肌皮瓣乳房重建 031

四、腹壁下深血管穿支皮瓣乳房重建 031

五、腹壁浅动脉皮瓣乳房重建 032

六、臀上动脉穿支皮瓣乳房重建 033

第二节 植入物乳房重建 033

一、植入物概述 033

二、植入物乳房重建 037

第三节 乳头乳晕重建 039

一、乳头重建 040

二、乳晕重建 040

　　第四节　自体脂肪移植 041

　　　　一、适应证 041

　　　　二、手术过程 042

　　　　三、并发症 043

　　　　四、安全性 043

　　第五节　缩乳手术 044

第四章　乳房重建患者术前评估 054

　　第一节　病情评估 054

　　　　一、全身情况评估 054

　　　　二、肿瘤组织评估 055

　　　　三、肿瘤治疗评估 055

　　　　四、组织条件评估 055

　　　　五、健侧乳房评估 056

　　第二节　乳房重建方式评估 056

　　　　一、乳房重建方式介绍 056

　　　　二、不同重建方式选择 057

　　第三节　心理社会状况评估 059

　　　　一、心理状况评估 059

　　　　二、社会状况评估 060

　　　　三、治疗费用评估 060

第五章　乳房重建患者决策制定 062

　　　　一、决策支持的理论框架 062

　　　　二、决策制定的步骤 063

　　　　三、国内外决策辅助工具应用现状 067

第六章　乳房重建患者围手术期护理 070

　　第一节　自体组织重建护理 070

　　　　一、背阔肌肌皮瓣重建护理 070

　　　　二、带蒂横行腹直肌肌皮瓣重建护理 075

　　　　三、腹壁下深血管穿支皮瓣重建护理 078

　　第二节　植入物重建护理 080

　　　　一、术前护理 080

　　　　二、术中护理 081

　　　　三、术后护理 081

第三节 乳头乳晕重建护理 084
　　一、术前护理 084
　　二、术后护理 084

第四节 自体脂肪移植护理 085
　　一、术前护理 085
　　二、术后护理 085

第五节 缩乳手术护理 087
　　一、术前护理 087
　　二、术中护理 087
　　三、术后护理 088

第七章　乳房重建并发症护理 093

第一节 导致乳房重建手术并发症的危险因素 093
　　一、患者因素 093
　　二、手术因素 094

第二节 乳房重建手术并发症与临床表现 095
　　一、自体组织乳房重建术的并发症与临床表现 095
　　二、植入物乳房重建手术的并发症与临床表现 097

第三节 乳房重建手术并发症预防和护理 099
　　一、感染 099
　　二、皮下出血与积液（血清肿） 099
　　三、皮瓣坏死 100
　　四、腹壁切口疝及腹壁膨出 102
　　五、脂肪液化 103
　　六、瘢痕明显增生 103
　　七、乳房假体植入位置异常或移位 104
　　八、植入物暴露 104
　　九、乳房假体包膜挛缩 104
　　十、压力性损伤 105
　　十一、脂肪注射相关并发症 105
　　十二、扩张器相关并发症 105

第八章　乳房重建术后评价 109

第一节 美学效果的评价 110
　　一、评估材料 110
　　二、评估工具 110

第二节 术后满意度的评价 111

一、患者自我报告结局 111

二、术后满意度评估工具 111

三、术后满意度影响因素 113

四、不同重建方式的满意度 113

第九章 　乳房重建患者延续护理 117

一、生理维度 117

二、心理维度 118

三、社会维度 120

第十章 　乳房重建护理研究热点 124

一、乳房重建影响因素 124

二、患者决策体验研究 125

三、患者术后生活质量 126

四、乳房重建护理干预模式 127

五、患者回归社会体验 128

案例篇

案例一 　LDMF 乳房重建术 131

一、案例介绍 131

二、术后常规护理 132

三、背阔肌肌皮瓣护理 133

四、并发症预防和护理 133

五、出院指导 135

案例二 　TRAM 乳房重建术 138

一、案例介绍 138

二、术后常规护理 139

三、重建乳房皮瓣护理 140

四、并发症预防和护理 141

五、出院指导 141

案例三 　DIEP 乳房重建术 143

一、案例介绍 143

二、术后常规护理 ·· 144

三、重建乳房皮瓣护理 ·· 145

四、并发症预防和护理 ·· 146

五、出院指导 ·· 146

案例四 乳房假体植入术 ·· 148

一、案例介绍 ·· 148

二、术后常规护理 ·· 149

三、重建乳房护理 ·· 150

四、并发症预防和护理 ·· 150

五、出院指导 ·· 150

案例五 二步法乳房重建术 ·· 152

一、案例介绍 ·· 152

二、术后常规护理 ·· 153

三、重建乳房护理 ·· 153

四、并发症预防和护理 ·· 154

五、出院指导 ·· 154

案例六 乳头乳晕重建术 ·· 156

一、案例介绍 ·· 156

二、术后常规护理 ·· 156

三、重建乳头护理 ·· 157

四、出院指导 ·· 157

案例七 脂肪移植乳房重建术 ·· 158

一、案例介绍 ·· 158

二、术后常规护理 ·· 158

三、脂肪移植护理 ·· 158

四、并发症预防和护理 ·· 159

五、出院指导 ·· 159

案例八 双乳缩乳提升术 ·· 161

一、案例介绍 ·· 161

二、术后常规护理 ·· 161

三、并发症预防和护理 ·· 162

四、出院指导 162

问答篇

一、乳房重建的最佳时机如何选择？ 163

二、即刻重建与延迟重建有哪些优劣势？ 163

三、乳房重建的第一步是什么？ 163

四、乳房重建过程需要多长时间？ 164

五、乳房重建的目标是什么？乳腺外科医生在推荐时会考虑哪些因素？ 164

六、乳房重建有风险吗？ 164

七、什么是植入物乳房重建手术，这种手术是如何进行的？ 164

八、什么样的人最适合选用植入物重建手术？ 165

九、什么是自体组织乳房重建手术，具体的手术方式有哪些？ 165

十、使用自体组织进行乳房重建有什么好处？ 165

十一、自体组织乳房重建手术有哪些风险或缺点？ 165

十二、乳房切除术中患侧的乳头能保留吗？ 166

十三、什么是乳头乳晕重建手术？ 166

十四、什么是脂肪注射或脂肪移植？ 166

十五、乳房重建是否会影响化疗时机的选择？ 166

十六、放疗是否会影响乳房重建的效果？ 166

十七、乳房重建是否会增加癌症复发的风险？它会让癌症监测变得
更困难吗？ 166

十八、乳房重建术后需要什么样的后续护理和康复？ 167

十九、乳房重建如何进行决策？ 167

二十、美国 MD Anderson 癌症中心的乳房重建"四知道"包括哪些内容？ 167

跋 169

第一章　乳腺癌流行病学

　　乳腺癌是全球女性常见的恶性肿瘤之一,也是女性癌症死亡的主要原因之一,严重威胁全球女性居民健康。国际癌症研究所(IARC)发布的全球癌症数据统计显示,2020年全球约有1929万的新发癌症病例和996万的癌症死亡病例。其中,女性乳腺癌的新发病例为226万,占所有新发病例的11.7%,占所有女性癌症病例的24.5%。68万名患者因乳腺癌死亡,占所有癌症死亡病例的15.5%,女性乳腺癌的发病与死亡远远超过其他癌症。

一、全球乳腺癌发病和死亡特征

(一) 全球地理分布

　　女性乳腺癌的分布广泛,在全球大多数国家(154个国家)中的女性新发病例以乳腺癌最为常见。但乳腺癌全球内有明显的地域分布差异。比较不同癌症在2018年高/较高人类发展指数(High/Very high HDI)地区与中低人类发展指数(Low/Medium HDI)地区的癌症发病率(Incidence Rate)和死亡率(Mortality Rate),数据显示乳腺癌在发达地区的标化发病率为54.4/10万人年,在发展中/欠发达地区的标化发病率为31.3/10万人年(图1-1-1),即乳腺癌主要集中在发展程度较高的国家及地区,大洋洲、北美洲、欧洲皆为全球乳腺癌的高发地区:在澳大利亚与新西兰的年龄标化率高达94.2/10万人年;而亚非地区的发病率最低,其中中亚地区乳腺癌年龄标化率仅为25.9/10万人年(图1-1-2)。

　　在乳腺癌死亡病例中,世界地理分布差异不大,与发病率分布差异并不同步。2018年全球女性乳腺癌死亡的年龄标化率约为13.0/10万人年,发展中国家死亡率略低于发达国家。据估计死亡率最高的地区为美拉尼西亚,其中斐济死亡率最高,为25.5%;东亚死亡率最低,约为8.6%(图1-1-2)。

　　上述分析显示,发达地区与发展中地区的乳腺癌分布差异表明,人种(即基因)与环境(包括生活习惯)是乳腺癌发病与死亡的重要因素。大量研究数据分析,遗传因素(即基因突变)仅占乳腺癌发生因素的5%~10%。同时,有移民流行病学研究表明,非遗传因素是全球乳腺癌发病差异的主要驱动因素,将发病低风险地区的人口迁移到高风险地区后,乳腺癌的发病情况在几代人中均有上升,即环境与生活方式是目前乳腺癌的主要发病原因,包括晚婚晚育、熬夜、肥胖、缺乏运动等。同样,在发展中地区虽然发病率较低,但是死亡率相对较高,

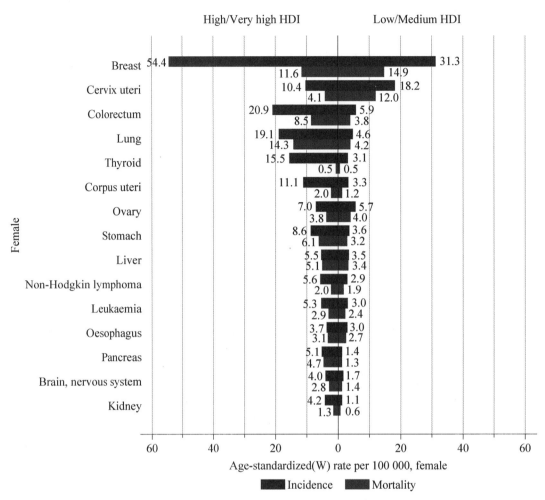

图 1-1-1 2018 年高人类发展指数地区与中低人类发展指数地区
不同癌症发病率和死亡率年龄标化率条形图(引自参考文献[4])

这与各地区的预防与筛查技术、治疗与预后水平关联较大。

（二）年龄分布

乳腺癌罕见于年轻女性,却是女性发病率较高的恶性肿瘤之一,每年约有 10.5% 的乳腺癌病例发生在 45 岁以下女性,女性 45 岁之后乳腺癌发病率迅速升高。

就发病高峰看,全球差异显著(图 1-1-3)。其中,欧美发达国家发病高峰多在 65 岁以后的老年人群,而东亚地区发病高峰集中在 45～59 岁,高峰时间总体较发达国家提前 10 年左右,基本在 55 岁后发病率逐渐降低。例如韩国乳腺癌高发于 40～59 岁,中位发病年龄为 51 岁;中国高发年龄段为 45～55 岁,中位发病年龄为 50 岁,但是东亚地区近十年逐渐出现了在 60～64 岁区间的高峰。除此之外,部分国家如英国与巴西,在 60 岁后的发病率迅速升高。

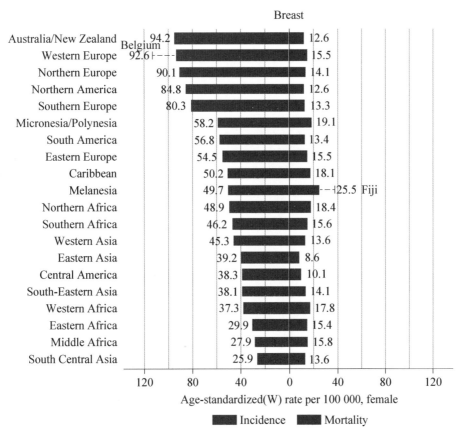

图 1-1-2 世界乳腺癌年龄标化发病率和死亡率（引自参考文献[4]）

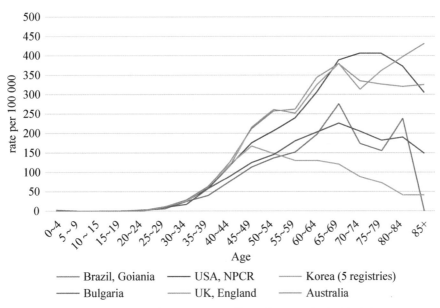

图 1-1-3 巴西、美国、韩国、保加利亚、英国、澳大利亚年龄别发病率（WHO）
（引自 https://gco.iarc.fr/）

全球乳腺癌的年龄别死亡率趋势大体相同(图1-1-4),死亡率随着年龄的增长而升高。死亡病例罕见于年轻女性,主要集中在50岁以上女性。大多数国家都在女性70岁后死亡率迅速升高。其中,东亚地区的日本在50~60岁出现小高峰。

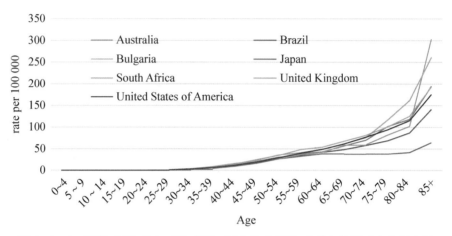

图1-1-4 巴西、美国、日本、保加利亚、英国、澳大利亚、南非年龄别死亡率(WHO)
(引自 https://gco.iarc.fr/)

(三) 人种分布

乳腺癌在人种之间的分布也有差异。以典型的种族多元化国家美国为例,其白人女性的乳腺癌发病率最高(130.8/10万人年),其次是黑人(126.7/10万人年),亚裔群体最低(93.2/10万人年)。而死亡率是黑人最高(28.4/10万人年),比白人女性高40%(20.3/10万人年),是亚太女性的两倍多(11.5/10万人年)。

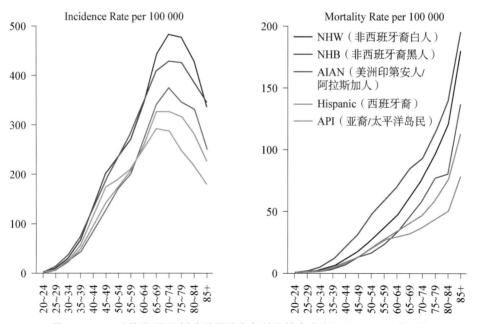

图1-1-5 以种族/民族划分美国特定年龄女性发病率(2012—2016年)和
死亡率(2013—2017年)(引自参考文献[9])

在年龄分布差异上(图 1-1-5),美国乳腺癌确诊的中位年龄为 62 岁,而黑人为 60 岁,白人为 63 岁。其中黑人女性在 40 岁以前的发病率全美最高。美国乳腺癌死亡的平均年龄为 68 岁,黑人 63 岁依旧低于白人 70 岁。所有年龄段黑人死亡率高于白人,高于亚裔,但在死亡率上和白种人的差距随年龄的增长不断缩小,例如在 20~29 岁黑人女性死亡率为白人女性的 2.6 倍,而 80 岁后降低至 1.1 倍。

二、中国乳腺癌发病和死亡特征

乳腺癌是中国女性最常见的恶性肿瘤。2020 年中国女性新发乳腺癌病例 42 万,占所有女性新发癌症的 19.9%,占中国所有新发癌症的 9.1%,为国内女性新发癌症首位。同年死亡病例为 12 万,占中国癌症死亡总数的 3.9%,占女性癌症死亡总数的 9.9%。

从世界范围看,中国乳腺癌发病率与死亡率的年龄别率(ASR)均低于欧美国家与世界平均水平(图 1-1-6)。2008 年 GLOBOCAN 的数据显示,中国乳腺癌的发病和死亡的标化率平均为发达国家的 1/3,标化死亡率为发展中国家的 1/2。但是中国由于人口基数大,仍是乳腺癌大国。

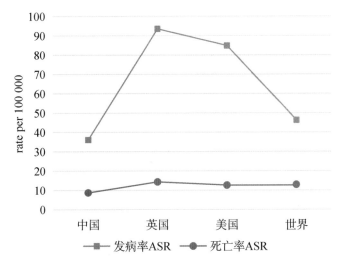

图 1-1-6　中国、英国、美国与世界发病与死亡年龄标化率
(WHO)(引自 https://gco.iarc.fr/)

我国乳腺癌同样有地区分布的差异。就城市与农村来说(图 1-1-7),2015 年乳腺癌的城市发病数为 20.5 万例,标化发病率为 54.31/10 万人年,在城市癌症发病情况排名第三,次于肺癌与结肠癌。该年乳腺癌农村发病数为 9.9 万,标化发病率为 33.64/10 万人年,农村癌症发病情况排名第六。同时,乳腺癌城市死亡数为 4.6 万,标化死亡率为 12.16/10 万人年;农村死亡数为 2.5 万,死亡率为 8.37/10 万人年。城市发病率是农村发病率的 1.61 倍,城市死亡率是农村死亡率的 1.45 倍。在不同地区中,我国 3 次全死因回顾性调查结果比较发现,我国女性乳腺癌的死亡率与死亡病例数东部最高,西部最低;在年龄标化后比较东中部死亡率差异不大,但明显高于西部。

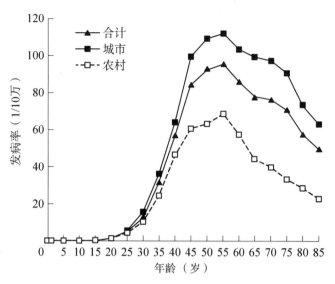

图 1-1-7 2008—2012 年全国肿瘤登记地区分城乡女性乳腺癌的年龄别发病率(引自参考文献[12])

　　在年龄别发病率中,参考 2008—2012 年中国肿瘤登记地区女性乳腺癌数据,发病率曲线呈倒 U 形(图 1-1-8)。乳腺癌发病率在 30 岁前差异不大,30 岁后开始快速增长,并且城市地区女性的发病率开始高于农村地区,城市地区各年龄组发病率约为农村地区的 1.5 倍。发病率在 55～59 岁达到高峰(96.36/10 万人年),随后发病率逐渐下降。各地区中,东部和中部的发病高峰均在 55～59 岁,发病率分别为 100.31/10 万人年和 93.27/10 万人年。而西部高峰期略早(45～54 岁),发病率为 65.70/10 万人年。在 30 岁后各年龄段东部地区发病率最高,其次是中部地区。

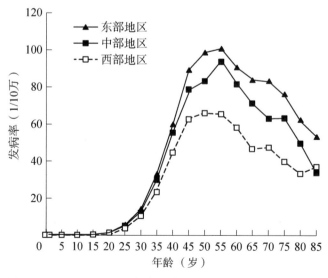

图 1-1-8 2008—2012 年全国肿瘤登记地区分区域女性乳腺癌的年龄别发病率(引自参考文献[12])

乳腺癌的死亡高峰集中在 55~60 岁。在此之前城市农村没有太大差异，在高峰段后城市地区死亡率快速上升，但农村地区总体上升缓慢(图 1-1-9)。即 55~60 岁后中国乳腺癌城乡死亡差异明显。各地区年龄别死亡率整体呈上升趋势，其中在 70 岁后东部地区死亡率上升趋势增快，死亡率远高于中部和西部地区。东部地区在＞85 岁区间的标化死亡率为 67.81/10 万人年，为中西部地区的 2 倍(图 1-1-10)。

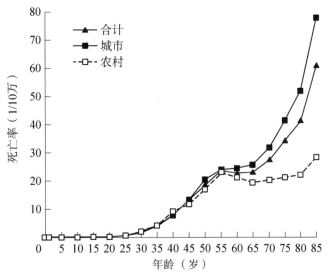

图 1-1-9 2008—2012 年全国肿瘤登记地区分城乡女性乳腺癌的年龄别死亡率(引自参考文献[12])

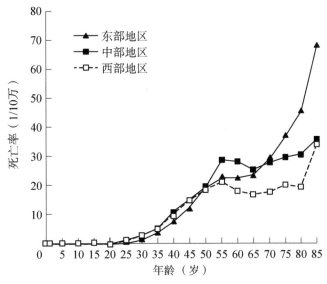

图 1-1-10 2008—2012 年全国肿瘤登记地区分区域女性乳腺癌的年龄别死亡率(引自参考文献[12])

三、全球与中国乳腺癌流行变化趋势

21世纪以来,全球乳腺癌总体依然呈上升趋势。将GLOBOCAN 2000—2018年的全球发病率与死亡率资料梳理如表1-1-1。

表1-1-1　2000—2018年的全球发病率与死亡率(GLOBOCAN)

年份	发病率			死亡率		
	新发病例(万)	占比(%)	ASR(1/10万)	死亡病例(万)	占比(%)	ASR(1/10万)
2000	105	10.3	/	37.3	6.0	/
2008	138	10.9	39.0	45.8	6.0	12.5
2012	167	11.9	43.3	52.2	6.4	12.9
2018	208	11.6	46.3	62.0	6.6	13.0

数据来源:https://gco.iarc.fr/

可以看出,自21世纪以来,世界女性乳腺癌的发病率正随时间变化呈现显著升高趋势,并且死亡率也在缓慢上升。根据WHO预计,到2040年全球将增加1140万的癌症病例,作为世界第二大癌症,未来几十年女性乳腺癌的发病形势将日益严峻。

虽然乳腺癌发病总体趋势上升,但各地区的变化趋势差异各不相同。以部分欧美国家与东亚国家比较,欧美国家在20世纪的标化发病率居世界前列,并且呈快速上升态势,21世纪总体增速逐渐变缓,近几年保持了相对稳定的态势(图1-1-11)。而东亚、南亚

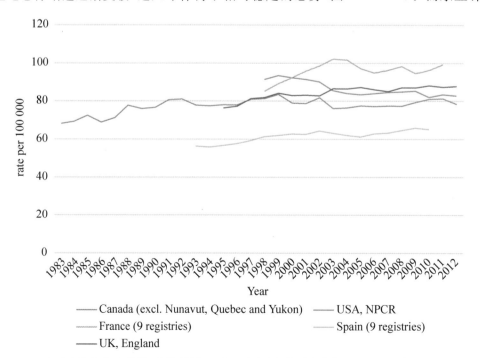

图1-1-11　加拿大部分地区、美国、法国、英国、西班牙乳腺癌年龄别发病率(WHO)(引自 https://gco.iarc.fr/)

国家虽然发病率较低,但一直呈现较快增长的趋势(图1-1-12)。欧美国家在近20年的死亡率保持稳定下降的态势(图1-1-13),美国的死亡率在2004—2013年间以平均每年1.9%的幅度下降。而东亚地区的日本和中国香港的标化死亡率还在波动中上升(图1-1-14)。

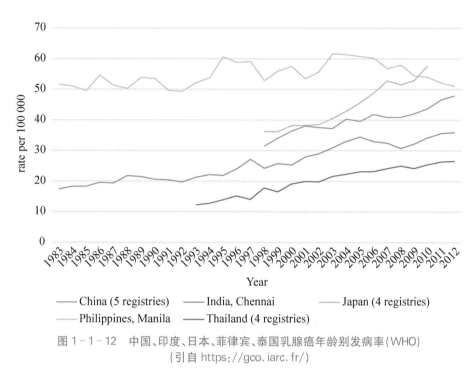

图1-1-12 中国、印度、日本、菲律宾、泰国乳腺癌年龄别发病率(WHO)
(引自 https://gco.iarc.fr/)

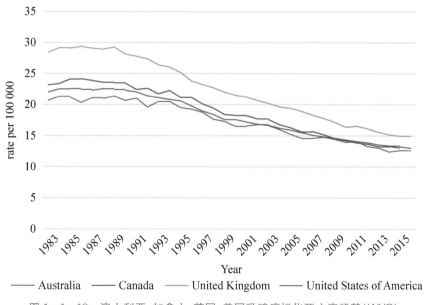

图1-1-13 澳大利亚、加拿大、英国、美国乳腺癌标化死亡率趋势(WHO)
(引自 https://gco.iarc.fr/)

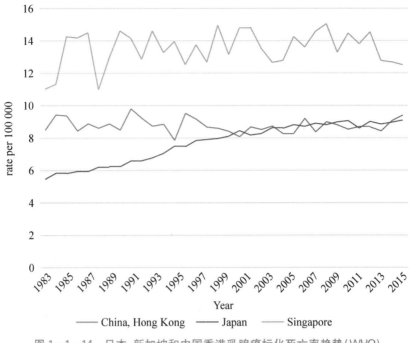

图 1-1-14　日本、新加坡和中国香港乳腺癌标化死亡率趋势（WHO）
（引自 https://gco.iarc.fr/）

目前欧美国家的乳腺癌虽然负担很重,但是其死亡率保持相对稳定甚至逐渐降低的态势。东亚地区发病率和死亡率均在上升,东亚国家的乳腺癌负担将会愈加严重。在未来全球乳腺癌发病率的分布差异将会不断缩小。

21世纪以来,中国乳腺癌的发病率和死亡率迅速上升。根据全国肿瘤登记中心收集的22个肿瘤登记地区在2000—2011年的数据显示(图1-1-15、图1-1-16),中国在这十二

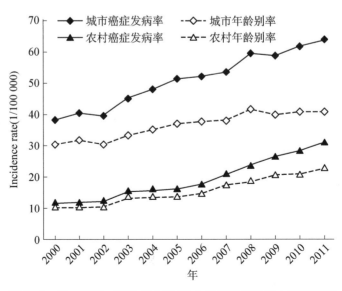

图 1-1-15　2000—2011 年全国 22 个肿瘤登记地区女性乳腺癌
发病率变化趋势(引自参考文献[50])

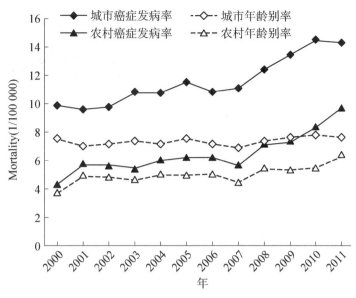

图 1-1-16 2000—2011 年全国 22 个肿瘤登记地区女性乳腺癌死亡率变化趋势(引自参考文献[50])

年间城市和农村的发病率呈现上升趋势,其中农村的发病增加速度高于城市,并且农村地区在 2008 年乳腺癌的发病率超过宫颈癌,成为发病率第一的女性恶性肿瘤。同时,中国 3 次死因回顾调查结果显示,乳腺癌城乡死亡率持续上升,农村上升速度更快,提示乳腺癌已经成为城乡妇女尤其是农村妇女需要重视的恶性肿瘤。一项对全国四个有完整肿瘤登记数据地区的女性乳腺癌发病率和死亡率调查显示,在 1988—2007 年,北京与上海这两个大城市,与林州、启东的农村地区相比,乳腺癌的发病率和死亡率的变化都十分显著;这四个地区的发病率都呈明显上升的态势,但是农村地区的上升更为迅速;而死亡率则只有林州地区有增长趋势,启东地区和另外两个城市没有表现出上升态势。

中国 21 世纪以来年龄别发病率曲线是在不断变化中,上海是内地乳腺癌发病率最高的地区,因此笔者选择上海市为例来分析 2000—2012 年中国女性年龄别发病率的趋势。下页图 1-1-17 为 2000—2012 年上海市乳腺癌发病率年龄别趋势图,随着时间的推移,各年龄段的发病率总体呈现了上升趋势,这与中国乳腺癌发病率整体上升的态势是相符合的。其中,在部分年间出现了发病率的双高峰。主要集中在 40～59 岁和 70～79 岁两个区间。到后期即 2007—2012 年的乳腺癌发病高峰主要变为 60～69 岁。而年龄别死亡率没有显现明显的变化,随着年龄的增加而增长。

四、乳腺癌危险因素

乳腺癌的发病机制十分复杂,目前研究仍然没有明确其大部分病因。但是可以肯定的是,其发病是由遗传、激素、生活方式等多种危险因素及其相互作用的结果。

(一) 家族史与遗传易感性

乳腺癌有明显的家族易感性,5%～10%的乳腺癌与遗传因素有关。目前已有大量的流行病学资料支持,乳腺癌的发病呈现家族聚集的现象,个体风险与受乳腺癌影响的近亲属数

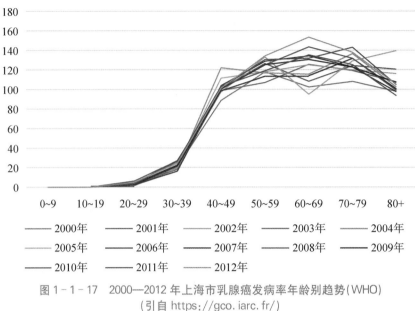

图 1-1-17　2000—2012 年上海市乳腺癌发病率年龄别趋势(WHO)
(引自 https://gco.iarc.fr/)

量、发病年龄呈正比例增加。2001 年《柳叶刀》的一篇关于家族性乳腺癌的研究证实,在罹患乳腺癌的国家中,一级亲属患乳腺癌的妇女一生中乳腺癌的超额发病率为 5.5%,而有 2 名患病一级亲属的妇女则为 13.3%。Kifoy 等在上海开展的一项研究显示,具有一级亲属乳腺癌家族史的女性罹患乳腺癌的危险性是乳腺癌家族史阴性女性的 1.74 倍。

在早发性乳腺癌(低于 35 岁)中,有 25%~40% 由遗传因素所致,而在这些乳腺癌中,有 60%~75% 为 BRCA1 与 BRCA2 胚系突变所致。即 BRCA1/2 突变是与乳腺癌关联最强的遗传事件。在西方,一般人群到 70 岁时患乳腺癌的风险约为 7%,但若携带 BRCA1/2 胚系突变基因,携带者到 70 岁时患乳腺癌的风险显著增高。此外,BRCA1 与 BRCA2 胚系突变还与男性乳腺癌、前列腺癌、胰腺癌等风险增高有关。

除了高风险基因 BRCA1/2,家族性乳腺癌还与 TP53、STK11、CHEK2、PALB2 等基因有关。上述突变基因携带者其一生累积乳腺癌风险可能超过 50%,但是这些基因突变在一般人群中只能解释 2%~5% 的乳腺癌病因。尽管如此,对基因组进行检测对于识别罹患乳腺癌高风险(图 1-1-18)的妇女至关重要。

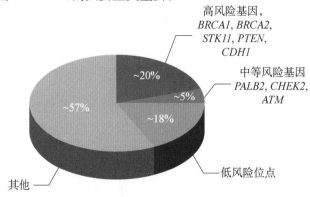

图 1-1-18　由目前已知的易感基因/位点解释的乳腺癌家族风险(引自参考文献[32])

（二）乳腺密度

乳腺密度是已确定的乳腺癌最强危险因素之一。大量研究发现，乳腺实质越致密，乳腺癌的患病风险也相应越高，同时也更容易干扰乳腺癌的检出。乳房X线照片密度更大的女性患乳腺癌的风险增加了4倍以上。Norman F. Boyd等在《新英格兰医学杂志》上发表了一项巢式病例对照研究，根据癌症检测方法、筛查时间与年龄探寻乳腺密度与乳腺癌风险之间的关联。该研究结果显示，无论是筛查检出OR值为3.5(95% CI：2.0～6.2)，还是阴性筛查后12个月内检出病例中，OR值为17.8(95% CI：4.8～65.9)，乳腺密度在75%或者更高的女性患乳腺癌的风险均高于乳腺密度小于10%的女性。

（三）内源性雌激素

乳腺癌的风险随卵巢活动周期的数量累积而增高，月经初潮和绝经分别标志着卵巢活动的开始和停止，影响着乳腺癌的发病风险。其中，初潮时间越早的女性患乳腺癌的风险越高。《柳叶刀》的一篇研究显示，初潮年龄每年轻一岁，乳腺癌风险增加1.050倍(95% CI：1.044～1.057，$P<0.0001$)；绝经年龄每大一岁，乳腺癌独立风险减少1.029(95% CI：1.025～1.032，$P<0.0001$)。相对于绝经后的女性，绝经前的女性患乳腺癌的风险更高[45～54岁相对危险度(RR)为1.33～1.52，中位数为1.43，$P<0.001$]。在相同年龄和绝经趋势的女性中，雌激素受体阳性疾病的绝经影响比雌激素受体阴性疾病更强(二者比较$P<0.01$)。

（四）激素替代疗法

激素替代疗法(hormone replacement therapy，HRT)在改善妇女绝经症状、预防骨质疏松、减少骨折发生等方面的作用已成共识，但是激素替代疗法与乳腺癌的发病风险增加有关，并且风险随着使用时间的延长而增加。单用雌激素可能不增加乳腺癌风险，但是雌激素和孕酮激素联合应用可能增加乳腺癌风险。

针对绝经后妇女使用雌激素对乳腺癌的影响已经有一定研究，但是仍然存在争论。Beral等研究显示，单独使用雌激素的妇女乳腺癌发病相对危险度是1.30(95% CI：1.21～1.40)，并且随着使用时间的增加而延长。而护士健康研究(Nurses' Health Study，NHS)的一项研究显示，经历20年的雌激素暴露不会增加乳腺癌的发病风险。虽然针对单独使用雌激素对乳腺癌的发病风险研究结果仍然有较大差异，但是单用雌激素对乳腺癌风险增加的影响低于雌孕激素的联合使用。

妇女健康倡议项目(Women's Health Initiative，WHI)研究结果显示，连续联合应用雌孕激素的妇女随访5.2年发生乳腺癌的RR为1.26(95% CI：1.00～1.59)，与安慰剂组妇女相比，HRT组妇女的乳腺癌体积较大，淋巴结转移率较高，且随着时间的延长，其危险度有增高的趋势，与2003年百万妇女研究(Million Women Study)结果相符合。

（五）电离辐射暴露

电离辐射是一种强效的人类致癌物，暴露在电离辐射中可能增加10年后患乳腺癌的风险。并且相较于中老年女性，年轻女性暴露于电离辐射更容易导致乳腺癌。尤其是<20岁的女性其乳腺正处于发育的过程中，接触到电离辐射后患癌概率最高。患癌的概率取决于暴露年龄与暴露辐射量。

（六）肥胖

超重与肥胖(以及成年人体重增加)，与绝经后乳腺癌的风险增加相关(尤其是激素受体阳性癌症),风险估计为 1.82(95% CI:1.55～2.14)。相反,未超重与绝经前的乳腺癌风险呈负相关,风险估计为 0.8(95% CI:0.70～0.92)。在 WHI 项目展开的研究结果显示,在没有使用激素替代疗法的绝经女性中,相比于 BMI<22.6 kg/m² 的女性,BMI>31.3 kg/m² 的女性相对危险度为 2.52。18 岁后体重增加了 25 kg 的女性相比于体重不变者,绝经后的乳腺癌相对危险度为 1.45,而绝经后体重增加了 10 kg 的女性与体重不变者比较相对危险度为 1.18。

（七）饮酒

自 20 世纪 20 年代以来,饮酒已被确认为乳腺癌的危险因素。乙醇可以通过增加人体血液中雌激素水平和雌激素受体的敏感性,刺激正常乳腺组织,从而增加乳腺癌发病的风险。同时,Seitz HK 等的研究显示乙醇摄入后可以代谢大量有毒活性物质,干扰 DNA 的修复,增加乳腺肿瘤发病概率。女性乳腺癌的患病风险随着乙醇摄入的增加而增加。美国护士健康研究结果表明,每周平均饮酒 3～6 个标准杯(One standard drink,约含 14 g 或 17.5 ml 乙醇)的女性比从未饮酒者患乳腺癌的风险高 15%,乙醇摄入量最高的女性(每天至少饮酒 2 次)则高达 51%。我国在 2016 年城市癌症筛查项目对 24 016 名 40～69 岁妇女进行了调查,结果发现经常饮酒者患乳腺癌的风险是不饮酒者的 2.31 倍。

五、乳腺癌生存状况

乳腺癌作为女性最常见的恶性肿瘤之一,进行人群的乳腺癌生存分析可以直观反映一个国家的癌症预防筛查、诊断治疗及预后管理的整体水平,并且能够为政策的制定与完善提供帮助。近几十年虽然乳腺癌发病率逐年增高,但是由于早期筛查技术和治疗水平的提升,乳腺癌患者的生存率也相对较高甚至是有所提升。其中,发达国家的乳腺癌患者 5 年生存率普遍较高,达到了 85%～90%。但是发展中国家如印度、蒙古、南非的乳腺癌患者生存率普遍较低,均不超过 70%,中国的乳腺癌患者 5 年生存率为 80.9%。2015 年世界癌症生存项目 CONCORD 系统分析了五大洲 1995—2009 年间的乳腺癌患者生存数据,显示 15 年来乳腺癌患者生存率呈普遍上升趋势。

中国在 2015 年全国癌症登记中心发布的癌症生存率数据,显示 2003—2005 年的相对生存率为 73%。其中,城市和农村地区乳腺癌患者的 5 年生存率分别为 77.8% 和 55.9%,上海地区的 5 年生存率达到 90%,与部分欧美国家持平。除了乳腺癌的分期与分子分型影响癌症的生存率,上海的研究发现,早期筛查技术的不断落实也促进了乳腺癌生存率的提高,但是国内农村地区的生存率依然处于较低水平,这也是中国乳腺癌城乡生存率差距大的原因。

通过筛查早期发现,改善治疗方法,可以明显提高乳腺癌患者的生存率,而后期的疾病管理可以进一步降低死亡率。

乳腺癌的肿瘤分期、分子分型不同也影响患者的五年生存率。美国癌症协会研究发现,2005—2011 年统计不同种族的无淋巴结转移、有淋巴结转移以及远处转移患者的 5 年生存率分别为 93%、78%～89% 和 24%～39%。在不同的分子分型中,Luminal A 型乳腺癌预后好,三阴性乳腺癌预后差,因此应当根据患者的亚型调整治疗与预后措施。

癌症患者的饮食干预可以改善患者的长期生存情况,已有多项研究探索特定癌症与饮食模式之间的流行病学关联度。如此前 NHS 一项研究报告指出,乳腺癌诊断后更好地遵守低盐饮食指标可使乳腺癌死亡风险降低。最近一项最新的前瞻性研究证实了长期抗炎饮食能够改善乳腺癌的预后。在乳腺癌幸存者中,诊断后的 E~DII(能量调整后的膳食炎症指数)与死亡风险在统计学上呈显著相关。因此,长期抗炎饮食可能是提高乳腺癌幸存者生存率的一种手段。

乳腺癌的诊断与治疗通常会给女性带来严重的心理压力。临床分析发现,乳腺癌患者中抑郁和焦虑的患病率分别高达 32.2% 和 41.9%。一项最新研究支持了抑郁和焦虑对乳腺癌复发和死亡之间的作用:抑郁症与合并抑郁或焦虑症与乳腺癌死亡率密切相关。其中,抑郁症使乳腺癌患者的死亡风险增加了 30%。因此,应当关注乳腺癌患者的心理困扰,定期进行随访与筛查可以早期有效地监测患者心理变化适时采取适当措施。

(董元鸽)

● 参考文献 ●

[1] WHO. Latest Global Cancer Data:Cancer Burden Rises To 19.3 Million New Cases And 10.0 Million Cancer Deaths In 2020 [EB/OL]. https://www.iarc.fr/faq/latest-global-cancer-data-2020-qa/.

[2] Sung H, Ferlay J, Siegel RL, et al. Global Cancer Statistics 2020:GLOBOCAN Estimates of Incidence and Mortality Worldwide for 36 Cancers in 185 Countries [J]. CA Cancer J Clin, 2021,72(6):1-41.

[3] Siegel RL, Miller KD, Fuchs HE, et al. Cancer statistics, 2021 [J]. CA Cancer J Clin, 2021,71(1):7-33.

[4] Bray F, Ferlay J, Soerjomataram I, et al. Global cancer statistics 2018:GLOBOCAN estimates of incidence and mortality worldwide for 36 cancers in 185 countries [J]. CA Cancer J Clin, 2018,68(6):394-424.

[5] 付莉,王振宇,薛婷,等.乳腺癌相关遗传因素研究进展[J].国际遗传学杂志,2018,41(6):524-529.

[6] 田昭,祝洪澜.伴乳腺癌易感基因突变的年轻乳腺癌患者生育相关问题[J].中国医学前沿杂志(电子版),2020,12(3):12-18.

[7] Kim Z, Min SY, Yoon CS, et al. The basic facts of Korean breast cancer in 2012:results from a nationwide survey and breast cancer registry database [J]. J Breast Cancer, 2015,18(2):103-111.

[8] Fan L, Kathrin SW, Li JJ, et al. Breast cancer in China [J]. Lancet Oncol, 2014,15(7):70567-70569.

[9] DeSantis CE, Ma J, Gaudet MM, et al. Breast cancer statistics, 2019 [J]. CA Cancer J Clin, 2019,69:438-451.

[10] 郑莹,吴春晓,张敏璐.乳腺癌在中国的流行状况和疾病特征[J].中国癌症杂志,2013,23(8):561-569.

[11] 郑荣寿,孙可欣,张思维,等.2015年中国恶性肿瘤流行情况分析[J].中华肿瘤杂志,2019,41(1):19-28.

[12] 张敏璐,彭鹏,吴春晓,等.2008—2012年中国肿瘤登记地区女性乳腺癌发病和死亡分析[J].中华肿瘤杂志,2019(4):315-320.

[13] Ferlay J, Soerjomataram I, Dikshit R, et al. Cancer incidence and mortality worldwide:Sources,

methods and major patterns in GLOBOCAN 2012 [J]. Int J Cancer, 2015, 136(5): e359-e386.

[14] Ferlay J, Shin HR, Bray F, et al. Estimates of worldwide burden of cancer in 2008: GLOBOCAN 2008 [J]. Int J Cancer, 2010, 127(12): 2893-2917.

[15] Parkin DM, Bray F, Ferlay J, et al. Estimating the world cancer burden: Globocan 2000 [J]. Int J Cancer, 2001, 94(2): 153-156.

[16] 国家癌症中心, 卫生部疾病预防控制局. 2011中国肿瘤登记年报[M]. 北京: 军事医学科学出版社, 2012: 53-55.

[17] 全国肿瘤防治研究办公室, 全国肿瘤登记中心, 卫生部疾病预防控制局. 中国肿瘤死亡报告——全国第三次死因回顾抽样调查[M]. 北京: 人民卫生出版社, 2010: 125.

[18] 黄哲宙, 陈万青, 吴春晓, 等. 北京、上海、林州和启东地区女性乳腺癌发病及死亡的时间趋势[J]. 肿瘤, 2012, 32(8): 605-608.

[19] Aichi Cancer Registry. Trends in 1-5 year survival rate [EB/OL]. http://www.pref.aichi.jp/kenkotaisaku/gan/Pdf/rikan4_2001.pdf.

[20] Australian Institute of Health and Welfare. Breast cancer in Australia: an overview, 2006 [EB/OL]. http://www.aihw.gov.au/publications/index.cfm/title/10476.

[21] Berrino F, Capocaccia R, Coleman MP, et al. Survival of Cancer Patients in Europe: the EUROCARE-3 Study [J]. Ann Oncol, 2003, 14 (Suppl 5): v1-v155.

[22] Coleman MP, Forman D. Cancer survival in Australia, Canada, Denmark, Norway, Sweden, and the UK, 1995-2007 (the International Cancer Benchmarking Partnership): an analysis of population-based cancer registry data [J]. Lancet, 2011, 377(9760): 127-138.

[23] Center for cancer control and information services, National Cancer Center. Monitoring of cancer incidence in Japan-survival 2000-2002 report(Japanese)[EB/OL]. http://ganjoho.jp/pro/statistics/en/table_download.html.

[24] Allemani C, Weir HK, Carreira H, et al. Global surveillance of cancer survival 1995-2009: analysis of individual data for 25 676 887 patients from 279 population-based registries in 67 countries (CONCORD-2)[J]. Lancet, 2015, 385(9972): 977-1010.

[25] DeSantis CE, Fedewa SA, Goding Sauer A, et al. Breast cancer statistics, 2015: Convergence of incidence rates between black and white women [J]. CA Cancer J Clin, 2016, 66(1): 31-42.

[26] Fan L, Zheng Y, Yu KD, et al. Breast cancer in a transitional society over 18 years: trends and present status in Shanghai, China [J]. Breast Cancer Res Treat, 2009, 117(2): 409-416.

[27] Ford D, Easton DF, Stratton M, et al. Genetic heterogeneity and pene-trance analysis of the *BRCA1* and *BRCA2* genes in breast cancer families. The Breast Cancer Linkage Consortium [J]. Am J Hum Genet, 1998, 62(3): 676-689.

[28] Collaborative Group on Hormonal Factors in Breast Cancer. Familial breast cancer: collaborative reanalysis of individual data from 52 epidemiological studies including 58, 209 women with breast cancer and 101,986 women without the disease [J]. Lancet, 2001, 358(9291): 1389-1399.

[29] Kilfoy BA, Zhang Y, Shu XO, et al. Family history of malignancies and risk of breast cancer: prospective data from the Shanghai women's health study [J]. Cancer Causes Control, 2008, 19(10): 1139-1145.

[30] Antoniou A, Pharoah PD, Narod S, et al. Average risks of breast and o-varian cancer associated with *BRCA1* or *BRCA2* mutations detected in case Series unselected for family history: a combined analysis

of 22 studies [J]. Am J Hum Genet, 2003,72(5): 1117 - 1130.

[31] National Institutes Of Health, National Cancer Institute. Surveillance, Epidemiology, and End Results (SEER) Program [EB/OL]. https://www. cdc. gov/cancer/uscs/technical _ notes/ contributors/seer. htm

[32] Camilla Wendt, Sara Margolin. Identifying breast cancer susceptibility genes — a review of the genetic background in familial breast cancer [J]. Acta Oncologica, 2019,58(2): 135 - 146.

[33] Harris HR, Tamimi RM, Willett WC, et al. Body size across the life course, mammographic density, and risk of breast cancer [J]. Am J Epidemiol, 2011,174(8): 909 - 918.

[34] Boyd NF, Guo H, Martin LJ, et al. Mammographic density and the risk and detection of breast cancer [J]. N Engl J Med, 2007,356(3): 227 - 236.

[35] Collaborative Group on Hormonal Factors in Breast Cancer. Menarche, menopause, and breast cancer risk: individual participant meta-analysis, including 118 964 women with breast cancer from 117 epidemiological studies [J]. Lancet Oncol, 2012,13(11): 1141 - 1151.

[36] Beral V, Million Women Study Collaborators. Breast cancer andhormone-replacement therapy in the Million Women Study [J]. Lancet, 2003,362(9382): 419 - 427.

[37] de Villiers TJ, Pines A, Panay N, et al. Updated 2013 International Menopause Society recommendations on menopausal hormonetherapy and preventive strategies for midlife health [J]. Climacteric, 2013,16(3): 316 - 337.

[38] Rossouw JE, Anderson GL, Prentice RL, et al. Risks and benefits of estrogen plus progestin in healthy postmenopausal women: principal results From the Women's Health Initiative randomized controlled trial [J]. JAMA, 2002,288(3): 321 - 333.

[39] Suzuki R, Orsini N, Saji S, et al. Body weight and incidence of breast cancer defined by estrogen and progesterone receptor status: A meta-analysis [J]. Int J Cancer, 2009,124(3): 698 - 712.

[40] A Heather Eliassen, Graham A Colditz, Bernard Rosner, et al. Adult Weight Change and Risk of Postmenopausal Breast Cancer [J]. JAMA, 2006,296(2): 193 - 201.

[41] Suzuki R, Ye W, Saji S. Alcohol and postmenopausal breast cancer risk defined by estrogen and progesterone receptor status: a prospective cohort study [J]. J Nud Cancer Inst, 2005,97(21): 1601 - 1608.

[42] Seitz HK, Stifke IF. Molecular of mechanisms of alcohol-mediated carcinogenesis [J]. Nat Rev Cancer, 2007,7(8): 599 - 612.

[43] Key TJ, Appleby PN, Reeves GK, et al. Body mass index, serum sex hormones, and breast cancer risk in postmenopausal women [J]. J Natl Cancer Inst, 2003,95(16): 1218 - 1226.

[44] 廖先珍,颜仕鹏,石菊芳,等. 城市女性乳腺癌高危评估及筛查结果分析[J]. 实用肿瘤学杂志,2016,30 (3): 245 - 248.

[45] Izano MA, Fung TT, Chiuve SS, et al. Are diet quality scores after breast cancer diagnosis associated with improved breast cancer survival? [J]. Nutr Cancer, 2013,65(6): 820 - 826.

[46] Wang K, Sun J, Wu Q, et al. Long-term anti-inflammatory diet in relation to improved breast cancer prognosis: a prospective cohort study [J]. Npj Breast Cancer, 2020,6(1): 36.

[47] Balouchi A, Hashemi SM, Rafiemanesh H, et al. Global prevalence of depression among breast cancer patients: a systematic review and meta-analysis [J]. Breast Cancer Res Treat, 2019,176(3): 519 - 533.

［48］ Hashemi SM，Rafiemanesh H，Aghamohammadi T，et al. Prevalence of anxiety among breast cancer patients：a systematic review and meta-analysis ［J］. Breast Cancer，2019，27(2)：166－178.

［49］ Wang X，Wang N，Zhong L，et al. Prognostic value of depression and anxiety on breast cancer recurrence and mortality：a systematic review and meta-analysis of 282 203 patients ［J］. Mol Psychiatry，2020，25(12)：1－12.

［50］ 陈万青,郑荣寿.中国女性乳腺癌发病死亡和生存状况[J].中国肿瘤临床,2015,42(13)：668－674.

第二章 乳房重建国内外现状

乳腺癌是中国女性发病率最高的恶性肿瘤,2020年中国女性乳腺癌占所有恶性肿瘤病例的19.9%,预估到2021年,中国乳腺癌患者总数将达250万且呈现年轻化趋势。乳腺癌的外科治疗已历经百年历史,手术是乳腺癌治疗的主要手段之一。对于不能保留乳房的患者来说,她们将面临乳房缺失或外形毁损,而乳房重建是恢复其乳房外形的主要手段。

在不影响乳腺癌预后及复发监测的基础上,实施乳房重建及整形技术,可以帮助患者重塑外形,恢复自信,重新回归正常生活。根据原国家卫生和计划生育委员会《三级综合医院医疗服务能力指南(2016年版)》文件要求,三级综合医院普外科(乳腺)应该开展乳房重建,有条件者还应该开展自体皮瓣、游离皮瓣乃至穿支皮瓣乳房重建术。

在目前多学科、跨学科合作的模式下,乳腺专科的医护人员应积极参加培训,努力提高患者的整体诊疗康复水平,共同推动我国乳腺癌术后乳房重建的规范进程。

一、乳房整形外科的发展及国内现状

(一) 乳房整形外科的发展

现代乳房重建概念发展于20世纪70年代,最早用于良性疾病全乳切除术后乳房重建,之后有文献报道即刻乳房重建用于乳房恶性肿瘤患者。

1977年扩大背阔肌皮瓣手术问世,自体组织皮瓣开始用于术后乳房重建。即刻乳房重建技术在20世纪80年代得到广泛应用,带蒂腹直肌肌皮瓣手术开始开展,成为主要的自体组织皮瓣供区。1986年,扩张器-假体两步法乳房重建推动了植入物乳房重建的快速发展。20世纪90年代,以腹部游离皮瓣为代表的游离皮瓣显微外科移植成为乳房重建最先进的技术,展示了良好的血供和极好的美容效果。这些年植入物重建渐渐成为乳房重建最主要的方式。随着保留乳头乳晕皮下腺体切除(nipple sparing mastectomy, NSM)及脱细胞真皮的广泛应用,即刻植入假体乳房重建手术的比例也逐渐升高。同时,脂肪移植技术也成为乳房重建的主要辅助技术。

(二) 中国乳腺癌乳房整形外科的发展

在20世纪80—90年代,国内各个肿瘤中心和一些综合性医院陆续开展了乳房重建手术。1990年,山东省肿瘤医院报道了21例行带蒂腹直肌肌皮瓣的一期乳房重建手术并获得较高的安全性和满意度。天津医科大学附属肿瘤医院于2001—2007年完成乳房重建158例,其中包括带蒂腹直肌肌皮瓣重建93例,也取得了较满意的效果。复旦大学附属肿瘤医院于 2006—2011 年完成 51 例游离腹壁皮瓣的乳房重建术,术后供区并发症较少,患者对塑形较满意。

基于经济发展水平和文化背景差异,发达国家的乳房重建比例可以超过 50%,美国 2015 年乳腺癌术后即刻乳房重建率已达 54%,2017 年美国女性新发浸润性乳腺癌约 25 万例,30% 以上患者进行了乳房切除术,其中乳房重建占 63%。英国 2016 年乳房重建率为 42%,纽约大学 Langone 医学中心报道亚洲女性乳房重建率为 34%。韩国的乳房重建率由 2015 年的 19.4% 上升至 2018 年的 53.4%。近年来国内乳房重建率有所增长,但仍处于较低水平。过去的十几年间,我国乳房重建的比例一直保持在 4.5% 左右,低于西方发达国家水平。北京大学第一医院乳腺疾病中心 10 年间 4 000 余例新发乳腺癌患者的回顾性分析数据显示,接受各种方式乳房重建的患者约占全部患者的 5%。

近几年,乳房整形外科技术已进入快速发展阶段,专科化发展日趋明显,植入物及辅助材料选择增大,也成为该技术迅速发展的推动力。根据复旦大学附属肿瘤医院的资料,乳腺癌术后乳房重建手术数量近年来快速增长,2017 年全年乳房重建患者已超过 400 例,其中植入物乳房重建约占 80%。目前中国年乳腺癌手术量>200 台的医院全乳切除术后重建比例已由 2012 年的 4.5% 提升到 2017 年的 10.7%,专科医院乳房重建比例为 9.4%,教学医院乳房重建比例为 9.7%。越来越多的医院开始关注患者术后的美观度和满意度。约 2/3 的医院会常规进行美观度的测评,大多数采用的是 Harris 评级,而采用患者自我报告结局测量工具(patient-reported outcome,PRO)的比例目前<20%,Breast-Q 是最常用的患者自我报告结局测量工具。近年来,患者自我报告结局工具受到越来越多的重视,很多临床研究将其作为主要研究终点之一,PRO 从患者自身的角度对不同的外科治疗手段作出评价,并运用评价结果来指导临床决策。

二、国内乳房重建手术开展的影响因素

重建方式由多方面的因素决定,这些多方面的因素也成为国内乳房重建率较低的原因。影响乳房重建手术开展的因素,包括患方因素、医方因素、社会因素等。

(一) 患方因素

患者的疾病状况和自身身体条件都是客观因素,同时患者的社会经济状况以及患者的意愿也需要慎重评估,给予充分尊重。

1. 患者疾病因素　初诊为晚期的患者,由于存在一定的生命威胁或高复发风险,是否要实施乳房重建需要谨慎选择。根据患者疾病的生物学特性和分子分型确定患者的整体治疗计划,选择合适的重建手术的方式,例如预计需要辅助放疗的患者,可以考虑自体组织重建或二步法假体重建。老年、有吸烟史、糖尿病、高血压等基础疾病会影响血管弹性及通畅度,增加吻合难度,影响皮瓣存活。如果采用自体组织,必须充分考虑供区的选择。

2. 患者乳房因素　乳房的大小、外形、皮下脂肪的厚度,都是选择重建方式需要考虑的因素。例如中等偏小的乳房可选用假体、背阔肌肌皮瓣行乳房重建即可。如果乳房偏大,可以选择自体组织,如腹壁下深动脉穿支皮瓣或腹直肌肌皮瓣、背阔肌加假体等。如果乳房尚未下垂或虽有下垂但对侧接受缩乳或上提矫正,可选择假体。对于没有条件保留足够皮下脂肪的患者,选择一步法假体重建应非常慎重。

3. 患者个人因素 研究显示,年龄、学历、收入、保险、生活区域等,可能与是否接受重建手术以及重建手术方式选择有关。Bell 等人的研究表明,年轻、教育水平较高、住在城区、有医疗保险以及无未成年子女的患者更多地接受了乳房重建手术。Bodilsen 等人也认为年轻的患者接受乳房重建的比例较高,同时尽管有免费的医疗,高收入人群中接受乳房重建的比例更高。国内的调查也显示,经济收入水平仍然是制约重建比例增加的重要因素,来自人均 GDP 收入<4.5 万元省份的患者乳房重建比例明显低于发达省份。

而在重建手术方式的选择中,患者的人口学资料也是非常重要的影响因素。年纪越轻,收入越高,越倾向于选择假体的重建方式,年龄越大越愿意选择自体组织重建。有全职工作的患者,在教学医院接受治疗的患者更倾向于接受自体组织乳房重建。国内一项回顾性研究调查了 905 例接受即刻乳房重建的患者,发现体质指数≤24 kg/m^2 的未婚患者,病期较早的患者更愿意选择假体重建的手术方式。

4. 患者意愿 乳房切除导致的乳房缺失使女性丧失了基本的性征,带来了巨大的心理创伤。身体的不完整感会导致诸多负性情绪的产生,在一定程度上影响患者的家庭生活和社会交往。乳房重建手术弥补了生理的缺陷,满足了心理的需求,有效提高了患者的身心健康,大大改善了患者的生命质量。接受乳房重建的患者对自身形象的满意度更高,关于肿瘤复发等消极想法明显减少。对北京地区 4 所医院乳腺癌术后患者的调查也发现,对乳房重建的认同者达 39.8%。

王晖等人的调查显示,乳腺癌患者有乳房重建意愿者占 35.1%,40.7% 的患者拒绝乳房重建,24.2% 的患者对乳房重建没有明确态度。乳腺癌患者的实际重建率远远低于患者对于乳房重建的真实意愿。年龄、经济收入、医疗费用类别、对乳房重建的态度都与乳房重建的意愿有关。年轻、家庭经济条件较好且重建态度积极的患者有着较强烈的乳房重建意愿。文化程度较高,重建认知水平较高的在职患者乳房重建的意愿也较高。国内的调查也发现,配偶的意见也是左右患者是否选择重建手术的重要影响因素,父母的态度也占有一定的比重,这也意味着患者配偶及父母在患者重建手术的决策中也起到了非常重要的作用。

(二) 医方因素

1. 医生意愿和告知行为 外科医生作为首诊负责医生,应该在坚持肿瘤安全切除同时具备重建理念,并对具备适应证的患者主动介绍相关知识,让患者能在第一时间了解到不同术式的优缺点,同时严格把握适应证和基本原则。虽然医生的选择会带有个人或团队主观喜好,但是在为患者提供选择时不应受某些消极因素引导,如认为某些手术方式时间过长、辛苦、不值得开展等。

修秉虬等人的调查发现 83.6% 的医院会常规告知患者可以进行乳房重建手术,但是目前告知仍然主要取决于该医院是否开展了乳房重建手术。在美国纽约,要求医生告知所有接受全乳切除手术的患者可以进行乳房重建,并且这是一项强制性要求。这也提醒外科医生不论是否开展乳房重建手术,都有义务告知患者可以有这样一个选择。患者也表示在术前未接收到充分的信息会影响她们对手术方式的选择。

2. 学科设置的困扰 从学科划分角度来看,乳腺癌术后乳房重建手术涉及肿瘤学和整形美容两个临床专业,需满足肿瘤治疗学安全与整形外科学美观的双重标准。中国医学科学院整形外科医院栾杰教授指出,乳房自体组织重建手术是专业性非常强的整形技术,在整形外科专业领域也应归类为高难度手术(3～4级);能够完成该类型手术的医师必须接受严格的培训并经历较长的学习时间,绝不应允许非专业医师实施乳房重建。然而,目前中国外科专业医学生毕业后的规范化培训计划中并未纳入整形外科专业的内容。即使是从事乳腺外科专业工作多年的临床医师,绝大多数也没有接受过整形外科专业最基本的专科培训或参加整形外科的专业进修学习。因此,在中国想立即妥善解决乳房重建手术的专业化问题确实存在实际困难。如果在肿瘤专科医院设立独立编制的整形专业科室,由于患者数量的占比较少,可能导致科室难以生存。同样,尽管整形外科在三级甲等综合性医院是必须存在的学科,但是整形外科医师面对的患者也多以非肿瘤性整形为主,对以乳腺癌为原发疾病的乳房重建同样临床经验不足。

如何在乳房重建中兼顾两个学科,以解决更多的临床问题和困难是目前亟待解决的挑战。多学科团队的协作显得尤为重要,国内的调查也显示乳腺外科与整形外科合作的医院乳房重建比例明显高于不合作的医院,说明多学科合作对于重建手术的开展具有重要的意义。

3. 培训管理尚缺乏系统性 2018年,中国抗癌协会乳腺癌专业委员会和中国医师协会外科医师分会乳腺外科医师委员会共同发布了《乳腺肿瘤整形与乳房重建专家共识》,该共识无疑为推动我国乳腺癌患者乳房重建手术的规范化进程提供有益的参考依据。

乳腺癌术后乳房重建的顺利开展,在遵循基本指南和共识的基础上,专科医生还需要接受规范化培训。目前国内有关乳房重建手术的相关培训较少,培训机制不够完善,也未形成健全的认证体系,使得一部分对乳房重建手术感兴趣的医生无法得到专业、系统的培训。国内也尚无明确的乳房重建培训、实践和管理模式,亟待形成完善、系统、长期的培训制度。在今后的工作中,建议积极完善专科医生的培训体系,建立更广泛的学科合作,培养掌握相关理论知识和技能的专科人才,加快乳腺整形外科的专科化、规范化,促进我国乳腺癌术后乳房整形的发展。

(三)社会因素

主要是医保政策。我国目前的医疗保险尚未覆盖Ⅱ期乳房重建术、乳头重建术等整复手术及扩张器、血管吻合器等耗材的费用,这些费用相关的经济因素会影响患者是否会选择乳房重建手术。另一方面,假体在我国东部地区较易获得,但在西部或者部分中部地区可能并未进入医保采购目录,这也可能导致西部地区的乳房重建比例较低。

三、国内外乳房重建相关指南和专家共识

指南是指在循证实践观念下形成的一种直接指导临床实践的规范,它由系统评价提炼而形成,并有明确、清晰、有依据的推荐意见。指南通过严格的评价和综合证据的方式,把数量庞大而复杂的研究结果转化为推荐意见,为临床医护人员节约了宝贵的时间,也促进了证据的应用。专家共识也是根据循证医学证据,在实施诊疗康复过程中,多学科团队成员能够在评估、沟通和处理各个阶段提供最佳的诊疗建议,从而提升临床规范水平,优化治疗结果。通常由专家撰写共识初稿,并由专业委员会常委及富有乳房重建手术经验的专家提供修改建议和意见。乳腺癌术后乳房重建应遵循基本的乳房重建指南和专家共识以合理有效地开展并推广。

（一）国外乳房重建指南和专家共识

1. 美国整形外科医师协会（American Society of Plastic Surgeons，ASPS）组织扩张器和假体乳房重建临床实践指南　该指南于2013年发布，基于循证医学证据，由该指南工作组编撰。工作组成员先做出个体决策，提出需要解决的临床问题，之后召开小组会议并达成共识。该指南遵循严格的文献检索流程，并由专家组给出推荐意见和证据级别，对部分问题运用系统回顾的方法加以解释，其他的问题通过补充研究和专家经验加以解释。主要包含以下相关内容：乳腺癌患者乳房重建时机；全乳切除术后植入物重建时机选择以及放疗的影响；植入物重建的危险因素；对于即刻乳房重建的患者而言，辅助放疗的最佳时机；植入物乳房重建者预防性抗生素的使用时间；植入物乳房重建者使用脱细胞真皮组织（ADM）的临床转归；重建术后随访。

2. 美国整形外科医师协会（American Society of Plastic Surgeons，ASPS）腹部皮瓣自体组织重建临床实践指南　该指南于2017年发布，基于循证医学证据，由该指南工作组编撰。该指南遵循严格的文献检索流程，并由专家组给出推荐意见和证据级别。该指南指出，腹部皮瓣的自体组织重建手术中并没有证据说明腹壁下深血管穿支皮瓣和带蒂腹直肌肌皮瓣哪种皮瓣更优选，指南建议外科医生在进行重建手术时应考虑患者的偏好和风险因素、工作环境的因素、可利用的资源、外科医生的技术水平和经验等。

3. 英国乳腺外科协会（Association of Breast Surgery，ABS）指南　该指南于2012年发表，由英国乳腺外科医师协会组织编撰。该指南提出一系列量化的质量标准。第一部分按照患者诊治时间轴设定，从门诊-评估-信息提供和决策支持-入院-手术-术后-出院后各个环节，详细阐述了推荐意见。第二部分针对临床服务的规范要求，包括提供肿瘤整形医疗服务一系列要素、对相关从业人员培训、加强数据收集和审查。指南还包含各种附件内容，包括英国全乳切除术和乳房重建审计（national mastectomy and breast reconstruction audit，NMBRA）的关键数据，医学摄像标准，游离皮瓣监测方法和记录表，术后康复治疗及指导意见，乳房重建从业人员的基本技能和培训指南，缩略词表，各类并发症的定义，等等。

4. 德国乳房重建指南（AGO）　该指南以文字的形式叙述了乳房重建的总原则，以表格的形式，逐一罗列了乳房重建手术及临床处置的相关问题，给出不同决策。该指南使用牛津循证医学中心CEBM证据水平来标注证据级别和（或）专家共识级别。附录还标注了相关延伸信息、参考文献及是否推荐入组临床试验，同时该指南也展示了临床决策的流程图。

5. 荷兰乳房重建指南　该指南由荷兰整形和重建外科协会（Netherlands Society for Plastic and Reconstructive Surgery，NVPC）发起，由多学科工作小组共同完成。该指南基于循证医学证据，根据AGREE Ⅱ临床实践指南评估系统进行评价，给出推荐意见和证据级别。同时，该指南也结合了工作小组成员的专业经验、患者偏好、成本效益等。

（二）国内乳房重建指南和专家共识

1. 乳腺肿瘤整形与乳房重建专家共识（第1版）　中国抗癌协会乳腺癌专业委员会（CBCS）及中国医师协会外科医师分会乳腺外科医师专委会（CSBS）编撰了乳腺肿瘤整形与乳房重建专家共识（第1版），于2018年9月正式发布。该共识为国内首个全面细致的乳房重建指南，对乳房整形和重建问题进行了全面讨论和分析，阐述了相关临床研究结果并提供证据级别和专家推荐级别；编制、审议规范，在共识要点之后附有文献数据解读和参考文献。

共识围绕乳腺癌,结合乳房整形和重建提出:保乳整形、NSM、自体皮瓣乳房重建、植入物乳房重建、脂肪移植、乳房重建后的修整手术、乳腺癌术后重建与综合治疗的关系、乳房重建术后肿瘤局部复发的诊断和处理、乳房重建术后评价系统等9个重要的临床问题。

2. 乳腺癌术后乳房重建中国专家共识(2019版) 中华医学会外科学分会乳腺外科学组结合中国乳腺癌术后乳房重建的临床现状展开深入讨论,并针对其适应证与禁忌证以及技术操作原则等问题提出共识意见。该专家共识的内容主要包括:乳房重建外科基本原则、乳房重建的技术、乳房重建手术的发展方向。

3. 乳腺癌切除后乳房再造临床技术指南 该指南于2016年发表,由中华医学会整形外科学分会乳房专业学组编撰。主要内容包括基本原则、再造与辅助治疗的关系、再造前患者教育和评估、乳房再造时机和策略、基本技术、术后修整、患者随访、学科合作模式。该指南以文字叙述,编撰者声明并强调该指南并不具有强制性,不影响从业人员的临床实践与规范。

4. 硅胶乳房假体隆乳术临床技术指南 该指南于2013年发表,由中华医学会整形外科学分会乳房专业学组编撰,以文字叙述隆胸美容手术。该共识并非从乳腺癌角度出发,主要目的在于指导整形外科医生开展隆胸手术。

5. 中国抗癌协会乳腺癌诊治指南与规范(2019年版) 中国抗癌协会乳腺癌专业委员会定期发布、更新的乳腺癌诊治指南与规范中,设立乳房重建与整形指南部分,包括重建目的、指征、技术类型,在实施原则和注意事项中叙述乳房重建应重视专业化队伍建设和术前患者评估,保留皮肤和保留乳头乳晕复合体皮下腺体切除,保乳手术后可实施乳房重建与修复,重建手术的技术方法,并重点阐述辅助放疗和乳房重建之间的关系。

（袁佳佳）

参考文献

［1］ WHO. Latest global cancer data：cancer burden rises to 19.3 million new cases and 10.0 million cancer deaths in 2020［EB/OL］. https://www.iarc.fr/faq/latest-global-cancer-data-2020-qa/.

［2］ Sung H, Ferlay J, Siegel RL, et al. Global cancer statistics 2020：GLOBOCAN estimates of incidence and mortality worldwide for 36 cancers in 185 countries［J］. CA Cancer J Clin, 2021,71(3)：209 - 249.

［3］ Siegel RL, Miller KD, Fuchs HE, et al. Cancer statistics, 2021［J］. CA Cancer J Clin, 2021,71(1)：7 - 33.

［4］ Feng RM, Zong YN, Cao SM, et al. Current cancer situation in China：good or bad news from the 2018 Global Cancer Statistics?［J］. Cancer Commun (Lond), 2019,39(1)：22.

［5］ Chen W, Zheng R, Baade PD, et al. Cancer statistics in China, 2015［J］. CA Cancer J Clin, 2016,66 (2)：115 - 132.

［6］ 师金,梁迪,李道娟,等. 全球女性乳腺癌流行情况研究［J］.中国肿瘤,2017,26(9)：683 - 690.

［7］ 金贻婷,储呈玉,徐华,等.乳腺外科医生在乳腺癌术后乳房重建中的责任与地位［J］.中国实用外科杂志,2019,39(11)：1156 - 1159.

［8］ Snyderman RK, Guthrie RH. Reconstruction of the female breast following radical mastectomy［J］.

Plast Reconstr Surg，1971，47(6)：565－567.

［9］ Schneider WJ，Hill HL，Brown RG. Latissimus dorsi myocutaneous flap for breast reconstruction ［J］. Br J Plast Surg，1977，30(4)：277－281.

［10］ Petit JY，Rigaut L，Gareer W，et al. Breast reconstruction without implant：experience of 52 cases ［J］. Eur J Surg Oncol，1987，13(3)：219－223.

［11］ Arnez ZM. Free TRAM flap for breast reconstruction ［J］. Plast Reconstr Surg，1989，84(6)：1009－1010.

［12］ Versaci AD，Balkovich ME，Goldstein SA. Breast reconstruction by tissue expansion for congenital and burn deformities ［J］. Ann Plast Surg，1986，16(1)：20－31.

［13］ Petit JY，Botteri E，Lohsiriwat V，et al. Locoregional recurrence risk after lipofilling in breast cancer patients ［J］. Ann Oncol，2011，23(3)：582－588.

［14］ 郭瑢，吴炅.乳腺癌乳房整形外科应用现状与进展［J］.中国肿瘤外科杂志，2018，10(3)：141－146.

［15］ 左文述，衣龙海.乳腺癌改良根治与乳房重建术的临床研究［J］.中华医学杂志，1997，77(7)：491－493.

［16］ 张学慧，尹健，肖春花.乳腺癌术后乳房重建术式的选择［J］.中华乳腺病杂志（电子版），2007，1(5)：155－158.

［17］ 陈嘉莹，陈嘉健，曹阿勇，等.51例乳腺癌患者术后游离腹壁皮瓣乳房重建的临床分析［J］.中国癌症杂志，2012，22(5)：367－372.

［18］ Jagsi R，Jiang J，Momoh AO，et al. Trends and variation in use of breast reconstruction in patients with breast cancer undergoing mastectomy in the United States ［J］. J Clin Oncol，2014，32(9)：919－926.

［19］ Kamali P，Zettervall SL，Wu W，et al. Differences in the reporting of racial and socioeconomic disparities among three large national databases for breast reconstruction ［J］. Plast Reconstr Surg，2017，139(4)：795－807.

［20］ Panchal H，Matros E. Current trends in postmastectomy breast reconstruction ［J］. Plast Reconstr Surg，2017，140(5S)：7S-13S.

［21］ Desantis CE，Ma J，Goding Sauer A，et al. Breast cancer statistics，2017，racial disparity in mortality by state ［J］. CA Cancer J Clin，2017，67(6)：439－448.

［22］ EL Gammal MM，Lim M，Uppal R，et al. Improved immediate breast reconstruction as a result of oncoplastic multidisciplinary meeting ［J］. Breast Cancer(Dove Med Press)，2017，28(9)：293－296.

［23］ Levine SM，Levine A，Raghubir J，et al. A 10-year review of breast reconstruction in a university-based public hospital ［J］. Ann Plast Surg，2012，69(4)：376－379.

［24］ Song WJ，Kang SG，Kim EK，et al. Current status of and trends in post-mastectomy breast reconstruction in Korea ［J］. Archives of Plastic Surgery，2020，47(2)：118－125.

［25］ Chen JJ，Huang NS，Xue JY，et al. Current status of breast reconstruction in Southern China：A 15 year，Single institutional experience of 20 551 breast cancer patients ［J］. Medicine(Baltimore)，2015，94(34)：e1399.

［26］ 陈颖，陈嘉健，陈嘉莹，等.中国乳腺癌术后乳房重建现状调查报告［J］.中华肿瘤杂志，2014，6(11)：851－857.

［27］ Bauder AR，Gross CP，Killelea BK，et al. The relationship between geographic access to plastic surgeons and breast reconstruction rates among women undergoing mastectomy for cancer ［J］. Ann

Plast Surg，2017,78(3)：324-329.

[28] 吴世鹤.乳腺癌术后即刻乳房重建单中心回顾性分析[D].北京：北京大学,2017.

[29] 吴昃,苏永辉.乳房重建与修复[J].医学与哲学,2018,39(11B)：24-26.

[30] 修秉虬,郭瑢,杨犇龙,等.中国乳腺癌术后乳房重建手术横断面调查研究[J].中华肿瘤杂志,2019,41(7)：546-551.

[31] Pusic AL，Matros E，Fine N，et al. Patient-reported outcomes 1 year after immediate breast reconstruction：results of the mastectomy reconstruction outcomes consortium study [J]. J Clin Oncol，2017,35(22)：2499-2506.

[32] 杨青峰,龚益平.不同方法乳房重建术的患者报告结局[J].中华普通外科学文献(电子版),2020,14(1)：64-67.

[33] 叶京明,辛灵,王宇,等.推动乳腺癌患者乳房重建的专业化和规范化发展[J].中华外科杂志,2019,57(2)：88-91.

[34] Albornoz CR，Bach PB，Pusic AL，et al. The influence of sociodemographic factors and hospital characteristics on the method of breast reconstruction, including microsurgery：A U. S. population-based study [J]. Plast Reconstr Surg, 2012,129(5)：1071-1079.

[35] Bell RJ，Robinson PJ，Fradkin P，et al. Breast reconstruction following mastectomy for invasive breast cancer is strongly influenced by demographic factors in women in Victoria, Australia [J]. Breast, 2012,21(3)：394-400.

[36] Bodilsen A，Christensen S，Christensen P，et al. Socio-demographic, clinical, and health-related factors associated with breast reconstruction — A nationwide cohort study [J]. Breast, 2015,24(5)：560-567.

[37] Ballard TNS，Kim Y，Cohen WA，et al. Sociodemographic Predictors of Breast Reconstruction Procedure Choice：Analysis of the Mastectomy Reconstruction Outcomes Consortium Study Cohort [J]. Plast Surg Int, 2015,2015(10)：150856.

[38] Yin Z，Wang Y，Sun J，et al. Association of sociodemographic and oncological features with decision on implant-based versus autologous immediate postmastectomy breast reconstruction in Chinese patients [J]. Cancer Med, 2019,8(5)：2223-2232.

[39] Eltahir Y，Werners LL，Dreise MM，et al. Quality-of-life outcomes between mastectomy alone and breast reconstruction：comparison of patient-reported BREAST-Q and other health-related quality-of-life measures [J]. Plast Reconstr Surg, 2013,132(2)：e201-e209.

[40] 马建勋,李比,李健宁,等.影响乳腺癌术后患者对于乳房再造认同度的相关因素[J].组织工程与重建外科杂志,2010,6(6)：334-338.

[41] 王晖,胡学庆,郭松雪,等.中国女性乳腺癌患者乳房重建意愿的多中心调查[J].中华整形外科杂志,2018,34(2)：110-115.

[42] Garfein ES. The privilege of advocacy：legislating awareness of breast reconstruction [J]. Plast Reconstr Surg, 2011,128(3)：803-804.

[43] Flitcroft KL，Brennan ME，Spillane AJ. The impact on Australian women of lack of choice of breast reconstruction options：a qualitative study [J]. Psychooncology, 2019,28(3)：547-552.

[44] 中国抗癌协会乳腺癌专业委员会(CBCS),中国医师协会外科医师分会乳腺外科医师专委会(CSBS).乳腺肿瘤整形与乳房重建专家共识[J].中国癌症杂志,2018,28(6)：439-480.

[45] Alderman A，Gutowski K，Ahuja A，et al. ASPS clinical practice guideline summary on breast

reconstruction with expanders and implants［J］. Plast Reconstr Surg，2014，134(4)：e648－e655.

［46］ Lee BT，Agarwal JP，Ascherman JA，et al. Evidence-Based Clinical Practice Guideline：Autologous Breast Reconstruction with DIEP or Pedicled TRAM Abdominal Flaps［J］. Plast Reconstr Surg，2017，140(5)：e651－e664.

［47］ Group BW. Oncoplastic breast reconstruction：guidelines for best practice［C］. London，2012.

［48］ Mureau MAM，on behalf of the Breast Reconstruction Guideline Working Group. Dutch breast reconstruction guideline［J］. Journal of Plastic，Reconstructive & Aesthetic Surgery，2018，71(3)：290－304.

［49］ 中华医学会外科学分会乳腺外科学组.乳腺癌术后乳房重建中国专家共识(2019版)［J］.中国实用外科杂志,2019,39(11)：1145－1147.

［50］ 中华医学会整形外科学分会乳房专业学组.乳腺癌切除后乳房再造临床技术指南［J］.中华整形外科杂志,2016,32(2)：81－88,135.

［51］ 中华医学会整形外科学分会乳房专业学组.硅胶乳房假体隆乳术临床技术指南［J］.中华整形外科杂志,2013,29(2)：1－4.

［52］ 中国抗癌协会乳腺癌专业委员会.中国抗癌协会乳腺癌诊治指南与规范(2019年版)［J］.中国癌症杂志,2019,29(8)：609－680.

第三章 乳房重建手术方式

乳房重建按照重建的时机,可分为即刻乳房重建和延期乳房重建,按照重建的方法可以分为自体组织重建和植入物乳房重建(implant-based breast reconstruction,IBBR),本章将详细介绍各种乳房重建的手术方式。

Obredanne 于 1906 年在使用胸大肌肌瓣重建乳房时就提出即刻乳房重建的概念,这种手术方式当时是在法国发展而来,但未得到广泛开展。1932 年,Keinhard 将健侧乳房劈分两半,转移到患侧重建乳房。

现代乳房重建概念发展于 20 世纪 70 年代,最早用于非恶性疾病全乳切除术后乳房重建。1977 年扩大背阔肌皮瓣手术问世,自体组织皮瓣开始用于乳腺癌术后乳房重建。

20 世纪 80 年代,即刻乳房重建技术得以更广泛应用,带蒂腹直肌肌瓣手术问世,成为主要自体组织皮瓣供区。Georgiade 和他的同事调查了 62 个病例,于 1982 年报道得出:相比延期重建,即刻乳房重建手术结果更优、花费小、并发症少,且对恶性肿瘤的自然病程无不良影响。1986 年,扩张器-假体二步法乳房重建推动植入物乳房重建术的快速发展。

20 世纪 90 年代,游离皮瓣的显微外科移植成为乳房重建最先进的技术,以腹部游离皮瓣为代表,具备了优良的血供和极好的美容效果。近 10 年以来植入物已取代自体组织皮瓣,成为乳房重建最主要的方式。随着保留乳头乳晕皮下腺体切除(nipple sparing mastectomy,NSM)及脱细胞真皮的广泛应用,即刻置入假体重建乳房的比例逐渐升高。脂肪移植技术的肿瘤学安全性被逐渐认可,同时也成为乳房重建的主要辅助技术。

第一节 自体组织乳房重建

自体组织乳房重建的优势除了质感更加柔软、形态更加自然以外,对于放疗的耐受也优于植入物重建。根据皮瓣组织是否带有原血供血管,可将皮瓣组织分为带蒂皮瓣和游离皮瓣,其中带蒂皮瓣常根据供区的不同分为背阔肌肌皮瓣和带蒂横行腹直肌肌皮瓣等,游离皮瓣包括腹壁下深动脉穿支皮瓣、臀动脉穿支皮瓣等。

一、背阔肌肌皮瓣乳房重建

背阔肌肌皮瓣(latissimus dorsi myocutaneous flap,LDMF)较早用于乳房重建,Iginio

Tansini 教授于 1906 年首次报道了这一皮瓣,用于全乳切除术后皮肤的修复。20 世纪 70 年代,背阔肌肌皮瓣是乳房重建的主要方式。LDMF 血管蒂解剖结构恒定,其主要营养血管为胸背血管,是肩胛下血管的延伸血管,此血管血供丰富,皮瓣成活率高。在国内,外科医生对于腋窝血管和神经的解剖较为熟悉,因此比较容易掌握这一皮瓣,该术式的学习曲线较下腹部皮瓣要短,背阔肌肌皮瓣目前仍然是国内自体组织乳房重建的主要手段,是一种较为安全、简单的重建方式。

（一）手术指征

1. 患者总体健康水平较好　自体皮瓣乳房重建手术耗时较长,因此要求患者不能有太多的合并疾病。

2. 乳房大小　单纯运用 LDMF 进行乳房重建适用于乳房体积小至中等的患者,背部皮肤健康,皮下有一定量的脂肪;对于乳房体积较大的患者,可以考虑 LDMF 联合植入物进行重建。延期乳房重建时,由于胸壁缺损的皮肤较多,要求供区提供较多的皮肤组织,因此背部供区的皮肤要有良好的弹性,同时需要更多的皮下组织量。

3. 患者意愿　患者必须有进行乳房重建的意愿,术前医护人员应与患者进行良好的沟通,让患者充分了解手术过程和并发症。

4. LDMF 可作为备选供区　用于不能使用腹部供区的患者,或作为其他方法重建失败的补救措施。

（二）手术禁忌证

1. 其他背部或相邻的手术切口,可能损伤背阔肌及其主要血供。

2. 患者过于消瘦,无法提供足够的组织量。

3. 在延期重建手术中,术前测量的重建乳房皮肤缺损较大,而背部皮肤较紧,切取较宽的皮瓣后,无法一期缝合。

4. 患者伴有严重的合并症。

5. 无法耐受较长的手术时间。

（三）手术体位

使用 LDMF 进行乳房重建时,不论是即刻重建还是延期重建,均需在手术过程中更换体位。首先将患者置于仰卧位,患侧上肢呈 90°外展,置于搁手架上;为了便于腋窝手术操作,患侧肩背部、上臂下可以垫加厚海绵;由于手术时间较长,应在患者枕骨、足跟下方加以海绵衬垫,以防止局部受压。即刻乳房重建时,仰卧位是为了完成乳房切除、腋窝手术以及腋窝血管蒂的解剖;延期乳房重建时,仰卧位是为了完成胸壁部分瘢痕组织的切除,分离胸壁皮瓣,并完成腋窝血管蒂的解剖。这部分手术结束后,要临时缝合、关闭乳房或胸壁切口及腋窝切口。

第二步则进行 LDMF 的取瓣,需要将患者置于侧卧位,患侧朝上。对侧上肢应外展,置于支架上;双下肢略屈曲,双下肢间垫以海绵衬垫;对侧的侧胸壁在肩胛骨下角水平要放置一块加厚枕垫;患侧上肢不需要固定,术野消毒铺巾时应将患侧上肢包扎,放置于功能位;头部额颞下方应该衬垫一定厚度的头圈。完成取瓣,缝合背部手术切口后,应将患者恢复至仰卧位。将双侧上肢外展约 75°,固定于支架上;患者腰部应放置于手术床的可折叠部位,以便于后续手术过程中将患者上半身翘起,显露双侧乳房,进行乳房塑形。

（四）小结

背阔肌肌皮瓣是非常适合进行乳房重建的自体组织。其血管解剖恒定,学习曲线短,对于外科医生而言易于掌握；重建乳房外形轮廓较为自然，手术时间较腹部皮瓣短，对机体影响相对较小；同时也可以作为部分乳房重建术失败后的补救措施。

二、带蒂横行腹直肌肌皮瓣乳房重建

Millard 于 1976 年首次在下腹部组织以管状下腹部带蒂皮瓣的形式修复根治性乳房切除术后的缺损。1979 年 Holmstrom 报道了以腹壁下血管为血管蒂的游离皮瓣，同年 Robbins 将带蒂竖行直腹直肌肌皮瓣用于乳房重建。1982 年，Hartrampf 等首次利用了以腹壁上血管为血供的带蒂横行腹直肌肌皮瓣（transverse rectus abdominis myocutaneous flap, TRAM）进行乳房重建。TRAM 由腹直肌、皮肤及皮下脂肪组织构成，血供来源于胸廓内动脉的终末支腹壁上动脉。利用腹部至乳房缺损部位的皮下隧道，移植到患侧胸壁进行乳房重建。

（一）优缺点

1. 优点

（1）组织量丰富：TRAM 位置隐蔽，皮瓣组织量大，重建乳房外观柔软、手感自然，不需要额外的假体。

（2）技术便捷可靠：术中体位方便，供区及受区胸部、腹部手术可以同时进行，缩短单次手术的时间，且无须微血管吻合。如果操作恰当，带蒂 TRAM 乳房重建是一种非常便捷、可靠的技术。

（3）适应人群较广：可用于即刻乳房重建，也可用于有延期重建意愿的患者，或需行术后放疗的患者。

2. 缺点

（1）腹壁乏力：在皮瓣获取过程中部分腹直肌肌束需要附带在皮瓣上，腹直肌及其前鞘大面积的缺失，这可能导致腹壁乏力，导致腹壁疝发生率的增加。

（2）皮瓣缺血：带蒂 TRAM 的血供较差，尤其是需要切取较大皮瓣时。跨区切取的皮瓣常常由于血管体区限制，加上肌皮瓣蒂部折叠，影响皮瓣远端血运，导致皮瓣肿胀和远端坏死。

（二）适应证和禁忌证

1. 适应证　大多数女性均可进行 TRAM 乳房重建。既往接受假体乳房重建的患者想要改为自体组织重建时，带蒂 TRAM 是一种很好的选择。

2. 禁忌证

（1）有严重内科疾病、精神疾病、病理性肥胖和持续重度吸烟的患者不适用此种重建方式。

（2）腹部存在明显瘢痕，患有严重纤维肌痛的患者也不适用。

（3）相对禁忌证：瘦小的患者通常乳房也较小，所需组织量较少，因此是相对禁忌证。

（4）其他：育龄期女性较为担心的是腹部手术是否会影响后续分娩过程，需向主诊医生进行个体化咨询。

（三）小结

下腹部可以提供较大的组织量和皮肤，术后瘢痕隐蔽，兼具腹部整形的效果。但作为供区,损伤较大,由于腹壁上动脉不是该区域的直接血供来源,皮瓣血供不足。术前要选择符合适应证的患者,并告知手术风险和康复进程,大多数的患者对该重建手术方式较为满意。

三、保留肌束的横行腹直肌肌皮瓣乳房重建

为了减少供区损伤,出现了保留部分肌肉的 MS-TRAM(muscle spare-TRAM flap)乳房重建手术。该皮瓣位置隐蔽,组织量充分,体位方便,供区及受区可同时操作,可以依赖腹壁下动脉,因此血供更稳定。MS-TRAM 无须游离腹壁下动脉穿支腹直肌内段,也降低了手术难度,该皮瓣可同时带上数支穿支,血供更充足。不过 MS-TRAM 还是要牺牲部分腹直肌和前鞘,仍存在重建术后腹壁薄弱的问题。

四、腹壁下深血管穿支皮瓣乳房重建

运用带蒂皮瓣进行乳房重建会破坏乳房下皱襞和剑突区的结构,皮瓣外观美容效果欠佳,而游离腹部皮瓣在皮瓣塑形以及手术体位的选择上有较大的自由度,其对称性好、美容效果佳。目前为止,腹壁下深血管穿支皮瓣(deep inferior epigastric perforator flap, DIEP)是最常使用的游离皮瓣,1989 年 Koshima 等提出"不切取腹直肌的腹壁下动脉皮瓣",1994年 Allen 等和 Blondeel 等将 DIEP 应用于乳房重建。DIEP 重建术只切取皮肤及脂肪组织,将血管蒂从腹直肌中解剖分离,保留腹直肌及其前鞘的完整性,同时尽可能避免切断和破坏进入腹直肌的运动神经,是对 TRAM 的进一步完善和改进,弥补了带蒂 TRAM 供区损伤大、术后并发症多的缺点,有效避免了腹壁疝等术后并发症,同时重建乳房柔软逼真、手感自然。

(一) 优缺点

1. 优点 游离皮瓣血供充足,腹壁供区损伤较小,对腹壁功能影响较小。

2. 缺点 与 MS-TRAM 相比,DIEP 保留的穿支数量较少,血供稍差。该重建手术需要游离腹直肌内穿支血管,手术难度较大,对于外科医生来说,需要较长的学习曲线。

(二) 手术指征、禁忌证和高危因素

1. 手术指征

(1)患者总体健康水平较好:该手术耗时较长,因此要求患者身体健康,不能有太多的合并症。

(2)足够的组织量:腹部有足够的皮肤和皮下脂肪组织。

(3)患者意愿:患者愿意接受该重建手术方式,知晓手术的复杂性及可能产生的并发症。

2. 禁忌证

(1)患者体型:患者过瘦或者腹壁过于松弛、突垂,这可能导致腹部供区无法一期缝合。

(2)既往手术史:此前接受过 TRAM 乳房重建术或腹壁整形术。

(3)既往史:之前腹部手术损伤或结扎腹壁下血管,或者合并严重的内科疾病。

3. 高危因素

(1)吸烟:吸烟并不是游离皮瓣乳房重建的绝对禁忌,但是吸烟者乳房皮肤坏死、腹部皮肤坏死和腹壁疝的发生率明显升高,如果术前禁烟至少 4 周,上述吸烟相关并发症显著

减少。

（2）肥胖：肥胖患者皮瓣和供区的并发症发生率明显升高。肥胖者发生皮瓣完全坏死、皮瓣血清肿、乳房皮肤坏死、腹壁疝、供区感染、供区血清肿的风险更高。

（3）腹部抽脂手术史：腹部抽脂术可能对穿支血管皮瓣的微血管系统造成破坏,影响皮瓣存活。

（三）手术体位

患者仰卧位,卧于手术床的中间,腰部应放置在手术床可折叠的部位,以便术中将患者转为坐位,进行皮瓣植入后的塑形;为了将患者转为坐位,一些手术床要反过来放置,也就是将患者的头部置于手术床的足部位置;患者上臂外展,置于支架上,并在肘部和腕部用海绵衬垫,以便医生在需要时进行腋窝淋巴结清扫。即刻乳房重建时,取瓣和乳房切除可以同时进行,以缩短手术时间;延期乳房重建时,受区准备和取瓣可以由两组医生同时进行。

（四）小结

DIEP 乳房重建是利用下腹壁组织进行乳房重建,保留了腹部供区的功能,且皮瓣血供相对充足。该皮瓣具备很多优势,非常适合乳房重建,大多数患者都有一定量的下腹部皮肤和皮下组织,可以用来构建皮瓣以重建乳房;血管蒂长且解剖恒定,易于血管吻合和皮瓣塑形;游离皮瓣血管良好,可降低脂肪坏死的风险,美容效果较为理想。

五、腹壁浅动脉皮瓣乳房重建

腹壁浅动脉皮瓣(superficial inferior epigastric artery flap，SIEA)是位于下腹部的筋膜皮瓣,SIEA 是利用下腹部皮肤和脂肪组织进行乳房重建的选择之一。1975 年 Taylor 和 Daniel 首次描述了游离 SIEA 的解剖,1991 年 Grotting 首次报道了 SIEA 在乳房重建方面的应用,2000 年之后逐渐在乳房重建手术中普及。SIEA 的血供来源于腹壁浅动脉或旋髂浅动脉(superficial circumflex iliac artery，SCIA),多在腹股沟韧带的下方,起自股动脉,穿过 Scarpa 筋膜至前腹壁皮下组织上行,供养腹壁浅部组织。

（一）优缺点

1. 优点

术中不必切开腹直肌鞘以分离血管蒂,使皮瓣深部腹壁肌肉神经组织保持完整,减少了腹部并发症的发生,患者腹部供区疼痛减轻,恢复快,术后腹部膨隆和腹壁疝的发生率降低。与 DIEP 相比,SIEA 静脉回流障碍的发生率更低,手术时间也相对较短。

2. 缺点

（1）动脉吻合口血栓风险增加：与 TRAM 和 DIEP 相比,SIEA 动脉吻合口出现血栓的风险增加。可能是因为 SIEA 的管径较腹壁下动脉更细,因此造成 SIEA 与胸廓内动脉口径不匹配。几乎所有 SIEA 失败的原因都是动脉血栓形成。

（2）血管解剖变异：SIEA 常常存在解剖变异,约 35％的患者会出现 SIEA 的缺如。与腹壁下动脉相比,长度较短,不易吻合。SIEA 的血管蒂更短,有时血管蒂血供单位的面积更小,SIEA 可灌注的皮肤和皮下组织的面积较小。

（二）小结

SIEA 是利用下腹部供区进行乳房重建中对供区损伤较小的皮瓣,可借助术前的影像学检查和术中探查来判断腹壁浅动脉的条件（例如动脉口径是否粗大），选择符合该手术方式的患者。

六、臀上动脉穿支皮瓣乳房重建

当腹部供区由于种种原因无法使用或组织量不足，可考虑臀上动脉穿支皮瓣（superior gluteal artery perforator flap，SGAP）。SGAP 的解剖学基础是源自臀上动静脉的穿支血管，血管蒂的管径和长度不太理想，使得手术较为复杂。1975 年 Fujino 等首先描述了将 SGAP 用于乳房重建，此后 Allen 等和 Blondeel 等将该皮瓣进行了改良。

（一）优缺点

相比腹部脂肪和乳房组织，这一部位的脂肪组织质地稍硬，但是供区的并发症更少。与腹部组织相比，臀上动脉穿支部位具有更丰富的脂肪及组织，即便是较为瘦弱的患者也有足够的皮瓣。臀部皮瓣可能造成局部体形轮廓的畸形，外观有所改变，留有明显的瘢痕，偶尔患者会感觉行走时步态较为僵硬。SGAP 皮瓣只需一根较为粗大的穿支血管即可提供可靠的血供，许多学者认为 SGAP 皮瓣是继腹部皮瓣后自体组织乳房重建的第二选择。

（二）手术体位

该手术方式需要考虑到手术过程中患者体位的更换。在取皮瓣时，须将患者置于侧卧位或俯卧位，然后再更换成仰卧位，以便于进行血管吻合及皮瓣放置、塑形。

第二节　植入物乳房重建

20 世纪 60 年代 Cronin 和 Gerow 等人首次使用硅胶假体进行乳房重建，1976 年美国整形外科医生 Radovan 和生物医学工程师 Schulte 合作研制了皮肤软组织扩张器，1982 年 Radovan 介绍了通过组织扩张器逐步扩张患者皮肤来取代乳房全切后皮肤的缺损。1986 年，扩张器-假体两步法乳房重建推动了植入物乳房重建的快速发展。这些年植入物重建渐渐成为乳房重建最主要的方式。随着保留乳头乳晕皮下腺体切除（nipple sparing mastectomy，NSM）及脱细胞真皮的广泛应用，即刻植入假体重建手术的比例也逐渐升高。根据复旦大学附属肿瘤医院的资料，植入物乳房重建已成为全乳切除术后乳房重建的主要选择，约占复旦大学附属肿瘤医院乳房重建的 80%。

一、植入物概述

（一）假体植入材料

硅胶类植入假体是目前普遍应用的乳房植入物，其构造主要由硅橡胶外壳和填充材料（硅凝胶或盐水溶液）组成。1961 年，Thomas Cronin 和 Frank Gerow 博士与美国 Dow Corning 公司合作研发出注有液态硅油的硅橡胶弹性体壳体的乳房假体，开启了硅胶乳房假体材料在乳房重建领域的应用和发展。大量研究证实硅胶植入物是相对安全的。Stevens 等人对硅胶植入物的 10 年核心数据进行研究，结果发现并未发生植入物相关的间变大细胞淋巴瘤，超过 50% 的二次手术原因是出于美容的需求，这也证实了硅胶假体相对安全性较高且患者满意度也较高。中国抗癌协会乳腺癌专业委员会于2018年发布的"乳腺肿瘤整形与乳房重建专家共识"中也指出,目前最常用的硅胶假体无致癌性,该假体是一种安全、可靠的隆乳材料。

乳房假体根据不同的填充物,可以分为硅胶假体、硅凝胶假体以及盐水假体;根据假体形状不同,可分为解剖型假体和圆形假体,其中解剖型假体更接近乳房的正常解剖形态,相对自然的解剖形状对乳房重建患者可能更有价值;根据假体表面不同,可分为光滑假体、毛面假体和涂层假体等,其中毛面假体和涂层假体植入术后的包膜挛缩发生率较低,研究表明提高硅胶壳表面粗糙度的纹理化表面修饰能够降低包膜挛缩率,迄今使用的纹理表面类型包括 Biocell 表面、Siltex 表面、Cereform 表面和聚氨酯表面。具体优缺点比较见表 1-3-2-1、表 1-3-2-2、表 1-3-2-3。

表 1-3-2-1 硅胶假体和生理盐水假体的优缺点比较

硅胶假体	生理盐水假体
体积是预置的	手术室内可充填
植入时需要较大的切口	小切口情况下可植入
较柔软	如果破裂,机体可以吸收
手感接近于自然的乳房组织	比硅胶稍硬
未经影像学检查难以发现破损	充填不完全时会出现波纹、容易发生破裂

表 1-3-2-2 圆形假体和解剖型假体的优缺点比较

圆形假体	解剖型假体
乳房上极的充填更为理想	乳房上极的斜度更为自然
即使旋转也不会影响乳房形状	通过容量提供更好的凸度
人造痕迹(不够自然)	一旦旋转,影响乳房的形状
假体更为柔软	假体质地稍硬
基底宽度与高度一致	一般来说高度长于宽度

表 1-3-2-3 光面假体和毛面假体的优缺点

光面假体	毛面假体
与患者的包囊粘连更为紧密	患者的包囊形成减少
容易在囊袋内旋转	表面波纹较少
如果软组织较薄、紧密粘连,可能引起乳房变形	包囊挛缩可能较少

Munhoz 等人发现,假体表面可能在并发症的发生和控制中发挥关键作用,通过添加表面修饰技术在假体表面形成可控纳米材料结构,可以降低并发症发生率。有研究者利用 ^{60}Co 辐照法将亲水性单体 N-乙烯基吡咯烷酮(N-VP)接枝到硅胶乳房假体表面,结果发

现在硅胶乳房假体表面嫁接 N-VP,可以有效提高假体表面的组织相容性,减少周围纤维囊壁的形成。

（二）补片概述

乳房重建的结果在很大程度上依赖于乳房切除术后乳房假体周围覆盖的软组织支撑,因此肌肉的下边缘会被缝合到筋膜。但单纯的缝合线往往不能有效地保持肌肉的位置,当缝合线穿过组织时,张力常导致组织破裂。通过在乳房下皱褶和胸大肌的下边缘之间植入补片,不仅可以使假体得到完整的覆盖,还可以使胸大肌的下边缘得到释放。近些年,以脱细胞真皮基质(acellular dermal matrix, ADM)为代表的补片在乳房重建中的临床应用,是该领域内最重要的创新。假体乳房重建中的补片广泛应用,促进了即刻假体重建术的开展,提高了乳房重建的美学效果,避免了额外供区组织损害,被临床医生及患者广泛接受。

补片包括合成补片和 ADM。合成补片主要包括编织薇乔网片、牛心包补片、Vicryl(聚乳酸)补片、钛涂层聚丙烯网片(TiLOOP 补片)和 TIGR 基质手术网(TIGR Matrix Surgical Mesh)。ADM 包括同种异体(来源于人类尸体皮肤)和异种异体。

1. 牛心包补片(acellular bovine pericardium,ABP) 牛心包补片材料广泛地应用普外科、心胸外科及整形修复重建等手术中。牛心包补片的原材料易获得、质地均匀结构一致、临床上易于操作、持久耐用、强度高、生物相容性佳,可大量生产使用,术后可即刻行超声监测。牛心包补片最早于 2012 年用于即刻乳房重建,在使用牛心包补片的患者中,并发症发生率低于使用 ADM 的患者。Dawson 等人报道了 12 例采用牛心包补片即刻乳房重建术患者,术后半年随访未发现严重并发症且美学效果较好,与猪来源 ADM 相比,降低红乳房综合征的发生率。而 Gubitosi 等人发现 28 例采用牛心包补片即刻乳房重建术患者中主要并发症为血清肿、感染、血肿。1 项回顾性的分析发现 2014—2015 年 27 例牛心包补片乳房重建患者的主要并发症发生率为 37%,与牛来源的 ADM 并发症发生率相当。

2. Vicryl(聚乳酸)补片 该补片于 2004 年首次用于乳房重建,也是最早用于乳房重建的非生物补片。Vicryl 补片原料成分为可降解共聚物 polyglactin910,其中乙交酯和丙交酯比例为 9 : 1,成本较 ADM 低很多。补片材料类型及结构是非生物补片重建术后发生感染的主要影响因素,表面积更大的纱线和织物结构会增加感染风险,大孔径轻质量补片有利于降低感染风险。使用非生物补片乳房重建感染率为 1.3%～10.8%,其中使用 Vicryl 补片术后感染率为 2.6%。使用补片包裹假体的乳房重建术后,包膜挛缩率有一定程度的降低,非生物补片乳房重建术后包膜挛缩率为 1.3%～10.7%,其中 Vicryl 补片包膜挛缩发生率为 3.2%。

3. 钛涂层聚丙烯网片(TiLOOP 补片) TiLOOP 补片是由重量轻、不可吸收、单丝结构的钛化聚丙烯(PP)制成的钛环材料,厚约 0.2 mm,具有良好的生物相容性,且钛涂层能够减轻炎症反应。表面纳米 TiO_2 的接枝可降低包膜挛缩率,并且 TiLOOP 补片的皱缩发生率低,具有良好的亲水性,利于与假体贴合以及术后组织融合。与自体组织皮瓣乳房重建比较,使用 TiLOOP 补片对患者的损伤更小,患者恢复更快,且使用钛化聚丙烯网片未增加手术并发症的发生风险。2008 年,欧洲批准 TiLOOP 补片用于假体乳房重建。与单纯假体乳房重建相比,TiLOOP 补片辅助的假体乳房重建术未明显增加术后并发症。2014 年最早使用 TiLOOP 补片完全包裹假体进行胸肌前乳房重建。Casella 等随访了 250 例 TiLOOP 补片辅助的即刻胸肌前假体乳房重建的患者,平均随访时间 38.5 个月,局部复发率为 2.1%,再手术率为 2.4%,假体取出率为 1.2%,Ⅳ度包膜挛缩率为 2%,Breast-Q 评分满意度较高,同时在 TiLOOP 补片辅助的扩张器/假体乳房重建患者中,平均随访了 36.5 个月,需要再次手术率为 6.7%,患者 Breast-Q 评分满意度较高。总体来说,TiLOOP 补片辅助的假体乳房重建手术是切实可行且安全的。

4. TIGR 基质手术网(TIGR Matrix Surgical Mesh) TIGR 基质手术网是由快速降解纤维和缓慢降解纤维编织而成的大孔网状物,其中快速降解纤维是乙醇酰亚胺与碳酸三亚甲基的共聚物,缓慢降解纤维是丙交酯与碳酸三亚甲基的共聚物,两者均可降解成小分子,很容易被吸收并从体内排出。快速降解纤维基本在植入后 4 个月内被完全吸收;植入后 2 周左右,快速降解纤维不断剥离,TIGR 基质逐渐变软、柔韧,缓慢降解纤维的编织模式开启;缓慢降解纤维可保持其力学性能 6~9 个月,3 年后完全降解吸收。TIGR 引起的感染率为 3.6%~10.8%,皮瓣坏死率为 1.8%。

5. 脱细胞真皮基质(ADM) ADM 由来源于人或动物皮肤中的真皮部分构成,最常用的动物 ADM 来源于猪和牛,获取的皮肤经去除所有细胞组分,维持其生化结构,保留了细胞外基质。通过这一复杂的过程,最终可获得一种可再生的组织材料,在宿主体内通常不会产生排异反应。上述生化结构中通常包括纤维胶原和 6 型胶原、弹性蛋白、透明质酸、大分子和小分子蛋白糖原、纤维连接蛋白和脉管管道。植入机体后这些生物特性可以支持细胞内生、与周围组织整合、血管再生,且转变为有活性的自体组织。

1994 年 ADM 最早用于广泛烧伤后的创面覆盖,现已广泛用于腹壁重建、美容及乳房重建术,2005 年首次报道了 ADM 在乳房重建手术中的应用。目前 ADM 已实现商业化,包括人来源的(如 AlloDerm)、猪来源的(如 Strattice)、牛来源的(如 Veritas、SurgiMend)。研究表明,不同种属来源的 ADM 术后的安全性是相似的。ADM 材料可以提供不同形状、厚度和尺寸,包括长方形和圆形。其中圆形单片一般呈椭圆形;有些材料以冻干形式包装,在植入前需要水化 20~30 min;不过绝大多数 ADM 已经预先水化,仅仅需要在生理盐水中浸泡 2~5 min。长方形单片长度为 12~20 cm,宽度为 4~10 cm,厚度为 0.1~0.3 cm。椭圆形单片有大、中、小不同规格。有些 ADM 穿孔,有些没有;膜片穿孔有利于液体引流,减少血清肿的形成。使用 ADM 的乳房重建术后感染率为 0.2%~35.8%,ADM 组并发症发生率为 23.4%,包膜挛缩率为 2.3%;不使用任何外部植入物的并发症发生率为 27.5%,包膜挛缩率为 12.4%。

ADM 具有优良的生物相容性和三维网络结构,可为细胞黏附、生长和增殖提供支持,它的主要临床优点有六个:植入物下极覆盖更完善;胸肌下空间更大;乳房下皱襞重建效果更佳;假体位置更稳固;重建乳房下极凸度美学效果更佳;降低包膜挛缩的发生率。主要临床缺点有两个:ADM 价格昂贵;ADM 可能会增加假体乳房重建术后的血清肿、感染等并发症的发生率。

ADM 同牛心包补片、TiLOOP 补片的特点比较详见表 1-3-2-4。

表 1-3-2-4　不同类型补片的特点

补片特点	ADM	牛心包补片	TiLOOP 补片
来源	人、牛、猪	牛	非生物来源
材质	真皮组织	心包组织	钛化聚丙烯网片
优点	改善重建乳房美学效果,覆盖植入物	假体覆盖	假体覆盖
缺点	成本较高,价格昂贵,可能增加术后并发症	可能增高红乳房综合征发生率	可能有肉芽肿发生风险
安全性	安全	安全	安全
转归	吸收并为人体整合	吸收并为人体整合	不吸收不整合

二、植入物乳房重建

植入物乳房重建从时机上分为即刻假体乳房重建和传统二步法乳房重建。

(一) 即刻假体乳房重建

随着保留乳头乳晕的乳房切除术(nipple-sparing mastectomy,NSM)的普及,即刻置入假体备受外科医生的青睐,特别是对于乳房较小的患者。NSM 术后的即刻乳房重建,既保证了肿瘤的根治性原则,又能获得较满意的术后乳房外形。近年来 NSM 结合假体植入已成为乳腺癌术后主要的即刻乳房重建方式。

1. 假体放置位置　通常放置于肌肉后,有两种。

(1) 全肌肉后:即胸大肌、胸小肌和前锯肌缝合成的囊袋里面,这样假体表面有肌肉覆盖,可有效防止假体疝出,外形及手感更自然,但其缺点在于术后假体的位置容易偏上方,乳房下皱襞外形不好,尤其见于胸大肌下缘起点位置较高者,并且患者术后疼痛较明显。

(2) 部分肌肉后:即胸大肌后方,将胸大肌内下方附着点离断,并用脱细胞真皮支架(ADM)、钛网等补片将胸大肌游离缘与下皱襞缝合加固。这样的做法术后乳房下皱襞外形较前者更好,且有一定的下垂度,但依然存在假体移位包膜挛缩的风险。

2. 优缺点

(1) 优点:手术操作相对简单,创伤小,形态及手感接近正常,患者皮肤不会出现因转移皮瓣而形成的多处瘢痕。减少了手术次数,减少了额外瘢痕,同时缩短了手术恢复时间。尤其适用于双乳切除患者,可最大程度保证双侧重建乳房的对称性。

(2) 缺点:多数情况下,需要联合使用脱细胞真皮或合成网片,整体手术并发症可能增加,对乳腺外科医生手术技巧要求更高。

3. 适应证

(1) 乳房体积偏小或中等大小、没有明显乳房下垂的患者。

(2) 既往无放疗史或无须接受辅助放疗者。

(3) 患者不能或不考虑接受其他乳房重建手术者。

(4) 双侧乳房重建者。

4. 并发症 比较常见的有术后局部血肿、皮瓣或乳头乳晕复合体(NAC)缺血坏死、局部感染、乳房变形、包膜挛缩、假体移位、假体外露、假体破裂、肉芽组织形成以及无菌性炎症等。

单纯假体重建总并发症发生率为 7.4%~41.3%。皮瓣坏死与皮瓣张力、组织水肿及术后放疗有关。术后感染发生率为 2.0%~2.5%,其发生与术后化疗引起机体免疫力降低有关,肥胖也是术后发生感染的独立危险因素之一。

假体包膜挛缩(capsular contracture)是植入重建术后一种较严重的并发症,可以表现为重建乳房变形、变硬、术区疼痛以及假体外露等。包膜挛缩发生与术后放疗关系密切,放疗后假体包膜挛缩率约为 50%,但目前预防包膜挛缩的有效方法尚无共识。Baker 等根据临床表现将包膜挛缩分为四级。Ⅰ级:经假体重建的乳房手感柔软,接近正常组织。Ⅱ级:乳房硬度略微增加,可触及植入的假体,但外观不易看见。Ⅲ级:外观可见,可轻易触及中等硬度的假体。Ⅳ型:触诊乳房完全硬化变形,可清楚辨别假体的轮廓,伴疼痛。但是其发生原因尚且不清楚,可能与植入物的放置位置,假体表面的材质(毛面优于光面),术中剥离腔隙过小,术中出血,术后血肿,细菌感染,辅助放疗以及患者本身的结缔组织病等有关。一旦发现包膜挛缩,外科手术治疗是仅有的治疗方法,非手术治疗效果不佳。

(二)二步法组织扩张器-假体乳房重建

目前临床上多采用的二步法植入物重建是指在乳房切除后即刻置入软组织扩张器,经过一段时间扩张并稳定后,再更换为永久性假体。二步法乳房重建术,一定程度上减轻了乳房切除术后即刻乳房重建的皮瓣张力和重力,并在二期更换永久性假体时,因为一期置入组织扩张器时重建乳房外形基本确定,在假体大小的选择和重建乳房局部形态的调整方面变得更有针对性,同时一期扩张器置入后扩张情况欠佳时,二期也可以做出修正。

1. 组织扩张器概述 1976 年美国整形外科医生 Radovan 和生物医学工程师 Schulte 合作研制了皮肤软组织扩张器,1982 年 Radovan 介绍了通过组织扩张器逐步扩张患者皮肤来取代乳房全切后皮肤的缺损。Becke 发明了可调式双囊假体,即外层为硅胶腔,内层为可调节的生理盐水腔,简化了需将组织扩张器更换为假体的二步式乳房重建,开创了可调式双囊假体一步式重建方式。

组织扩张器置入乳房重建是永久性假体置入乳房重建的一种改进形式。组织扩张器实质上是暂时性的可充填的假体,它在延期乳房重建中的作用主要为组织扩张。乳房重建时最常用的为圆形组织扩张器。从功能上讲,皮肤软组织扩张器分为自控性扩张器和可控性扩张器。皮肤软组织扩张器分为扩张囊、导管和注射壶三部分,在使用时可用注射器通过注射座向扩张囊注入或是抽出盐水。

2. 组织扩张器的置入方式 乳腺组织扩张器最常见的植入位置是部分和全部肌肉(胸大肌或前锯肌)后方,为了构建胸肌后腔隙,以及重建乳房下皱襞的需要,往往需要切断大部分的胸大肌在肋骨的附着点。可将胸大肌游离部分缝在乳房下皱襞处的皮下组织上;或将脱细胞真皮支架、钛网等补片材料的上缘和胸大肌游离部分缝合在一起,下缘和乳房下皱襞皮下组织缝合在一起,以此来取代不足以覆盖乳房下极的肌肉。注射座应固定于皮下易触及的位置。术中立刻注入适量的生理盐水,大小与对侧乳房接近。

3. 组织扩张器的扩张方法 ①常规扩张法:定期少量注水,缓慢扩张,最常用。②间断快速扩张法：间断大量注水，常用于术后快速扩张。③复合皮肤软组织扩张法：在乳腺癌术后扩张过程中一般先采用间断快速软组织扩张法，后使用常规软组织扩张法。

组织扩张一般开始于组织扩张器置入术后4~6周，待切口完全愈合后，可以每1~2周注水扩张1次，每次注射量以不引起患者不适为准。当超过对侧10%~30%时停止注水，让皮肤过度扩张，维持3~6个月或更长时间后更换永久性乳房假体或自体组织。超量扩张可以明显增加皮肤量，降低皮肤回缩度，形成更大的腔隙，预防二期植入假体的间隙变小和二次包膜挛缩、乳房变硬。Connell等在33例患者中应用主动自控的扩张器联合背阔肌进行乳房重建，术后指导患者利用遥控剂量控制器通过二氧化碳膨胀进行扩张，3次/d，每次间隔至少3h，平均扩张时间(17±5)d。这种方式方便、高效，同时避免了患者多次返院注水。一般情况下，不需要放疗的患者，在化疗结束后，患者体能恢复后即可进行。大多数在化疗结束后3个月左右。放疗的患者必须要在放疗结束后半年以上。此时放疗对皮肤软组织的损伤得到了修复和软化，有利于二次手术切口愈合，预防包膜进一步挛缩，确保重建乳房形态良好。

4. 组织扩张器的优缺点

(1) 优点：手术适应证较一步法广泛；在注水过程中，根据双侧对称性明确注水体积量，指导假体体积的准确选择；对于术后可能需要接受放疗的患者，可以选择一期植入扩张器重建乳房，在后续化疗及放疗结束并且胸壁皮肤恢复正常以后再置换成永久假体，这样做可以有效减少放疗引起的假体包膜挛缩及假体破裂变形等并发症。

(2) 缺点：重建周期较长，需多次手术才能达到重建乳房的目的。

5. 并发症 软组织扩张器植入后常见的并发症有血肿、感染、扩张器外露、扩张器不扩张、皮瓣坏死、疼痛、骨质吸收等，其发生率约为4.8%。远期常见并发症为包膜挛缩，其发生和既往胸壁放射治疗史和乳房切除、扩张器植入后放射治疗有着密切的关系。研究表明，体质指数、年龄>50岁、近期吸烟和乳腺切除前后的放射治疗史，均与并发症的发生相关。

第三节 乳头乳晕重建

乳头乳晕是乳房的基本标志，乳头乳晕重建术在乳房重建的效果评价中起着重要作用。乳头乳晕重建是整体乳房重建的最后阶段，手术过程相对简单，但可以提高重建的乳房美学效果，因此是整体乳房重建中不可缺少的一部分。1944年，Adams描述了游离移植法重建乳头乳晕，从健侧乳头复合组织或从皮肤色素沉着部位移植，例如大腿内侧、腋窝、小阴唇等。1946年，Berson第一次描述局部皮瓣乳头重建，之后局部皮瓣技术得到不断改进。1972年，Millard使用对侧乳头移植，对于对侧乳头肥大的患者来说这是一种可行的方法。乳晕重建包括游离皮片移植和文身技术。1986年，Becker是首次引进乳头乳晕文身技术，如今文身技术已在乳晕重建中普遍使用。

理想的乳头乳晕复合体(nipple-areolar complex，NAC)重建术，要求两侧乳头位置、大小、颜色、质地、突出度及乳晕的形态应长期保持一致。目前国际上的学者提出不同的乳头乳晕重建术式，但多局限于病例报道及专家经验，对于哪种术式最优，尚须更高级别的循证证据。重建方式主要包括局部组织成形、对侧乳头移植以及从小阴唇或耳垂移植组织,其中最常用的是乳房局部组织成形,乳晕的重建多采用健侧乳晕游离移植、文身法和皮瓣移植法。重建乳头乳晕时要知晓,重建后乳头凸度的远期效果应该和对侧相匹配,术后远期乳头凸度会低于手术刚完成时的凸度,不同的皮瓣重建术后都会出现不同程度的凸度下降,没有一种皮瓣可以保证乳头凸度会维持初始的状态。

一、乳头重建

乳头重建可在乳房重建的同时完成,但是由于自体组织重建乳房的形态在术后 2~3 个月才达到稳定,且为了保持重建乳头的充足血供,乳头重建一般在自体组织重建术后 2~6 个月,此时用于重建的皮瓣肿胀减轻,手感柔软,双乳形态逐渐恢复自然;而采用假体重建的患者一般在术后 6 个月进行乳头重建,对于接受乳腺癌辅助治疗患者,乳头重建时间应相应后延。

首先要正确确定重建乳头的位置,对于单侧乳房重建患者,其位置可根据健侧乳头位置确定。对于双侧乳房重建患者,乳头位置则需要根据重建乳房的形态、患者意愿进行确定。乳头重建可分为局部皮瓣重建、自体组织移植物重建及自体组织联合假体的复合重建,例如皮瓣联合 ADM 法等。目前局部皮瓣重建应用较广泛,局部皮瓣重建主要分为中心蒂皮瓣和以真皮下血管网为血供来源的真皮下皮瓣。Little 于 1984 年首先提出最为经典的三叶皮瓣,之后又有研究者陆续使用星型皮瓣、顶帽皮瓣、C-V 皮瓣、箭头型皮瓣、滑行皮瓣、S 皮瓣等进行乳头重建,其操作简单、快速,安全性好且美容效果可、最为常用。各种皮瓣都有各自的适应证,可以根据患者的具体情况选择合适的皮瓣方式。自体组织移植法包括健侧乳头部分转移法、小阴唇游离移植法、足趾趾腹游离移植法、耳垂游离移植法等,自体组织移植法术后外形较为自然,但有供区损伤、移植皮瓣坏死的风险。复合重建法的显著优点是乳头突起程度保持时间久,缺点为内支撑物价格昂贵、皮瓣坏死率较高。

目前还没有哪种技术能完全避免乳头凸起消失,既往报道的能增大乳头凸起的辅助技术很多,最常用的是真皮移植物,它能起到支撑皮瓣的作用。也有研究者提出使用软骨、脂肪、异体移植物作为填充物,以保持乳头突出度。

二、乳晕重建

乳晕重建包括游离皮片移植和文身技术。大小阴唇、会阴部皮肤、大腿内上侧皮肤、耳后皮肤、上睑皮肤、口腔黏膜、对侧乳晕均可作为皮片供区,早期使用紫外线照射来增加重建乳晕的色素沉着,虽然健侧乳晕部分移植法无须考虑颜色、皮肤纹理的问题,但有供区受损、手术瘢痕形成、移植皮肤坏死可能,而文身法相对简单、安全,目前更多使用文色的方法行乳晕重建。使用文身作为重建手术的辅助手段已经有几十年的历史了,Rees 等于 1975 年就在乳头乳晕重建术中首次使用。1986 年,外科医师 Becker 也应用了乳头乳晕文身技术。如今由于手术简单、损伤小等优势,乳晕重建普遍使用文身技术。乳晕重建一般在乳头完成后的 2~3 个月进行。由于文色后乳晕颜色会有一部分丢失,通常文色颜色较对侧乳晕颜色深。Costa 等指出,重建乳晕区域局部去表皮后再植皮结合局部 C-V 皮瓣及术后文色三种方式,不仅使乳晕区颜色满意,还可使乳晕边缘可出现与健侧乳晕相似的锯齿状效果。近些年来文身技术有了很大的进步,专业文身艺术家采用三维文身技术使得文身显示出更加逼真的效果,阴影技术使乳头在乳晕环绕之中自然突起,蒙氏腺的文身可以让乳晕显得更为自然和真实。Halvorson 等将三维文身技术用于乳晕重建后,术后效果更加逼真,更能得到患者的接受。

乳头乳晕复合体(NAC)是乳房美学的中心,不同皮瓣各有利弊,乳头突起度和患者满意度是评价乳头乳晕重建术后效果的主要标准。专业的医护人员应该了解患者对于外形的要求和期待,熟悉各种术式的优缺点,协助患者选择最合适的方式,使得重建的 NAC 获得最为理想的外观,不断提高患者的生命质量和满意度。

第四节 自体脂肪移植

近年来,游离脂肪移植技术已成为乳房重建的主要辅助技术。自体脂肪移植技术(autologous fat grafting,AFG)是将自身其他部位脂肪组织提取后,注射或移植到缺损部位,达到充填缺损、修补组织的目的。自体脂肪移植由 Gustav Adolf Neuber 于 1893 年首次报道,他用从手臂上收集的脂肪组织在一名 20 岁男子的眶周填补由骨髓炎引起的瘢痕畸形,1895年 Czerny 切除了一个腰部的脂肪瘤并将其用于乳房重建。20 世纪中期,由于硅胶植入物开始被用于乳房重建术以及显微外科技术可以将脂肪组织进行带血运的移植,脂肪移植技术逐渐失去了追宠。1987 年 Bircoll 报道了应用吸脂术获取脂肪组织并移植到胸部的"微粒脂肪移植"技术,但是囊肿形成、钙化、脂肪坏死等并发症使得应用自体脂肪移植技术获得乳房美学效果仍然是一个挑战。近些年,有关自体脂肪移植技术的话题又再次悄然兴起,多项研究表明自体脂肪移植是一种隆乳术和乳房重建术的有效方法,也有许多研究讨论了自体脂肪移植的安全性。

如今自体脂肪移植已经被广泛用于乳腺癌术后的乳房重建。脂肪移植主要用于改善乳房重建术后的缺损,它可以纠正保乳术后、乳房重建术后局部缺损、畸形,改善轮廓外观,也可在重建时增加皮瓣的厚度和容积,改善胸壁质地,从而增强覆盖植入物组织的支撑力,增加组织的张力,其缺点在于需多次操作,对患者依从性要求高,费用较昂贵,术后负压装置给患者带来不适。

一、适应证

有研究者建议如下情况可行自体脂肪移植:①乳腺癌术后乳房缺如、不对称;②乳房重塑后需增加软组织成分;③乳房重塑后对乳房及填充物的容积不满意;④乳房重塑后需扩大乳房体积及矫形;⑤瘢痕矫形等。同时,乳腺癌术后自体脂肪移植的选择应充分考虑乳腺癌的复发转移情况,出现肿瘤切缘不净、肿瘤复发及转移为其禁忌证,肿瘤复发风险高的乳腺癌患者也不适合行自体脂肪移植,如高级别的原位癌、炎性乳腺癌及年轻女性的肉瘤等。

二、手术过程

自体脂肪移植技术主要包括脂肪的获取、脂肪的处理及脂肪的注射三个过程。脂肪移植的关键在于提高脂肪组织及其成分的数量及活力。

(一) 脂肪的获取

脂肪移植最常见的供体区是腹部、侧腰部、大腿内侧,但到目前为止,并没有研究证明身体某一供区的脂肪活性优于其他部位。获取的方式通常为手持注射器吸脂术、抽脂术和超声辅助抽脂术。研究表明,手持注射器吸脂术对脂肪组织的创伤较小,脂肪细胞成活数目最多,生存能力更强。与其他供区相比,大腿内侧和腹部有更丰富的脂肪干细胞,可以提高脂肪细胞的生存能力,且术后脂肪结构更完整、囊肿发生率小、坏死及纤维化少。而腹部脂肪细胞富含血管内皮生长因子,可以促进脂肪细胞与供区之间的血管形成,增加脂肪活性。

(二) 脂肪的处理

脂肪获取后对脂肪细胞的最佳处理方式一直备受争议,最常用的处理方法包括静置法、倾析法、洗涤法、离心法、过滤法及棉垫纱布浓缩法等。静置法与离心法所纯化的脂肪位于油层和水层之间,而洗涤法常用的是盐溶液或5%葡萄糖溶液用于去除油脂、血液、细胞碎片等,Fisher等研究发现棉垫纱布浓缩法可以获取更多脂肪且最大限度地保护脂肪组织的内部结构,维持脂肪细胞的活力。而Rodolfo等的研究发现,倾析法获得的脂肪细胞活性最高。

(三) 脂肪的注射

脂肪注射部位及注射量是乳房重建中至关重要的部分,影响后期乳房的外观及脂肪的存活率。脂肪注射过程中,脂肪移植的基本要求是小颗粒移植,而不是团块状移植。最常用的注射方式为Coleman法,即采取多点、多通道、多层次的方式注射,使用17 G、9 cm或15 cm的钝针,通过2 mm的切口进行脂肪移植,使脂肪以较小的单位均匀植入受区,减少误入血管的可能性。多层次、多隧道,呈扇形分布,边退针边注射,每退一针注射0.2 ml脂肪,最大程度地增加移植脂肪和受区组织间的接触面,刚移植的脂肪与受区越早建立起血供,其存活率越高,并能减少脂肪坏死和后期钙化的发生率。注射量视患者需求、缺如体积及移植脂肪质量而定,不能一次性注射大量脂肪组织,以避免缺少血供导致坏死,由于移植的脂肪有40%~60%被吸收,因此术前需准确计算移植总量。

近些年研究者采用负压外扩张装置联合自体脂肪移植应用于乳房重建。负压外扩张装置(Brava)由一个半刚性的圆盖和一个与皮肤接口的硅凝胶边缘垫组成。一个小的、隐蔽的由电池供电的泵,能保持内部的低负压,且在乳房表面给予一个稳定柔和的均质牵拉力。通过一定时间的穿戴,可以达到一个真正且持久的乳房增大效果。广义上是指一种乳房体外扩张技术装置或体系,其实质是利用了软组织扩张的原理,将组织外扩张技术应用于自体脂肪移植受区预处理的理念,把二维脂肪移植带入了三维空间。Yin等应用Brava胸壁外扩张器联合水动力辅助采取自体脂肪填充技术进行隆乳和乳房重建等发现,利用水动力装置辅助采取技术、静置沉淀法处理的脂肪颗粒存活率高于普通脂肪采取技术和低速离心法处理的脂肪。2015年,Khouri等发表了其应用Brava＋AFG对87例即刻乳房重建和430例延期乳房重建的文章:预扩张后,乳房体积增加了100%~300%;经过平均4.5次治疗,每侧乳房平均每次注入 225 ml 脂肪,末次治疗 6 个月后,重建乳房体积每侧平均为 375 ml;平均随访 2.5 年,临床效果较满意,重建乳房自然、柔软,并且感觉几乎正常,相比以往平均需要 6.5~6.6 次脂肪移植才有可能完成的乳房重建,组织外扩张技术的应用大大缩减了手术次数,但是该研究缺乏远期随访及有关体积保持率的客观统计数据。Mirzabeigi 等评价了 20 例患者经 29 次脂肪移植行乳房重建的效果(9 次为 Brava 辅助),在 Brava 辅助下首次移植的脂肪体积较单纯脂肪移植显著增加,且两者的并发症发生率无统计学意义。

三、并发症

乳腺癌术后自体脂肪移植最常见的并发症与脂肪细胞的存活有关,主要表现为脂肪液化坏死、积液和钙化。其他手术相关并发症包括吸脂造成的气胸、感染、瘢痕等。

有研究者分析了 3 624 名自体脂肪移植患者的临床资料,发现常见的并发症是脂肪坏死,其发生率大概为 4.4%。Claro 等的系统性回顾研究指出,术后常见的并发症有脂肪结节、深部感染、感觉迟钝、血肿、浅层感染、疼痛、败血症、乳汁分泌异常及气胸,其中最常见的并发症是脂肪结节,最严重的并发症是气胸。Largo 回顾性分析了 1 453 例患者乳腺癌切除术后行自体脂肪移植,术后最常见的并发症是脂肪结节(7%),感觉迟钝、淋巴结肿大、疼痛、血肿发生率很低;Groen 等对 5 502 例患者进行回顾性分析,术后并发症发生率为 8.4%,其中脂肪结节发生率最高,约 11.5%,其次有囊肿、血肿、钙化、坏死、肉芽肿、感染、供区感染、脓肿等。此外,供区可能出现的并发症有瘀伤、肿胀、血肿、感觉异常/疼痛、感染及增生性瘢痕等,但其发生率很低。

四、安全性

目前,有关脂肪移植的肿瘤安全性仍存在争议,脂肪移植用于乳腺癌术后重建是否会增加乳腺癌复发,其致瘤性及安全性一直备受争议及关注。1987 年,美国整形外科医师协会(ASPS)提出脂肪移植后形成的钙化会阻碍乳腺癌的早期发现,暂时停止 AFG 的应用。随着影像学的不断发展,目前的影像学检测技术能较好地区分良恶性钙化。2009 年,ASPS 脂肪移植工作组指出:"虽然还需要更多的研究,但现有的数据表明 AFG 似乎不会干扰对乳腺癌的检测。"

研究发现脂肪细胞和乳腺癌细胞共培养可促进肿瘤的生长,但至今仍未有证据直接证实自体脂肪移植会增加乳腺癌的发生、发展的风险。Largo 等人的系统评价探究自体脂肪移植对正常乳腺的影响,结果表明脂肪移植术后发生的微钙化比例与其他手术后相比无明显差异,其并不影响乳腺癌在影像学上的检测结果。Agha 等人的 Meta 分析结果也表明,乳房脂肪移植重建组与其他方式重建组的乳腺肿瘤发生率并没有统计学差异。Cohen 等、Petit 等的研究均表明乳腺癌术后自体脂肪移植并没有增加乳腺癌局部复发及腋窝转移的风险。庞亚妮对发表于 2008 年 1 月至 2018 年 12 月间的所有肿瘤学数据的荟萃分析也表明,自体脂肪移植行乳房重建与传统乳腺癌切除手术后未行乳房重建的结果相比,二者之间的癌肿局部复发事件、区域淋巴结转移事件、总生存率相似,自体脂肪移植是相对安全的,并不会导致乳腺癌患者术后局部复发率及区域淋巴结转移的增加。刘欢欢等人也基于 1965 年 1 月至 2018 年 5 月相关临床队列研究进行综合分析,认为自体脂肪移植是安全的,且其乳腺癌复发风险较低。虽然现有的临床证据并没有明确 AFG 和癌症复发之间的联系,但是随访时间较短,存在偏移,有较大的局限性,所以仍需要更长的随访时间和更细致的试验设计。

第五节 缩 乳 手 术

近年来,随着乳腺癌患者对于身体外形及生活质量要求的提高,传统的保留乳房的手术方式与美容整形外科的手术方式相结合而产生了一门新兴的专业——乳腺肿瘤整形外科(oncoplastic breast surgery,OBS)。保乳整形最早于 1993 年由 Audretsch 等提出,这种技术能够将整形外科技术应用于部分乳房切除手术中,它遵循整形外科安全和美观的原则,将组织切除与外观修复相结合,既治疗了乳腺癌又保留了乳房的外观形态,且 OBS 技术利用整形外科技术切除范围较传统保乳手术的范围更广,在临床上 OBS 不仅可以切除原发病灶,而且可以修复部分因保乳手术造成的乳房畸形或者保乳切除边缘阳性的病例。

巨乳症又称为乳房肥大症,因乳房体积异常增大为患者的生活带来很多困扰。若巨乳症患者又患有乳腺癌则会给乳腺癌的治疗带来极大的困难。在 OBS 产生之前,巨乳症因其术后的外观不对称及术后放射治疗的困难一直被视为乳腺癌保乳手术的相对禁忌证。直到OBS 将乳房缩小术(reduction mammaplasty,RM)与 BCS 结合才使得这些难题得到解决。RM 是整形外科医生常用的乳房整形术式之一,它主要用于巨乳症患者的乳房缩小和双侧乳房的对称性整形。乳房缩小术最早于 6 世纪被使用于乳房整复塑形手术,该术式是用手术的方式减小乳房体积,使乳房的外部形态更加美观,而且乳房术后的瘢痕并不明显。1993年 Shestak 等首次将 RM 应用于早期乳腺癌伴巨乳症患者的治疗中并取得成功。乳房缩小术在我国的起步较晚,但发展较快。孙鹏飞等人对缩乳术治疗巨乳症伴早期乳腺癌患者术后并发症发生率及局部复发率进行了 Meta 分析,结果表明采用缩乳术治疗巨乳症伴早期乳腺癌患者,其并发症发生率及局部复发率较低,值得在临床中推广应用。

目前临床上应用的 RM 术式较多,根据手术创立者的命名,可以分为 McKissock 法、Pitanguy 法、Strombeck 法等;按术后乳房切口的形态可以分为倒 T 形、Y 形、L 形、乳房下皱襞弧形、垂直直线形、环形切口等。在 OBS 中最常应用的缩乳术式是倒 T 形和双环法。其中,双环法适用于乳房偏小的乳腺癌患者,对于乳房巨大的乳腺癌患者则使用倒 T 形乳房缩小术。韩晶等探讨了倒 T 形切口缩乳术在乳房肥大患者,特别是合并乳腺癌的患者手术中的应用,结果表明对于乳房肥大且合并乳腺癌的患者,采用倒 T 形切口缩乳术,既可切除病变,又可缩小并悬吊乳房。

(裘佳佳)

● 参考文献 ●

[1] 吴炅,Pei-rong Yu. 乳腺癌术后乳房重建[M]. 北京:人民卫生出版社,2016.

[2] Georgiade G, Georgiade N, McCarty KS Jr, et al. Rationale for immediate reconstruction of the

breast following modified radical mastectomy [J]. Ann Plast Surg, 1982,8(1): 20 - 28.

[3] Schneider WJ, Hill HL, Brown RG. Latissimus dorsi myocutaneous flap for breast reconstruction [J]. Br J Plast Surg, 1977,30(4): 277 - 281.

[4] Petit JY, Rigaut L, Gareer W, et al. Breast reconstruction without implant: experience of 52 cases [J]. Eur J Surg Oncol, 1987,13(3): 219 - 223.

[5] Arnez ZM. Free TRAM flap for breast reconstruction [J]. Plast Reconstr Surg, 1989,84(6): 1009 - 1010.

[6] Versaci AD, Balkovich ME, Goldstein SA. Breast reconstruction by tissue expansion for congenital and burn deformities [J]. Ann Plast Surg, 1986,16(1): 20 - 31.

[7] Petit J Y, Botteri E, Lohsiriwat V, et al. Locoregional recurrence risk after lipofilling in breast cancer patients [J]. Ann Oncol, 2011,23(3): 582 - 588.

[8] Barry M, Kell MR. Radiotherapy and breast reconstruction: a meta-analysis [J]. Breast Cancer Res Treat, 2011,127(1): 15 - 22.

[9] 闫帅,陶维阳.乳房自体组织重建的研究进展[J].现代肿瘤医学,2020,28(11): 1962 - 1969.

[10] 尹玉凤,熊竹友,李光早,等.改良胸背动脉穿支皮瓣的临床应用[J].蚌埠医学院学报,2017,42(4): 437 - 440.

[11] Holmstrom H. The free abdominoplasty flap and its use in breast reconstruction. An experimental study and clinical case report [J]. Scand J Plast Reconstr Surg, 1979,13(3): 423 - 427.

[12] Hartrampf CR Jr, Scheflan M, Black PW. Breast reconstruction following mastectomy with a transverse abdominal island flap. Anatomical and clinical observations [J]. Plast Reconstr Surg, 1982,69(1): 216 - 225.

[13] 徐华.乳腺癌术后自体组织乳房重建的现况[J].外科理论与实践,2019,24(5): 391 - 394.

[14] Pien I, Caccavale S, Cheung MC, et al. Evolving trends in autologous breast reconstruction: Is the deep inferior epigastric artery perforator flap taking over? [J]. Ann Plast Surg, 2016,76(5): 489 - 493.

[15] Koshima I, Soeda S. Inferior epigastric artery skin flaps without rectus abdominis muscle [J]. Br J Plast Surg, 1989,42(6): 645 - 648.

[16] Allen RJ, Treece P. Deep inferior epigastric perforator flap for breast reconstruction [J]. Ann Plast Surg, 1994,32(1): 32 - 38.

[17] Blondeel PN, Boeckx WD. Refinements in free flap breast reconstruction: the free bilateral deep inferior epigastric perforator flap anastomosed to the internal mammary artery [J]. Br J Plast Surg, 1994, 47(7): 495 - 501.

[18] Grotting J. The free abdominoplasty flap for immediate breast reconstruction [J]. Ann Plast Surg, 1991,27(4): 351 - 354.

[19] Fujino T, Harasina T, Aoyagi F. Reconstruction for aplasia of the breast and pectoral region by microvascular transfer of a free flap from the buttock [J]. Plast Reconstr Surg, 1975,56(3): 178 - 181.

[20] Allen RJ, Tucker Jr. Superior gluteal artery perforator free flap for breast reconstruction [J]. Plast Reconstr Surg, 1995,95(7): 1207 - 1212.

[21] Blondeel PN, Van Landuyt K, Hamdi M, et al. Soft tissue reconstruction with the superior gluteal artery perforator flap [J]. Clin Plast Surg, 2003,30(3): 371 - 382.

[22] Cronin TD, Greenberg RL. Our experiences with the silastic gel breast prosthesis [J]. Plast Reconstr

Surg，1970，46(1)：1 - 7.

[23] Cronin TD，Upton J，McDonough JM. Reconstruction of the breast after mastectomy [J]. Plast Reconstr Surg，1977，59(1)：1 - 14.

[24] 鲁开化，艾玉峰，郭树忠，等. 新编皮肤软组织扩张术[M]. 上海：第二军医大学出版社，2007.

[25] Losken A，Jurkiewicz MJ. History of breast reconstruction [J]. Breast Dis，2002，16(16)：3 - 9.

[26] 郭瑢，吴炅. 乳腺癌乳房整形外科应用现状与进展[J]. 中国肿瘤外科杂志，2018，10(3)：141 - 146.

[27] 韩真真，刘光，侯文博，等. 乳房重建植入材料的应用研究进展[J]. 医疗装备，2020，33(7)：202 - 204.

[28] McLaughlin JK，Lipworth L，Murphy DK，et al. The Safety of Silicone Gel-Filled Breast Implants：A Review of the Epidemiologic Evidence [J]. Annals of Plastic Surgery，2007，59(5)：569 - 580.

[29] Spear SL，Murphy DK，Slicton A，et al. Inamed silicone breast implant core study results at 6 years [J]. Plast Reconstr Surg，2007，120 (Suppl 1)：8S-18S.

[30] Cunningham B，McCue J. Safety and Effectiveness of Mentor's MemoryGel Implants at 6 Years [J]. Aesthetic Plast Surg，2009，33(3)：440 - 444.

[31] Stevens WG，Calobrace MB，Alizadeh K，et al. Ten-year Core Study Data for Sientra's Food and Drug Administration-Approved Round and Shaped Breast Implants with Cohesive Silicone Gel [J]. Plast Reconstr Surg，2018，141(4S)：7S-19S.

[32] 中国抗癌协会乳腺癌专业委员会(CBCS)，中国医师协会外科医师分会乳腺外科医师专委会(CSBS). 乳腺肿瘤整形与乳房重建专家共识[J]. 中国癌症杂志，2018，28(6)：439 - 480.

[33] 张天怡，周毅. 植入物乳房重建应用研究进展[J]. 中华实用诊断与治疗杂志，2019，33(8)：785 - 787.

[34] Danino AM，Basmacioglu P，Saito S，et al. Comparison of the capsular response to the Biocell RTV and Mentor 1600 Siltex breast implant surface texturing：a scanning electron microscopic study [J]. Plast Reconstre Surg，2001，108(7)：2047 - 2052.

[35] Barnsley GP，Sigurdson LJ，Barnsley SE. Textured surface breast implants in the prevention of capsular contracture among breast augmentation patients：a meta-analysis of randomized controlled trials [J]. Plas Reconstre Surg，2006，117(7)：2182 - 2190.

[36] Munhoz AM，Pompeo FSD，Mezerville RD. Nanotechnology，nanosurfaces and silicone gel breast implants：current aspects [J]. Case Reports Plast Surg Hand Surg，2017，4(1)：99 - 113.

[37] 展望，朱飞，方月娥，等. 硅凝胶乳房假体辐射接枝水凝胶的实验研究[J]. 中华医学美学美容杂志，2001，7(4)：201 - 203.

[38] 韩春勇. 临床常用补片在乳房再造中的应用现状[J]. 中国肿瘤临床，2019，46(10)：537 - 540.

[39] Mofid MM，Meininger MS，Lacey MS. Veritas® bovine pericardium for immediate breast reconstruction：a xenograft alternative to acellular dermal matrix products [J]. Eur J Plast Surg，2012，35(10)：717 - 722.

[40] Dawson A，Ramsay G，McKay C，et al. Immediate implant-based breast reconstruction using bovine pericardium (Veritas®) for optimal tissue regeneration [J]. Ann R Coll Surg Engl，2013，95(3)：222.

[41] Gubitosi A，Docimo G，Parmeggiani D，et al. Acellular bovine pericardium dermal matrix in immediate breast reconstruction after skin sparing mastectomy [J]. Int J Surg，2014，12 (Suppl 1)：S205-S208.

[42] Eichler C，Efremova J，Brunnert K，et al. A head to head comparison between SurgiMend®-fetal bovine acellular dermal Matrix and Tutomesh® —— a bovine pericardium collagen membrane in breast re-

construction in 45 cases [J]. In Vivo，2017，31(4)：677－682.

［43］乔燕莎，黄乃思，武亚琼，等. 非生物补片在乳房重建中的应用进展[J]. 中国修复重建外科杂志，2017，31(9)：1141－1145.

［44］PérezKöhler B，Bayon Y，Bellón JM. Mesh Infection and Hernia Repair：A Review [J]. Surgical Infections(Larchmt)，2015，17(2)：124－137.

［45］Haynes DF，Kreithen JC. Vicryl Mesh in Expander/Implant Breast Reconstruction：Long-Term Follow-Up in 38 Patients [J]. Plast Reconstr Surg，2014，134(5)：892－899.

［46］Ellis HL，Asaolu O，Nebo V，et al. Biological and synthetic mesh use in breast reconstructive surgery：a literature review [J]. World J Surg Oncol，2016，21(14)：121.

［47］Dieterich M，Stubert J，Gerber B，et al. Biocompatibility，cell growth and clinical relevance of synthetic meshes and biological matrixes for internal support in implant-based breast reconstruction [J]. Arch Gynecol Obstet，2015，291(6)：1371－1379.

［48］Dieterich M，Paepke S，Zwiefel K，et al. Implant-Based Breast Reconstruction Using a Titanium-Coated Polypropylene Mesh (TiLOOP Bra)：A Multicenter Study of 231 Cases [J]. Plast Reconstr Surg，2013，132(1)：e8－e19.

［49］Casella D，Bernini M，Bencini L，et al. TiLoop® Bra mesh used for immediate breast reconstruction：comparison of retropectoral and subcutaneous implant placement in a prospective single-institution series [J]. Eur J Plast Surg，2014，37(11)：599－604.

［50］Loqan Ellis H，Asaolu O，Nedo V，et al. Biological and synthetic mesh use in breast reconstructive surgery：a literature review [J]. World J Surg Oncol，2016，21(14)：121.

［51］Rezai M，Strauß S，Kimmig R，et al. Risk-reducing，conservative mastectomy — analysis of surgical outcome and quality of life in 272 implant-based reconstructions using TiLoop® Bra versus autologous corial flaps [J]. Gland Surg，2016，5(1)：1－8.

［52］Dieterich M，Angres J，Stachs A，et al. Patient-report satisfaction and health-related quality of life in TiLOOP® Bra-assisted or implant-based breast reconstruction alone [J]. Aesthetic Plast Surg，2015，39(4)：523－533.

［53］Casella D，Di Taranto G，Marcasciano M，et al. Evaluation of prepectoral implant placement and complete coverage with TiLoop Bra mesh for breast reconstruction：a prospective study on long-term and patient-reported BREAST-Q outcomes [J]. Plast Reconstr Surg，2019，143(1)：e1－e9.

［54］Casella D，Di Taranto G，Marcasciano M，et al. Subcutaneous expanders and synthetic mesh for breast reconstruction：long-term and patient-reported BREAST-Q outcomes of a single-center prospective study [J]. J Plast Reconstr Aesthet Surg，2019，72(5)：805－812.

［55］Miller RA，Brady JM，Cutright DE. Degradation rates of oral resorbable implants (polylactates and polyglycolates)：rate modification with changes in PLA/PGA copolymer ratios [J]. J Biomed Mater Res，1977，11(5)：711－719.

［56］Hjort H，Mathisen T，Alves A，et al. Three-year results from a preclinical implantation study of a long-term resorbable surgical mesh with time-dependent mechanical characteristics [J]. Hernia，2012，16(2)：191－197.

［57］Becker H，Lind JG. The Use of Synthetic Mesh in Reconstructive，Revision，and Cosmetic Breast Surgery [J]. Aesthetic Plast Surg，2013，37(5)：914－921.

［58］Ricci JA，Treiser MD，Tao R，et al. Predictors of Complications and Comparison of Outcomes Using

SurgiMend Fetal Bovine and AlloDerm Human Cadaveric Acellular Dermal Matrices in Implant-Based Breast Reconstruction [J]. Plast Reconstr Surg, 2016,138(4)：e583 - e591.

[59] Ryan DW, Tara LB, Huirong Z, et al. A systematic review of complications in prepectoral breast reconstruction, Journal of Plastic [J]. J Plast Reconstr Aes, 2019,72(7)：1051 - 1059.

[60] Ibrahim AM, Koolen PG, Ganor O, et al. Does acellular dermal matrix really improve aesthetic outcome in tissue expander/implant-based breast reconstruction [J]. Aesthetic Plast Surg, 2015,39(3)：359 - 368.

[61] Freeman MD, Vemula R, Rao R, et al. Refinements in the techniques of 2-stage breast reconstruction [J]. Ann Plast Surg, 2016,76 (Suppl 4)：S304-S311.

[62] Yu D, Hanna KR, LeGallo RD, et al. Comparison of histological characteristics of acellular dermal matrix capsules to surrounding breast capsules in acellular dermal matrix-assisted breast reconstruction [J]. Ann Plast Surg, 2016,76(5)：485 - 488.

[63] Jordan SW, Khavanin N, Kim JY. Seroma in prosthetic breast reconstruction [J]. Plast Reconstr Surg, 2016,137(4)：1104 - 1116.

[64] Cordeiro PG. Breast reconstruction after surgery for breast cancer [J]. N Engl J Med, 2008. 359(15)：1590 - 1601.

[65] Corban J, Shash H, Safran T, et al. A systematic review of complications associated with direct implants vs tissue expanders following wise pattern skin-sparing mastectomy [J]. J Plast Reconstr Aesthet Surg, 2017,70(9)：1191 - 1199.

[66] Dikmans RE, Negenborn VL, Bouman MB, et al. Two-stage implant-based breast reconstruction compared with immediate one-stage implant-based breast reconstruction augmented with an acellular dermal matrix：an open-label, phase 4, multicenter, randomized controlled trial [J]. Lancet Oncol, 2017,18(2)：251 - 258.

[67] Fischer JP, Wes AM, Tuggle CT, et al. Risk analysis of early implant loss after immediate breast reconstruction：a review of 14585 patients [J]. J Am Coll Surg, 2013,217(6)：983 - 990.

[68] 韩珍旖. 乳腺癌术后即刻假体或扩张器植入重建术的临床应用[D]. 武汉：华中科技大学,2017.

[69] Little G, Baker JJ. Results of closed compression capsulotomy for treatment of contracted breast implant capsules [J]. Plast Reconstr Surg, 1980,65(1)：30 - 33.

[70] Embrey M, Adams EE, Cunningham B, et al. A review of the literature on the etiology of capsular contracture and a pilot study to determine the outcome of capsular contracture interventions [J]. Aesthetic Plast Surg, 1999,23(3)：197 - 206.

[71] Lee KT, Mun GH. Comparison of one-stage vs two-stage prosthesis-based breast reconstruction：a systematic review and meta-analysis [J]. Am J Surg, 2016,212(2)：336 - 344.

[72] Salzberg CA, Ashikari AY, Koch RM, et al. An 8-year experience of direct-to-implant immediate breast reconstruction using human acellular dermal matrix (AlloDerm) [J]. Plast Reconstr Surg, 2011,127(2)：514 - 524.

[73] Losken A, Jurkiewicz MJ. History of breast reconstruction [J]. Breast Dis, 2002,16(16)：3 - 9.

[74] 王蕾蕾,刘兆芸,于志勇.组织扩张器在乳腺癌术后乳房重建中的应用现状[J].中国肿瘤外科杂志,2016,8(1)：47 - 51.

[75] Cordeiro PG. Breast reconstruction after surgery for breast cancer [J]. N Engl J Med, 2008,359(15)：1590 - 1601.

［76］ Spear SL，Spittler CJ．Breast reconstruction with implants and expanders［J］．Plast Reconstr surg，2001,107(1)：177－187.

［77］ Breuing KH，Colwell AS．Inferolateral AlloDerm hammock for implant coverage in breast reconstruction［J］．Ann Plast Surg，2007,59(3)：250－255.

［78］ Salgarello M，Barone-Adesi L，Terribile D，et al．Update on one-stage immediate breast reconstruction with definitive prosthesis after sparing mastectomies［J］．Breast，2011,20(1)：7－14.

［79］ Strock LL．Two-stage expander implant reconstruction：recent experience［J］．Plast Reconstr Surg，2009,124(5)：1429－1436.

［80］ Connell TF．Patient-activated controlled expansion for breast reconstruction using controlled carbon dioxide inflation：confirmation of a feasibility study［J］．Hast Reconstr Surg，2014,134(4)：e503－e511.

［81］ 陈静,张晨芳,梁神诺,等.皮瓣二次扩张、乳房假体植入重建乳腺癌根治植皮术后胸壁"补丁样"瘢痕乳房缺损［J］.中国肿瘤外科杂志,2012,4(4)：200－202.

［82］ Christante D，Pommier SJ，Diggs BS，et al．Using complications associated with postmastectomy radiation and immediate breast reconstruction to improve surgical decision making［J］．Arch Surg，2010,145(9)：873－878.

［83］ Wang F，Alvarado M，Ewing C，et al．The impact of breast mass on outcomes of total skin-sparing mastectomy and immediate tissue expander-based breast reconstruction［J］．Plast Reconstr Surg，2015,135(3)：672－679.

［84］ Hirsch EM，Seth AK，Kim JY，et al．Analysis of risk factors for complications in expander/implant breast Reconstruction by stage of Reconstruction［J］．Plast Reconstr Surg，2014,134(5)：e692－e699.

［85］ 段林霞,韩思源.乳头乳晕再造在乳房重建中的应用研究进展［J］.中华医学美学美容杂志,2019,25(5)：400－402.

［86］ Adams WM．Free transplantation of the nipple and areolae［J］．Surgery，1944,15(1)：186－189.

［87］ Berson MI．Construction of pseudoareola［J］．Surgery，1946,20(6)：808.

［88］ Millard DR．Nipple and areola reconstruction by split-skin graft from the normal side［J］．Plast Reconstr Surg，1972,50(4)：350－353.

［89］ Becker H．The use of intradermal tattoo to enhance the final result of nipple-areola reconstruction［J］．Plast Reconstr Surg，1986,77(4)：673－676.

［90］ 尹健.乳腺癌术后乳房重建的策略［J］.中华临床医师杂志(电子版),2015,9(6)：16－18.

［91］ 郭小双,穆大力.乳头乳晕再造方法的发展现状［J］.中国美容整形外科杂志,2016,27(4)：228－230.

［92］ 邹林翰,史福军.乳腺癌患者自体组织乳房重建的临床新进展［J］.实用医学杂志,2018,34(4)：517－520.

［93］ Park GY，Yoon ES，Cho HE，et al．Acellular dermal matrix as a core strut for projection in nipple reconstruction：approaches for three different methods of breast reconstruction［J］．Arch Plast Surg，2016,43(5)：424－429.

［94］ Farhadi J，Maksvytyte GK，Schaefer DJ，et al．Reconstruction of the nipple-areola complex：an update［J］．J Plast Reconstr Aesthet Surg，2006,59(1)：40－53.

［95］ Little 3rd．Nipple-areola reconstruction［J］．Clin Plast Surg，1984,11(2)：351－364.

［96］ Anton MA EL, Hattrampf Jr CR. Nipple reconstruction with local flaps：star and wrap flaps［J］. Perspect Plast Surg, 1991,5(1)：67－78.

［97］ Hamori CA, LaRossa D. The top hat flap：for one stage reconstruction of a prominent nipple［J］. Aesthetic Plast Surg, 1998,22(2)：142－144.

［98］ Losken A, Mackay GJ, Bostwick J 3rd. Nipple reconstruction using the C-V flap technique：a long-term evaluation［J］. Plast Reconstr Surg, 2001,108(2)：361－369.

［99］ Guerra AB, Khoobehi K, Metzinger SE, et al. New technique for nipple areola reconstruction：arrow flap and rib cartilage graft for long-lasting nipple projection［J］. Ann Plast Surg, 2003,50(1)：31－37.

［100］ Cheng MH, Ho-Asjoe M, Wei FC, et al. Nipple reconstruction in Asian females using banked cartilage graft and modified top hat flap［J］. Br J Plast Surg, 2003,56(7)：692－694.

［101］ Eo S, KimSS, Da Lio AL. Nipple reconstruction with C-v flap using dermofat graft［J］. Ann Plast Surg, 2007,58(2)：137－140.

［102］ Garramone CE, Lain B. Use of AlloDerm in primary nipple reconstruction to improve long-term nipple projection［J］. Plast Reconstr Surg, 2007,119(6)：1663－1668.

［103］ Boccola MA, Savage J, Rozan WM, et al. Surgical correction and reconstruction of the nipple-areola complex：current review of techniques［J］. J Reconstr Microsurg, 2010,26(9)：589－600.

［104］ Rees T. Reconstruction of the breast areola by intradermal tattooing and transfer. Case report［J］. Plast Reconstr Surg, 1975,55(5)：620－621.

［105］ Becker H. The use of intradermal tattoo to enhance the final result of nipple-areola reconstruction ［J］. Plast Reconstr Surg, 1986,77(4)：673－676.

［106］ 蒋宏传,苗蕊.乳腺癌术后乳房重建进展［J］.中国普外基础与临床杂志,2010,17(12)：1221－1224.

［107］ Costa MP, Ferreira MC. Aesthetic quality of the nipple-areola complex in breast Reconstruction with a new local graft technique［J］. Aesthetic Plast Surg, 2009,33(5)：774－779.

［108］ Halvorson EG, Cormican M, West ME, et al. Three dimensional nipple-areola tattooing：a new technique with superior results［J］. Plast Reconstr Surg, 2014,133(5)：1073－1075.

［109］ Sisti A, Grimaldi L, Tassinari J, et al. Nipple-areola complex reconstruction techniques：A literature review［J］. Eur J Surg Oncol, 2016,42(4)：441－465.

［110］ 李超,王蕾蕾,于志勇.乳腺癌术后乳房重建研究进展［J］.中华实用诊断与治疗杂志,2020,34(4)：426－429.

［111］ Kolle SF, Fischer-Nielsen A, Mathiasen AB, et al. Enrichment of autologous fat grafts with ex-vivo expanded adipose tissue-derived stem cells for graft survival：a randomized placebo-controlled trial ［J］. Lancet, 2013,382(9898)：1113－1120.

［112］ Czerny V. Drei Plastiche Operationen III. Plastischer ersatz der brustdruse durch ein lipoma［J］. Verhandlungen der Deutschen Gesellscahft fur Chirurgie, 1985,2(2)：216－217.

［113］ Bircoll M. Cosmetic breast augmentation utilizing autologous fat and liposuction techniques［J］. PRS, 1987,79(2)：267－271.

［114］ Petit JY, Maisonneuve P, Rotmensz N, et al. Fat grafting after invasive breast cancer：A Matched Case-Control Study［J］. Plast Reconstr Surg, 2017,139(6)：1292－1296.

［115］ Hamza A, Lohsiriwat V, Rietjens M,等. 脂肪移植在乳腺癌术后的应用［J］.中国普通外科杂志, 2013,22(5)：541－546.

[116] Khouri RK，Rigotti G，Khouri RK Jr，et al. Rely：tissue-engineered breast reconstruction with brava-assisted fat grafting：a 7-year，488-patient，multicenter experience［J］. Plast Reconstr Surg，2015,136(4)：e557－e558.

[117] Krumboeck A，Giovanoli P，Plock JA. Fat grafting and stem cell enhanced fat grafting to the breast under oncological aspects-recommendations for patient selection［J］. Breast，2013,22(5)：579－584.

[118] 庞亚妮. 自体脂肪移植在即刻乳房重建中的研究进展［J］. 中国美容医学,2019,28(2)：167－171.

[119] 肖聪,张懿敏,汪长华,等. 乳腺癌术后自体脂肪移植的研究进展［J］. 广西医学,2019,41(18)：2359－2362.

[120] Keck M，Kober J，Riedl O，et al. Power assisted liposuction to obtain adipose-derived stem cells：impact on viability and differentiation to adipocytes in comparison to manual aspiration［J］. J Plast Reconstr Aesthet Surg，2014,67(1)：1－8.

[121] Cucchiani R，Corrales L. The effects of fat harvesting and preparation，air exposure，obesity，and stem cell enrichment on adipocyte viability prior to graft transplantation［J］. Aesthet Surg J，2016，36(10)：1174－1175.

[122] Yehuda Ullmann，Oren Shoshani，Adriana Fodor，et al. Searching for the favorable donor site for fat injection：in vivo study using the nude mice model［J］. Dermatol Surg，2005,31(10)：1304－1307.

[123] Strong AL，Cederna PS，Rubin JP，et al. The current state of fat grafting：a review of harvesting，processing，and injection techniques［J］. Plast Reconstr Surg，2015,136(4)：897－912.

[124] Coleman SR. Facial augmentation with structural fat grafting［J］. Clin Plast Surg，2006,33(4)：567－577.

[125] Fournier PF. Fat grafting：my technique［J］. Dermatol Surg，2000,26(12)：1117－1128.

[126] Fisher C，Grahovac TL，Schafer ME，et al. Comparison of harvest and processing techniques for fat grafting and dispose stem cell isolation［J］. Plast Reconstr Surg，2013,132(2)：351－361.

[127] Coleman，Sydney R. Structural fat grafting：more than a permanent filler［J］. Plast Reconstr Surg，2006,118(3S)：S108-S120.

[128] Delay E，Garson S，Tousson G，et al. Fat injection to the breast：technique，results，and indications based on 880 procedures over 10 years［J］. Aesthet Surg J，2009,29(5)：360－376.

[129] 侯崇超,周传德. Brava 辅助自体脂肪移植在乳房整形中的应用［J］. 中国美容整形外科杂志,2018,29(11)：695－698.

[130] Khouri RK，Rigotti G，Cardoso E，et al. Megavolume autologous fat transfer：part I. Theory and principles［J］. Plast Reconstr Surg，2014,133(3)：550－557.

[131] Yin S，Luan J，Fu S，et al. Does water-jet force make a difference in fat grafting? In vitro and in vivo evidence of improved lipoaspirate viability and fat graft survival［J］. Plast Reconstr Surg，2015,135(1)：127－138.

[132] Khouri RK，Rigotti G，Khouri RK Jr，et al. Tissue-engineered breast reconstruction with brava-assisted fat grafting：a 7-year，488-patient，multicenter experience［J］. Plast Reconstr Surg，2015,135(3)：643－658.

[133] Mushin OP，Myers PL，Langstein HN. Indications and controversies for complete and implant-enhanced latissimus dorsi breast reconstructions［J］. Clin Plast Surg，2018,45(1)：75－81.

[134] Mirzabeigi MN，Lanni M，Chang CS，et al. Treating breast conservation therapy defects with Brava

and fat grafting: technique, outcomes, and safety profile [J]. Plast Reconstr Surg, 2017,140(3): e372 - e381.

[135] Kaoutzanis C, Xin M, Ballard TN, et al. Autologous fat grafting after breast reconstruction in post-mastectomy patients complications, biopsy rates, and locoregional cancer recurrence rates [J]. Ann Plast Surg, 2016,76(3): 270 - 275.

[136] Agha RA, Fowler AJ, Herlin C, et al. Use of autologous fat grafting for breast reconstruction: a systematic review with meta-analysis of oncological outcomes [J]. J Plast Reconstr Aesthet Surg, 2015,68(2): 143 - 161.

[137] Jr FC, Figueiredo JCA, Zampar AG, et al. Applicability and safety of autologous fat for reconstruction of the breast [J]. Br J Surg, 2012,99(6): 768 - 780.

[138] Largo RD, Tchang LAH, Valentina M, et al. Efficacy, safety and complications of autologous fat grafting to healthy breast tissue: a systematic review [J]. J Plast Reconstr Aesthet Surg, 2014,67 (4): 437 - 448.

[139] Groen JW, Negenborn VL, Twisk DJWR, et al. Autologous fat grafting in onco-plastic breast reconstruction: A systematic review on oncological and radiological safety, complications, volume retention and patient/surgeon satisfaction [J]. J Plast Reconstr Aesthet Surg, 2016,69(6): 742 - 764.

[140] 夏逸君.乳腺癌术后行自体脂肪移植的研究进展及安全评估[J].中国美容医学,2018,27(7): 151 - 154.

[141] Cohen O, Lam G, Karp N, et al. Determining the oncologic safety of autologous fat grafting as a reconstructive modality: an institutional review of breast cancer recurrence rates and surgical outcomes [J]. Plast Reconstr Surg, 2017,140(3): e382 - e392.

[142] Petit JY, Maisonneuve P, Rotmensz N, et al. Fat grafting after invasive breast cancer: a matched case-control study [J]. Plast Reconstr Surg, 2017,139(6): 1292 - 1296.

[143] 庞亚妮.自体脂肪移植用于乳腺癌切除术后乳房重建的肿瘤安全性的 Meta 分析[D].太原:山西医科大学,2019.

[144] 刘欢欢,林珣珣,许澍洽,等.自体脂肪移植在乳腺癌术后乳房重建中肿瘤学安全性的 Meta 分析[J].中华乳腺病杂志(电子版),2019,13(1): 16 - 23.

[145] Agha RA, Pidgeon TE, Borrelli MR, et al. Validated outcomes in the grafting of autologous fat to the breast: the VOGUE study. Development of a core outcome set for research and audit [J]. Plast Reconstr Surg, 2018,141(5): e633 - e638.

[146] Audretsch WKC, Rezai M, Schmitt G, et al. Oncoplatic surgery in breast conserving therapy and flap supported operability: proceedings of The Annual Symposium on Breast Surgery and Body Contouring [C]. Santa Fe, New Mexico, 1993.

[147] 孙鹏飞.缩乳术治疗早期乳腺癌伴巨乳症患者临床疗效单组率的 Meta 分析[D].青岛:青岛大学,2019.

[148] Hernanz F, Regaño S, Vega A, et al. Reduction mammaplasty: an advantageous option for breast conserving surgery in large-breasted patients [J]. Surgical Oncology, 2010,19(4): e95.

[149] Ghareeb PA, Losken A. Safety and Outcomes in Rereduction Mammaplasty: Single Institution Experience and Review of the Literature [J]. Annals of Plastic Surgery, 2016,78(2): 1.

[150] Shestak KC, Johnson RR, Greco RJ, et al. Partial mastectomy and breast reduction as a valuable treatment option for patients with macromastia and carcinoma of the breast [J]. Surg Gynecol Ob-

stet，1993，177(1)：54-56.

[151] 孙鹏飞,刘晨,张彬,等.缩乳术治疗巨乳症伴早期乳腺癌患者单组率的 Meta 分析[J].中国美容整形外科杂志,2018,29(7)：389-391.

[152] 刘玉丽.乳房整形技术在乳腺癌保乳手术中的应用体会[J].中国医疗美容,2016,6(5)：31-33.

[153] 韩晶,全红,刘君君,等.倒 T 形切口缩乳术在乳房肥大或合并乳腺癌患者中的应用[J].中华乳腺病杂志(电子版),2019,13(2)：75-80.

第四章　乳房重建患者术前评估

乳房重建旨在矫正乳腺癌患者在手术治疗后所造成的乳房缺失及胸部畸形，重塑患者的身体外形，帮助患者回归正常的社会生活，以实现生理及心理的双重治疗。乳房重建术不会引起肿瘤的复发和转移，而且多项研究证明乳房重建可以获得较好的美容效果，有助于改善患者的夫妻生活，提高生活质量。

患者的病情及手术直接决定了乳房重建的术式选择及实施手术的时间，而乳房重建也会影响到患者后续的治疗，尤其是需要接受放射治疗的患者应更加慎重选择。乳房重建手术难度与风险较大，且患侧乳房难以恢复到术前水平，只有对患者进行全面的术前评估，包括肿瘤学情况、内科疾患、局部组织条件等，综合患者各方面情况，尽可能选择创伤小、费用少、并发症少、手术效果好的手术方式，才能降低手术风险，达到更好的美容效果。

因此，乳房重建的术前评估应该组建一支专业的多学科团队，包括乳腺外科医师、肿瘤内科医师、心理学医师及专科护士等，与患者充分沟通，共同制订个性化乳房重建方案以优化治疗结果，提高术后满意度。

第一节　病情评估

一、全身情况评估

一般身体状况包括：①年龄及生育史；②体型（身高、BMI）；③长期吸烟史；④基础疾病（包括糖尿病、心血管疾病、呼吸系统疾病、免疫性疾病及精神心理疾病等）；⑤既往手术并发症史，如有无深静脉血栓等。

患者的年龄与生育史直接关系到乳房重建术式的选择，年轻患者更加注重术后美容效果，对于有生育意愿的患者则不适合采用腹直肌皮瓣进行乳房自体重建。体型肥胖和长期吸烟史都是乳房重建手术的相对禁忌证，容易导致术后并发症的发生。对患有糖尿病、心血管疾病、呼吸系统疾病等内科疾病的患者，乳房重建应采取手术时间短、创伤小、操作简单的手术方式。对于有长期吸烟史、外周血管疾患以及长期口服内分泌治疗药物的患者，应谨慎选择显微外科皮瓣的术式，以减少术后吻合口及皮瓣的血管栓塞发生概率。

二、肿瘤组织评估

乳房重建术前需重点评估肿瘤的情况,包括肿瘤的部位、大小、局部浸润情况、淋巴结转移情况、明确肿瘤分期、了解病理类型及分化程度、激素受体情况及其他生物学指标,综合判断肿瘤的恶性程度及复发风险,这直接关系到乳腺癌患者能否开展乳房重建、乳房重建的方式及手术时机。另外,外科医师在进行乳腺癌根治手术过程中,应在不违反肿瘤安全性原则的前提下,尽可能保留患者乳房组织,以改善重建乳房的美学效果。

拟行乳房重建术前,应对肿瘤情况进行评估,以确定手术的安全切缘、乳房重建的术式及最佳时机。肿瘤组织评估内容包括:①肿瘤的大小;②肿瘤的生物学类型;③肿瘤的分期;④肿瘤治疗策略;⑤患侧乳房外观;⑥供区皮瓣条件等。磁共振检查可了解乳腺组织解剖结构,发现微小转移病灶及乳头乳晕有无受累等;组织病理学检查包括对乳腺组织、腋窝淋巴结及乳头病变的检查,有助于了解肿瘤组织病理类型及分化程度、腋窝淋巴结有无转移、乳头乳晕有无受累等。

乳房重建的适应证:乳房原位癌(导管原位癌、小叶原位癌、乳房佩吉特病)、ⅢA 期以内的浸润性乳腺癌、保乳术后局部复发但未出现转移的乳腺癌。

乳房重建的相对禁忌证:ⅢA 期乳腺癌伴内乳淋巴结转移(N2b)、分叶状肿瘤等。

乳房重建的禁忌证:Ⅳ期浸润性乳腺癌、复发转移性乳腺癌等。需要接受放射治疗的乳腺癌患者应谨慎选择乳房重建的时机和手术方式,放疗 6 个月内不宜进行乳房重建手术;炎性乳腺癌患者由于在乳腺外科手术中切除了大量皮肤组织,其生物学行为不良,术后需要接受放射治疗,不宜选择即刻乳房重建。

三、肿瘤治疗评估

乳房重建必须建立在肿瘤学安全性的基础上,乳房重建手术不能影响乳腺癌患者辅助治疗。

即刻乳房重建术后辅助化疗不会增加手术并发症发生概率,化疗也不会影响乳房重建外观效果。新辅助化疗会降低乳腺癌患者免疫功能,容易导致术后伤口感染及皮瓣坏死,因此患者在化疗期间不宜进行乳房重建手术。

放射治疗可以降低乳腺癌患者术后的复发率,延长淋巴结转移患者生存期,是乳腺癌重要的辅助治疗方式。放疗对乳房重建影响较大,自体组织重建术后放疗可引起血肿、感染、栓塞、纤维化、脂肪坏死等并发症;植入物重建术后放疗可引起感染、包膜挛缩、植入物移位、破裂或外漏等并发症。相比自体组织重建联合放疗,植入物重建联合放疗的患者并发症发生率高,而且手术美容效果差。同时,放疗可引起受照射区域纤维组织增生,造成乳腺组织萎缩,血管硬化甚至闭锁,显著增加乳房重建手术的难度,放疗半年内不宜接受乳房重建手术。

四、组织条件评估

局部组织条件(受区条件及供区条件)关系到乳房重建方案的选择,重建术前应评估手术切口瘢痕位置及粘连程度,胸壁肌肉的完整性,皮下组织的厚度及松弛度。供区需要提供足够的组织量以便于顺利关闭手术切口。受区组织在接受即刻乳房重建手术时条件最好，而在延迟重建手术中,受区组织会出现瘢痕粘连,组织弹性差等问题。受区组织如果曾经接受放疗,局部组织可出现纤维化、瘢痕挛缩,手术难度大。

良好的血运条件是皮瓣成活、切口愈合良好的重要保障。当选择植入物进行乳房重建时,切口两侧必须要有血运丰富的组织覆盖,以促进伤口的愈合,避免扩张器或假体外露。当选择自体组织重建手术时,无论是采用游离皮瓣还是肌皮瓣进行重建,手术前均需评估皮瓣的血运情况。血运状况的评估主要询问患者供区有无手术史、外伤史,通过多普勒超声血流探测仪和多层螺旋CT血管造影,可以明确血管分布和穿支位置,了解动脉的走行和管径,充分掌握局部组织的血流灌注情况。

五、健侧乳房评估

要想达到良好的外观效果,两侧乳房需要达到较好的对称性,因此健侧乳房可以作为患侧乳房重建的重要参照,主要包括自体重建所需要的组织量、乳房假体的体积,重建乳房的突度、乳头的位置。虽然医疗技术在不断发展,然而以目前的医疗手段,患侧乳房尚无法恢复到术前水平。为了使双侧乳房对称,可对健侧乳房进行乳房上提、隆乳、缩乳等整形手术。

第二节　乳房重建方式评估

一、乳房重建方式介绍

(一) 根据重建时机

乳房重建可以分为即刻重建、延期重建以及延期-即刻重建3类。即刻乳房重建就是在切除乳房的同时,进行部分或者全乳的修复和重建,手术与修复重建同时完成。此种重建方式可帮助患者快速从心理创伤中恢复,提高生活质量,优化经济效益,获得较好的美学效果。延期乳房重建则是先行乳房切除,完成辅助治疗后再行乳房重建与修复。延期重建适用于需要更多时间以明确肿瘤诊断和制订治疗计划的患者以及有外科手术风险的患者。对于不确定术后是否需要放疗的患者可考虑延期-即刻重建。延期-即刻重建就是乳房切除的时候先放扩张器,等所有治疗结束再置换假体的手术方式。

(二) 根据重建组织来源

乳房重建可分为自体组织(皮瓣)重建、假体植入物重建及联合两种材料(联合两种材质就是指重建时即使用自体皮瓣也使用假体植入物)(如背阔肌联合假体植入物)的重建。自体组织重建的方法是通过选择多种带蒂或游离皮瓣,转移至胸壁进行乳房塑型。自体组织皮瓣来源包括背阔肌肌皮瓣(LDMF)、带蒂横行腹直肌肌皮瓣(TRAM)、腹壁下深血管穿支皮瓣(DIEP)及臀上动脉穿支皮瓣(SGAP)等。目前临床较常用的自体组织重建方式为背阔肌重建和腹直肌重建(DIEP和TRAM)。对于明确需要接受术后放疗的患者,首先考虑采用自体皮瓣的延期重建。

（三）根据假体植入物

乳房重建可分为一步法重建和扩张器-假体置换二步法重建。假体植入物乳房重建一步法是指在切除乳房的同时植入假体；扩张器-假体置换二步法是指在进行乳房切除手术时先放置扩张器，延期再置换为永久性假体。两种方法各有优势，一步法重建能减少手术次数，而两步法能在延期假体植入时更精确调整重建乳房的外形。假体植入物一般包括盐水囊假体、硅胶假体或含有硅胶外壳的盐水囊混合型假体等。考虑进行组织扩张器和植入物即刻重建时，建议先放置组织扩张器，一般在放疗结束后更换为永久性假体。自体组织（皮瓣）重建联合假体植入物重建适用于对侧乳房体积较大，单用自体皮瓣无法达到相对满意外形的乳腺癌患者。

对于乳腺癌患者而言，哪些患者可以进行乳房重建，选择何种术式，何时进行重建主要取决于患者的病情，另外还需尊重患者的选择。对于符合保乳手术指征的患者，应优先选择保乳手术，再根据乳房缺损容量和位置进行修复手术，可达到理想的美学效果；对于无法保乳者，多学科团队讨论肿瘤治疗及美容效果后再依据患者的意愿选择合适的乳房重建手术。在开展乳房重建术前应注意观察患者肿瘤的位置及解剖标记，并留存术前照片，以便术后比对。

二、不同重建方式选择

（一）自体皮瓣乳房重建

自体皮瓣乳房重建相对于植入物重建其美学效果更好，乳房轮廓自然，对称性更好，如果患者体形发生变化，重建乳房也会随之发生改变，因此远期满意度更高。虽然自体皮瓣乳房重建会导致供区瘢痕和手术相关并发症，但是并不会影响肿瘤学的安全性。

自体皮瓣乳房重建技术是乳房重建的重要手段之一，皮瓣来源包括背阔肌肌皮瓣（LDMF）、带蒂横行腹直肌肌皮瓣（TRAM）、腹壁下深血管穿支皮瓣（DIEP）及臀上动脉穿支皮瓣（SGAP）等。LDMF 适用于乳房体积较小的患者；对于乳房体积较大患者，首选腹部皮瓣，包括 TRAM 及 DIEP，也可考虑行背阔肌联合假体植入；对于育龄期妇女且有生育意愿的乳腺癌患者及腹部组织量不足或曾行抽脂术的患者则不宜采用腹直肌肌皮瓣进行乳房重建。

自体皮瓣乳房重建的手术时机有 3 种。①即刻重建。②延期重建：手术 1 年后或放疗后 6～12 个月再实施乳房重建。③延迟-即刻重建：乳房切除术后先放入植入式扩张器，如果术后无须放疗，则在术后 4 周左右实施自体组织皮瓣重建；如果术后需要放疗，则需等待放疗结束 6 个月以后实施乳房重建。

自体组织乳房重建术前需对患者进行全面评估，尤其是要注意评估供受区的血管条件以及后续辅助治疗策略，选择合适术式和时机以降低自体组织重建手术的失败风险和相关并发症。身体状况评估除了外科手术前的常规检查外，还应该注意患者是否合并心血管疾病、呼吸系统疾病、深静脉血栓史、糖尿病、免疫性疾病等，体型肥胖及长期吸烟史则会增加自体组织重建并发症的发生概率。良好的血运条件是乳房重建自体组织成活的重要因素，血运状况不佳容易出现皮肤坏死、切口感染及延迟愈合，若供受区因外伤、手术、放疗无法提供丰富的血运，则不推荐患者选择重建手术。辅助治疗因素：新辅助化疗可造成患者贫血、免疫功能降低,容易导致重建术后皮瓣脂肪坏死及感染;患者接受放疗后易发生纤维组织增生、乳腺组织萎缩、血管硬化甚至闭锁,容易导致移植皮瓣坏死。

(二) 植入物乳房重建

美国食品药品监督管理局(FDA)在《硅胶乳房假体安全性评估报告》中指出:硅胶假体是一种安全可靠的隆乳材料,目前尚无任何证据显示硅胶假体会增加乳腺癌的发病风险,也不会影响年轻女性生育及哺乳。植入物重建的乳房相比自体组织重建,假体容易凸起、固定、下垂幅度不够自然,对称度也难以保证。植入物可采用硅胶假体或盐水假体,但是硅胶假体手感及外观效果更佳。

假体乳房重建手术的重要前提是有足够多的皮肤组织覆盖假体,同时被覆盖组织还需要具备一定的厚度和强度。对于乳房组织切除较少的患者,可以联合采用生物补片,直接在胸大肌后间隙放置永久假体。经验丰富的团队可考虑延迟-即刻乳房重建,先放置组织扩张器扩张乳腺容积,如果术后无须放疗,再择期更换为永久性假体。术后放疗是假体重建术后并发症的独立危险因素,如果术后需要放疗,建议在放疗结束后半年再重建,首选自体组织重建。假体植入手术并发症主要包括感染、切口裂开、皮下积液、皮瓣坏死;假体并发症主要有假体移位、假体外露、假体皱褶、假体渗漏或破裂、假体包膜挛缩等。

植入物乳房重建的并发症发生率和重建手术的成功率与以下几个因素密切相关:肿瘤学因素、乳房的容积大小和患者自身情况(吸烟史、肥胖、糖尿病及高龄)。乳房重建术前综合评估多项因素,必要时应考虑延期乳房重建。

(三) 脂肪移植

脂肪移植是乳腺整形的重要辅助技术,可用于修复乳腺肿瘤切除术后形成的乳房凹陷畸形,在乳房重建手术中得到广泛应用。①辅助乳房重建,改善乳房的重建效果。在自体组织重建手术中,可通过脂肪移植增加肌皮瓣的容积;在假体乳房重建手术中,可采用脂肪移植修饰假体无法覆盖的区域。②改善重建乳房的外观效果。在乳房重建术后,可通过Ⅱ期脂肪移植以增加假体被覆组织的厚度,避免假体组织突出。③单独或联合辅助乳房外扩张技术进行部分或者全乳重建,改善肿瘤切除术后的凹陷畸形。大容量脂肪移植技术要求患者储备有足够的脂肪组织,需要进行多次手术,费用较高,患者必须积极配合。④改善放疗皮肤损伤。脂肪移植促进放疗后皮肤的恢复,改善皮肤质地。通过脂肪注射技术,一些放疗后无法放置假体的患者有希望开展假体重建手术。

虽然目前的证据显示脂肪移植不会增加乳腺癌患者复发的风险,但由于脂肪细胞含有干细胞成分,脂肪移植的肿瘤安全性仍有待进一步的研究。考虑到肿瘤安全性问题,对于手术切缘阳性、肿瘤复发或出现远处转移的患者不推荐开展脂肪移植。对于肿瘤复发风险较高如炎性乳腺癌、高分级的原位癌、BRAC1/2 阳性或 BI-RADS 分级进展性发展等,是脂肪移植的相对禁忌证。

脂肪移植有一定的难度,对医师技术要求较高,术后容易出现并发症,例如脂肪组织坏死形成结节或囊肿、乳腺组织感染、脂肪栓塞、气胸等。

(四) 保留乳头乳晕的重建

保留乳头乳晕的乳房切除术(NSM)的肿瘤安全性仍缺乏高质量证据,目前相关研究显示其安全性与乳房切除术相似。开展乳头乳晕复合体联合即刻乳房重建应严格筛选患者,评估内容包括肿瘤组织学分化程度、有无脉管浸润、有无淋巴结转移、肿瘤未累及乳晕,但是乳头佩吉特病、炎性乳腺病、肿瘤伴乳头血性溢液等仍是 NSM 的相对禁忌证。乳头乳晕重建也可在乳房重建的 3~6 个月后乳房形态稳定后进行。

乳头重建手术方式较多,各有其利弊,术前应综合评估,并依据患者对外形自然及满意度的要求,制订个体化的最优手术方式。保留的乳头乳晕没有感知觉,容易出现乳头坏死,因此术前应对乳头乳晕复合体的血供状况进行评估,术中尽可能地保留乳头乳晕区的血供,以降低乳头坏死的风险。

另外需注意一点,目前的医疗技术仍无法做到完全避免乳头凸起消失,术前应当充分告知患者,如果患者对乳头凸起度不满意,可以考虑真皮移植物、软骨、脂肪移植等辅助技术,真皮内乳头文身术还可以进一步使重建的乳头颜色相称、外形更加逼真。

第三节　心理社会状况评估

近年来,由于乳房重建可以在保证肿瘤安全性的基础上极大地改善乳房的外观效果,越来越多的患者选择开展乳房重建手术,而一支经验丰富的多学科团队和患者参与决策则是乳房重建手术成功的决定性因素。患者对乳房重建的需求受多方面因素的影响,包括患者的年龄、婚姻状况、经济条件、教育背景、家庭状况及心理状况等。手术医师在选择手术方式时,应尽可能选择手术效果好、创伤小和费用低的手术方式。在手术前,多学科团队成员应与患者进行充分沟通,既要了解患者的心理社会状况及其对乳房重建的期望值,还需让患者了解乳房重建手术的方法、风险及获益等。

一、心理状况评估

乳腺癌患者的心理状况与重建手术方式的选择及术后满意度密切相关,多数乳腺癌患者在选择乳房重建手术时内心十分矛盾,她们既担心肿瘤的复发,又害怕失去乳房对其生活产生的一系列负面影响。

乳房重建手术前应当评估患者的精神心理状况,对于有精神、心理障碍的患者、无法接受手术风险以及对手术效果期望值过高的患者,主刀医师应在术前与患者及家属进行全面的沟通,慎重开展手术。

在手术前,医护人员应与患者及家属进行沟通,告知其手术预期效果及风险,让患者充分认识到重建乳房无法做到与健侧乳房完全对称,需要配合胸罩及衣着调整,并且重建乳房的质地和感知觉等方面与正常乳房相比均有一定差距,使患者建立合理的手术期望。

另外,医护人员还需告知患者,为了改善两侧乳房的对称性,今后可能需要对重建乳房和(或)健侧乳房进行多次修复手术。医护人员可以提供乳房重建术前及术后的对比照片或视频,也可以邀请有乳房重建经验的患者现身说法,让患者更加清晰了解乳房重建手术,鼓励患者参与重建手术方案的决策过程。

即刻乳房重建整形效果佳,患者不会经历失去乳房的痛苦,心理创伤小,还可以避免二次手术的创伤,对于符合手术指征的患者应首选即刻乳房重建。延期乳房重建的患者会经历失去乳房及二次手术的痛苦,心理压力更大,一般适用需要进行辅助治疗尤其是放疗的患者或手术风险较大的患者,如有长期吸烟史或体型肥胖的患者。

二、社会状况评估

不同年龄阶段、不同文化程度、不同经济条件的乳腺癌患者,对乳房重建也有不同的诉求。对于年轻乳腺癌患者,她们往往对乳房重建的外观效果有更高的要求。对于这部分患者,医护人员可以推荐符合手术指征的患者选择自体皮瓣移植技术,重建乳房轮廓自然,对称性好,远期效果佳。多学科团队成员应在术前全面评估患者的病情,与患者及其伴侣进行谈话,告知患者目前的重建技术仍无法完全恢复到术前的形态,后期可选择修复手术,以达到相对理想的美容效果。对于文化水平较高的患者,她们会通过多种途径去了解乳房重建相关知识,这部分患者往往更加积极地参与乳房重建手术的决策过程。对于这部分患者,多学科团队应详细告知患者重建手术方式、手术过程、手术风险、术后美容效果及后期修复手术,尊重患者的选择,让患者充分考虑后再制订合理的重建方案。

三、治疗费用评估

目前,我国尚未完全将乳房重建手术纳入医保范畴,手术大部分费用仍需要患者自行支付,在制订乳房重建方案时,多学科团队应考虑患者的经济情况,毕竟患者的经济条件也是乳房重建团队必须要考虑的重要因素。

乳房重建是一项序列化的治疗,后期可能还需要进行多次修复手术。术前医护人员应告知患者乳房重建及后期修复手术所需要的大致费用,根据患者的经济条件选择不同的术式、假体材质、生物材料等。与延期乳房重建相比,即刻乳房重建总体治疗的时间更短,手术费用更少。选择自体组织进行乳房重建手术创伤较大,术后恢复时间比假体乳房重建更长。就选择皮瓣而言,采用腹部皮瓣移植术后恢复时间比选择背阔肌肌皮瓣重建更长。采用扩张器-假体置换二步法重建,患者需要多次来院注水扩张,后期还需进行手术更换假体,两侧乳房往往需要进行多次修复手术才能达到对称,因此整体治疗费用较高。

(朱晓丹)

● 参考文献 ●

［1］ 中国抗癌协会乳腺癌专业委员会. 中国抗癌协会乳腺癌诊治指南与规范(2017 年版)［J］. 中国癌症杂志,2017,27(9):695 - 759.

［2］ 中国抗癌协会乳腺癌专业委员会(CBCS),中国医师协会外科医师分会乳腺外科医师专委会(CSBS). 乳腺肿瘤整形与乳房重建专家共识. 中国癌症杂志,2018,28(6):439 - 474.

［3］ 中华医学会整形外科学分会乳房专业学组. 乳腺癌切除后乳房再造临床技术指南［J］. 中华整形外科杂志,2016,32(2):81 - 87.

［4］ Carter SA, Lyons GR, Kuerer HM, et al. Operative and oncologic outcomes in 9861 patients with operable breast cancer: single-institution analysis of breast conservation with oncoplastic reconstruction ［J］. Annals of Surgical Oncology, 2016,23(10):3190 - 3198.

［5］ Maalouf C, Bou-Merhi J, Karam E, et al. The impact of autologous breast reconstruction using DIEP flap on the oncologic efficacy of radiation therapy [J]. Annales de Chirurgie Plastique et Esthetique, 2017,62(6): 630 - 636.

[6] Alderman A, Gutowski K, Ahuja A, et al. ASPS clinical practice guideline summary on breast reconstruction with expanders and implants [J]. Plastic and Reconstructive Surgery, 2014, 134 (4): e648-e655.

[7] Bennett KG, Qi J, Kim HM, et al. Comparison of 2-year complication rates among common techniques for postmastectomy breast reconstruction [J]. JAMA Surgery, 2018,153(10): 901 - 908.

[8] Ho AY, Hu ZI, Mehrara BJ, et al. Radiotherapy in the setting of breast reconstruction: types, techniques, and timing [J]. Lancet Oncology, 2017,18(12): e742 - e753.

[9] Kronowitz SJ, Mandujano CC, Liu J, et al. Lipofilling of the breast does not increase the risk of recurrence of breast cancer: a matched controlled study [J]. Plastic & Reconstructive Surgery, 2016, 137(2): 385 - 393.

[10] Krumboeck A, Giovanoli P, Plock JA. Fat grafting and stem cell enhanced fat grafting to the breast under oncological aspects-recommendations for patient selection [J]. Breast, 2013, 22 (5): 579 - 584.

[11] Headon HL, Kasem A, Mokbel K. The oncological safety of nipple-sparing mastectomy: a systematic review of the literature with a pooled analysis of 12,358 procedures [J]. Arch Plast surgery, 2016,43 (4): 328 - 338.

[12] Endara M, Chen D, Verma K, et al. Breast reconstruction following nipple-sparing mastectomy: a systematic review of the literature with pooled analysis [J]. Plastic & Reconstructive Surgery, 2013, 132(5): 1043 - 1054.

[13] Gfrerer L, Mattos D, Mastroianni M, et al. Assessment of patient factors, surgeons, and surgeon teams in immediate implant-based breast reconstruction outcomes [J]. Plastic and Reconstructive Surgery, 2015,135(2): e245 - e252.

[14] Huang NS, Quan CL, Ma LXX, et al. Current status of breast reconstruction in China: an experience of 951 breast reconstructions from a single institute [J]. Gland Surgery, 2016,5(3): 278 - 286.

第五章　乳房重建患者决策制定

随着医疗模式的转变和循证医学的发展,以患者为中心的理念已被人们认同,且患者参与治疗护理决策的意识正日益提高。患者参与决策被认为是现代医学决策中的理想模式,它并不是指将决策的责任直接转交给患者或患者的支持系统,而是一方面承认患者的自主性,另一方面承认医护人员在提供专业医疗建议中的地位和作用,即通过教育患者,让其在充分了解疾病诊断、预后、照护知识及各项选择利弊的基础上,根据其价值观、个人偏好及生活方式等做出决定。患者参与决策可增进患者对医护人员的信任感,提升患者的自信,改善患者的决策冲突,增加患者对所获信息的满意度,避免手术后的决策后悔,缓解患者的焦虑情绪。

乳腺癌作为全球女性高发的恶性肿瘤,目前临床治疗最有效的方法仍是外科手术,近一半的乳腺癌患者会因为肿瘤范围、肿瘤位置等原因不得不切除乳房,这给患者的自我形象、心理、社会等方面带来巨大的负面影响。在不违背肿瘤治疗原则的前提下,乳房重建手术是重塑女性形体、减少疾病对患者的心理创伤以及提高患者生活质量的有效方法。让患者参与决策能帮助其了解疾病相关信息,促进其结合自身偏好和价值观选择最合适的手术方式,改善患者的生活质量。

乳腺癌属于"偏好-敏感"的疾病之一,患者生存率高,是目前决策辅助研究的主要目标人群。决策辅助作为一种工具,决策辅助的过程充分体现了患者的知情权和自主选择权,对促进共享决策的临床应用,改善患者决策满意度,降低决策冲突等方面具有重要意义。

世界卫生组织患者安全联盟一直在倡导患者要积极参与医疗卫生决策。患者参与、共享决策已被视为衡量医疗护理质量的一个重要标志。因此,在临床诊断和决策中,患者的知情权、自主权、话语权及参与权越来越被重视。

一、决策支持的理论框架

乳腺癌患者通过决策辅助工具来获得一个高质量的决定需要有理论框架的支持。目前比较完善的决策支持理论框架有渥太华决策支持框架(The Ottawa Decision Support Framework, ODSF)。它是为指导患者做出健康或社会决策的一种循证的、实用的、中立的理论。它分 3 个步骤进行:①评估委托人及受托人的决策,以证明决策支持是需要的;②提供详细的决策支持以评估需要;③评估决策过程和结果。ODSF 是基于普通心理学(Tversky & Kahnoman, 1981)、社会心理学(Ajzen & Fishbein, 1980)、决策分析(Keeney &

Raiffa,1976)、决策冲突(Janis & Mann,1977)、社会支持(Noibeck,1988；Orem,1995)、期望和评价的经济学概念(Feather,1980)等形成的。ODSF 已被用于指导以下方面的决策援助：患者决策援助的评价、医务人员决策支持来源、作为评价决策支持质量和结果的工具。(图 1-5-1)

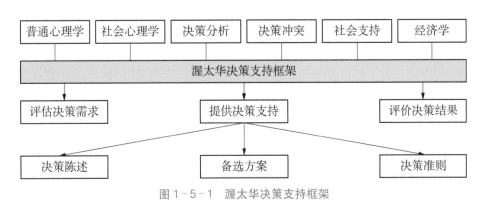

图 1-5-1 渥太华决策支持框架

二、决策制定的步骤

(一) 评估患者的决策需求

术前对患者的重建需求进行评估,有利于患者作出高质量的重建决策。乳腺癌患者的重建决策需求一般受以下几方面的影响：患者的年龄、学历、经济水平、婚姻状况和医患咨询方式等。

1. 年龄 年轻乳腺癌患者重建决策参与的倾向性和实际参与度较高,而老年乳腺癌患者则更喜欢家庭成员替她们做出决策。年轻乳腺癌患者在治疗上可能会以提高生活质量为主,而老年患者则可能更希望尽可能延长寿命。就年轻患者而言,她们更期望参与重建决策,也可能选择创伤更大的手术方式,这可能与年轻患者害怕术后局部复发有关；对于中老年患者来说,由于考虑自身可能伴有其他疾病以及人体手肩活动灵敏度下降、胸罩佩戴情况减少等,她们更易在重建决策中担当被动角色,且更不愿意接受乳房重建术。

2. 学历 学历越高,患者参与重建决策的倾向性和实际参与度越高,患者更倾向于在手术方案制订过程中发挥主动的作用。学历高的患者具有较高的认知和理解水平,能够较好地理解有关疾病诊疗信息,对治疗方面有自己的意见与要求,会主动寻找机会与医生进行交流讨论,其参与决策的能力也更高。学历低的患者获取信息的能力较差,无法权衡各项手术方案的优缺点,甚至可能会感觉自己承担不了决策责任,从而不情愿参与决策,而选择直接听从家人或医生的建议。教育水平的高低与患者参与重建决策的程度成正比。教育水平越低的患者更易在决策参与过程中扮演被动角色,更易发生决策冲突,而文化程度越高的乳腺癌患者参与决策的期望越高。

3. 经济水平 经济水平的高低与患者参与重建决策的程度成正比。收入越高的乳腺癌患者更渴望参与交流。对于乳腺癌早期的患者,若其处于较差的经济水平状态,她们可能不愿意参与治疗决策,更易在不充分了解所选方案利弊的情况下做出决定。另外,也有研究学者指出：家庭的经济实力会影响乳腺癌患者重建决策。家庭经济收入较少的患者由于承担不起再次治疗所需的费用，她们会不断权衡各种治疗方式的利益与风险，期望能通过比较来确定一个最适宜的手术方式。相较经济实力强的患者，她们在手术方式制订过程中的实际参与度会更高。

4. 婚姻状况　未婚的患者参与决策的积极性与实际程度高于已婚患者。已婚已育患者因有丈夫与子女的存在，在做重建决策时会选择依赖家人，希望由他们代替自己做出决策。而未婚或未育的患者往往会有结婚和生育需求，在进行重建决策时会优先考虑外形及生育问题，可能会担心自己以后还能否结婚生子，她们往往会利用身边的资源获取更多有关治疗的信息，不断比较各种方案之间的利与弊，从而寻找最合适的方案。因此，她们重建决策的实际参与度很高。

5. 医护人员因素　医护人员作为患者有关疾病与治疗信息的主要提供者，极大地影响着患者重建决策的参与度。影响患者决策参与的主要因素之一就是医务人员与患者之间的沟通水平。临床医学知识复杂难懂、专业性强，如果医患间的沟通不够，患者很难理解医务人员提供的专业知识，也很难去权衡各项手术方式之间的利益与风险，从而无法表明自己的期望和诉求，最终难以做出决策，造成较低的重建决策参与。医患沟通持续时间是治疗决策的预测因子，30 min 左右的咨询时间，有助于医护人员提供更丰富、准确的信息，便于患者参与重建决策，而参与多学科团队可以增进乳腺癌患者的知识，正面影响患者的重建决策。

综上所述，评估乳腺癌患者的个体化情况可以使医护人员更加了解患者的需求，以便根据患者的一般状况和需求进行有针对性的教育，指导患者选择最佳治疗方案。

（二）制定决策支持系统

1. 决策辅助的内容　决策辅助是一种能提高患者对治疗方案的认知、促进患者积极参与决策、给患者赋权的工具，特别适用于癌症领域。随着社会和医学的发展，人们的健康意识和维权意识不断提高，对疾病诊疗过程中的参与意识和知情权的重视不断增强。患者对乳房重建信息的知晓情况，直接影响到其对该手术的选择。根据国际患者决策辅助标准的建议，乳腺癌患者决策辅助的内容需要咨询患者和相关健康专家、乳腺外科医生、肿瘤医生、放射科医生、乳腺护理专家以及肿瘤心理学专家等的意见，结合反馈意见修订决策辅助的内容。

决策辅助的内容通常包括以下几部分：①备选治疗方案之间的主要差异；②备选治疗方案之间的益处和费用比较；③澄清患者价值观的方法；④决策过程的结构化指导。要尽可能为患者提供乳房重建教育，可以帮助患者深入了解重建后的实际效果和真实感受，从而帮助其选择重建手术（下页图 1-5-2）。

2. 决策辅助的形式

（1）网络形式：以计算机为基础的信息化决策辅助是大部分患者普遍认可的、有效的辅助决策工具。基于计算机形式的决策辅助种类多样。Sherman 等利用一项决策辅助工具BRECONDA（下页图 1-5-3）作为护理干预措施，进行了一项随机对照试验。发现 BRE-CONDA 能帮助妇女达到减少乳房重建决策冲突，提高满意度的功效。乳房重建决策辅助由菜单驱动形式的学习模块构成，每个模块对应相关的内容，主要模块包括重建手术的种类、手术时间、乳房重建与非重建的区别、偏好选择等。内容展示形式多样，包括文字信息、

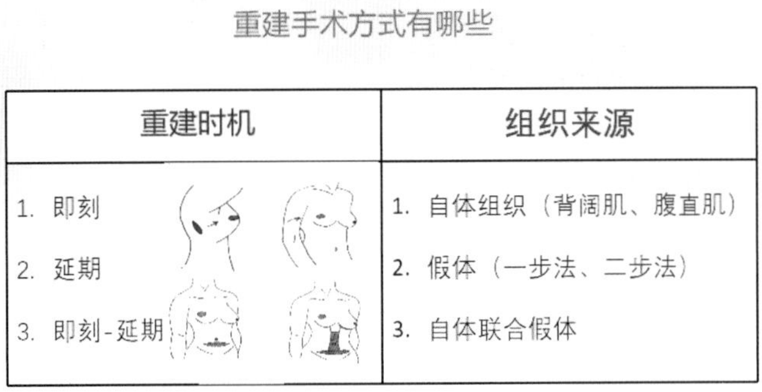

重建手术方式有哪些

重建时机	组织来源
1. 即刻	1. 自体组织（背阔肌、腹直肌）
2. 延期	2. 假体（一步法、二步法）
3. 即刻-延期	3. 自体联合假体

图 1-5-2 决策辅助内容

Table 1. BRECONDA Web Site Content

Module	Content Description
Introduction	Description of breast reconstruction and who can undergo this procedure
Making decisions	Overview of the BRECONDA content and the general purpose of the Web site
Hints for making a decision	Questions women can ask themselves to aid decision-making
What reconstruction choices do I have?	Provides reconstruction options, contraindications, and eligibility criteria
When can I have reconstruction?	Immediate versus delayed reconstruction, and factors influencing the type and timing of reconstruction offered
What to expect	How the reconstructed breast will look and feel, reconstruction results, and expected recovery time
What else should I know before making a decision?	Advantages and disadvantages of reconstruction vs. no reconstruction and comparison of reconstruction options
What might go wrong?	Potential complications for reconstruction options
My feelings about the reconstruction decision/tips for managing my feelings	Emotions that may arise during the decision process and strategies for recognizing and reducing stress
Family issues	Strategies for communicating with family members about reconstruction decisions
Other people's stories	Video segments of other women's experiences of deciding whether or not to undergo reconstruction
What do I think about reconstruction?/ What type of reconstruction do I prefer?	Requires the user to indicate the importance of specific values; presents a tabular summary, color coded to reflect the personal importance of each value
Who to contact for more information	Contact information for health care professionals and support services; provides additional Web sites for further information
Conclusion	Reminder to make decisions about reconstruction in consultation with a doctor/health care professional

图 1-5-3 BRECONDA 决策辅助内容

图表、乳房重建手术过程的动画视频以及乳房重建专家的访谈。

（2）宣传手册：宣传手册形式的决策辅助同样深受乳腺癌患者的欢迎，尤其是内容简单明了、以图表或图片为主的决策辅助（下页图 1-5-4）。宣传手册通常包含不同治疗方式之间的比较、可选治疗方式的益处和花费、澄清患者价值观的方法和做出决策的结构化指导 4 个部分。有研究者通过采用焦点小组和深度访谈的定性研究设计了一项用于乳腺癌外科治疗的决策辅助小册子，内容包括乳房重建信息，如何降低决策冲突、决策后悔和抑郁。决策辅助手册可促进传递信息的过程，并促进患者授权以共享决策，鼓励患者与医务人员讨论更合理的治疗决策。

3. 宣传海报　宣传海报是普及乳腺健康知识的重要工具（下页图 1-5-5）。Harwoo 等研制了以宣传海报为主的决策辅助方案，结果显示，决策辅助方案有助于患者积极参与决策过程。

4. 患者志愿者（同辈支持）　患者志愿者是指帮助其他患者使用医疗服务系统，使患者获得癌症医疗服务的人。在乳腺癌照护领域主要功能是帮助乳腺癌患者能及时获得医疗照护。患者志愿者应具备以下条件：乳腺癌患者的康复者；自愿参加；有促进患者获得医疗服

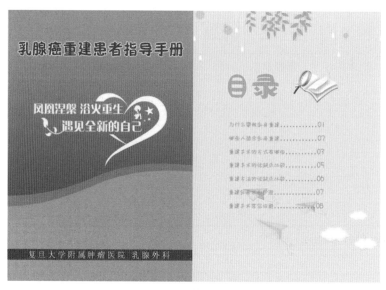

图 1-5-4 决策辅助宣传手册

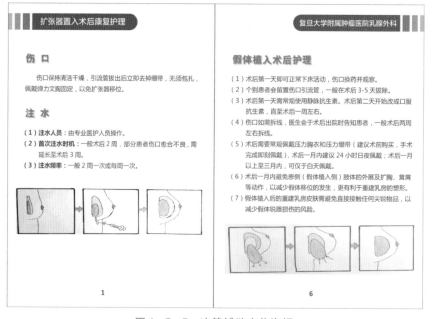

图 1-5-5 决策辅助宣传海报

务资源的经验；接受过相关培训，比如乳腺癌相关基本术语、治疗方法、能与患者保持融洽的关系、主动倾听的技巧等内容。Sheppard 等让培训后的 2 名乳腺癌康复患者作为志愿者，为拉美裔乳腺癌患者提供治疗相关的健康信息，消除参与决策的文化、家庭、经济障碍，引导患者做澄清价值观的练习，训练他们按步骤做出决策，促进其与医护人员有效沟通。结果显示，乳腺癌患者表示很容易接受患者志愿者辅助指导的方式，而且提升了交流和决策能力。

（三）评价决策质量

评价决策质量是评价患者参与治疗决策的质量，如患者知识水平的提高，对风险和利益的现实期待，价值选择的一致性，以及对治疗决策的满意度等。目前使用较多的有以下几个量表。

1. 患者决策准备量表（Preparation Decision Making，PrepDM）　该表 1996 年由加拿大护理学者 O'Connor 等编制，用来评估患者感知的决策辅助的有效性，共 11 个条目，Cronbach' α 系数为 0.92，Likert 5 级评分，分数越高，患者决策准备度越高，决策辅助越有效。为满足国际患者决策辅助标准（International Patient Decision Aid Standards，IPDAS）的主要指标，量表进一步修订为 10 个条目。该量表能有效鉴别患者应用决策辅助的准备度，可作为决策辅助评价工具或患者参与决策质量的评价工具。

2. 决策困境量表（Decisional Conflict Scale，DCS）　该表由加拿大护理学者 O'Connor 于 1995 年研制，用于评估患者对治疗选择的不确定性，可改善造成不确定的因素以及选择的有效性。量表共 16 个条目，采用 Likert 5 级评分法，含 5 个分量表，总分越高，患者决策困境越大，被广泛应用于临床决策评价。加拿大决策支持网提供 16 个条目的英文、法文和中文等 3 种语言版本，根据不同研究目的形成 16 个条目、10 个条目和 4 个条目等 4 种版本量表，供免费下载使用。我国香港学者 Lam 利用 16 个条目问卷对 471 例乳腺癌患者施测，汉化形成含 15 个条目的中文版决策困境量表，有较好的内部一致性信度，Cronbach' α 系数为 0.81，可在 5 min 内完成。

3. 决策后悔量表（Decision Regret Scale，DRS）　该量表 2003 年由加拿大学者 Brehaut 等研制，用于个体自评其对于某项健康相关决策的后悔程度。包括 5 个条目，均采用 Likert 5 级评分法，从"非常同意"到"非常不同意"分别赋予 1～5 分，其中条目 2 和条目 4 为反向计分。根据各个条目的平均分进行转换，即总分＝（所有条目平均分－1）×5，总分范围为 0～20 分，得分越高说明决策后悔程度越高。

三、国内外决策辅助工具应用现状

（一）国外应用现状

随着共享决策日益受到重视，决策辅助工具在国外取得了一定程度的发展和应用。英国比较重视共享决策的发展，投资开发了在线的决策辅助系统。医护人员或患者可在英国国家卫生和临床技术优化研究所（UK National Institute of Health and Clinical Excellence，NICE）的官网上查询到关于乳腺癌的各种决策辅助工具，为医护患共享决策提供信息支持。加拿大是决策辅助发展较好的国家，这与政府的重视及大量财力的投入开发决策辅助工具、开展医疗培训活动等分不开。目前应用较多的是加拿大渥太华患者决策辅助工具，内容比较系统全面且定时更新，符合国际患者决策辅助标准（International Patient Decision Aid Standards，IPDAS），加拿大渥太华医院决策辅助研究组提供的关于乳腺癌的决策辅助工具有 30 多种，针对该疾病的各个阶段，内容涉及乳腺癌的筛查、外科手术治疗、放化疗及乳房重建等方面，可满足患者的不同需求。

国际患者决策辅助工具标准联合会为了规范决策辅助工具的内容、开发、实施及评估，在 2005 年经过两轮德尔菲法（Delphi methods）对 14 个国家的 122 位利益相关方进行专家咨询,形成了患者决策辅助工具国际标准(International Patient Decision Aid Standards,IPDAS)。在过去的十多年,IPDAS 持续更新和改进,目前最新版本为 IPDAS 4.0。

IPDAS 4.0 共有 44 个条目,分为"资格标准"6 条、"认证标准"10 条和"质量标准"28 条。"资格标准"为定义 PDA 的最低标准,规定了 PDA 至少应该具备的主要内容,从而避免其提供的信息带来有害偏倚。"认证标准"的目的则在于确保 PDA 所提供信息的可靠性和客观性。其中,"认证标准"中的最后 4 条是专为"检测类"PDA 所设置,不适用于非检测类 PDA。所谓"检测类"包括乳腺癌筛查、前列腺癌筛查、特定条件下的 CT 检查等检测项目。设定"质量标准"的目的在于提高 PDA 的质量。一个 PDA 只要满足全部 6 条"资格标准"和所需要满足的"认证标准",即可认为是满足了 PDA 所应具备的基本条件;而一个 PDA 满足"质量标准"的条目越多,则 PDA 的质量越高。根据内容来分类,所有 IPDAS 4.0 的 44 条标准可又归为 10 个主题,包括:①健康问题及选项信息;②概率信息;③患者价值观相关信息;④决策指导;⑤研发过程;⑥参考证据;⑦利益冲突声明;⑧评议用语;⑨评估;⑩检测类。

（二）国内应用现状

近年来,共享决策和患者决策辅助逐渐得到我国部分专家、学者的重视,目前国内骨科、肝癌和肺癌等领域相继出现了患者决策辅助工具的应用研究,但关于乳腺癌领域的研究国内还非常少。天津医科大学在构建乳房重建患者术前决策辅助方案上已经做了一些尝试,构建了医护一体化决策辅助流程,通过问题清单、乳房重建手术方案选择表、决策辅助手册来实施决策辅助。

与国外相比,我国对乳腺癌决策辅助的研究尚处于起步阶段,基于我国国情、文化、医疗及社会情景下的决策辅助工具的构建和应用研究相对匮乏,决策辅助的应用和推广任重而道远。

（管佳蓉）

● 参考文献 ●

［1］Waston AC. Shared decision making and self-management support：Tools for empowering individuals to manage their health ［J］. Prof Case Manag, 2015,20(20)：103-105.

［2］Kunneman M, Engelhardt EG, Hove FT, et al. Deciding about(neo-) adjuvant rectal and breast cancer treatment：Missed opportunities for shared decision making ［J］. Acta Oncol, 2016, 55(2)：134-139.

［3］Durand MA, Alam S, Grande SW, et al. 'Much clearer with pictures'：Using community-based participatory research to design and test a picture option grid for underserved patients with breast cancer ［J］. BMJ Open, 2016,6(2)：e010008.

［4］Hui KJ, Liu XX, Luan A, et al. Design and focus test of a preconsultation decision aid for breast cancer reconstruction patients：A quality improvement initiative ［J］. E-plasty, 2015,15：201-209.

［5］王雅星,徐蕊芳,关志,等. 痴呆患者参与决策及决策辅助的研究进展［J］. 护理学报,2019,26(13)：38-43.

［6］杨林宁,杨艳,胡嘉乐,等. 决策辅助工具用于乳腺癌患者的研究进展［J］. 护理学杂志,2020,35(2)：110-113.

[7] Flitcroft K，Brennan M，Costa D，et al. Documenting patterns of access to breast reconstruction in Australia：The national picture [J]. The Breast，2016,30(12)：47 - 53.

[8] Bellavance EC，Kesmodfl SB. Decision-making in the surgical treatment of breast cancer：Factors influencing women's choices for mastectomy and breast conserving surgery [J]. Front Oncol，2016,6(3)：74.

[9] Obeidat R. Decision-making preferences of Jordanian women diagnosed with breast cancer [J]. Support Care Cancer，2015,23(8)：2281 - 2285.

[10] Kaminska M，Ciszewski T，Kukielka-Budny B，et al. Life quality of women with breast cancer after mastectomy or breast conserving therapy treated with adjuvant chemotherapy [J]. Annals of Agricultural & Environmental Medicine Aacm，2015,22(4)：724.

[11] Somogyi RB，Webb A，Baghdikian N，et al. Understanding the factors that influence breast reconstruction decision making in Australian women [J]. The Breast，2015,24(2)：124 - 130.

[12] Alam S，Elwyn G，Percac-lima S，et al. Assessing the acceptability and feasibility of encounter decision aids for early stage breast cancer targeted at underserved patients [J]. BMC Med Inform Decis Mak，2016,16(1)：147.

[13] Laidsaar-Powell R，Butow P，Bu S，et al. Family involvement in cancer treatment decision-making：a qualitative study of patient, family, and clinician attitudes and experiences [J]. Patient Education & Counseling，2016,99(7)：1146 - 1155.

[14] Sabel MS，Dalcin S. Trends in media reports of celebrities' breast cancer treatment decisions [J]. Ann Surg Oncol，2016,23(9)：2795 - 2801.

[15] Katie Lee SY，Knobf MT. Primary breast cancer decision-making among Chinese American women：satisfaction, regret [J]. Nursing Research，2015,64(5)：391 - 401.

[16] Legare F，Hebert J，Goh L，et al. Do choosing wisely tools meet criteria for patient decision aids? A descriptive analysis of patient materials [J]. BMJ Open，2016,6(8)：e011918.

第六章　乳房重建患者围手术期护理

传统的乳腺癌手术会造成乳房缺失、局部畸形等,影响患者形体美观,术后生活质量不佳。在不影响乳腺癌预后和复发的基础上,乳腺癌术后乳房重建及整形术可有效恢复女性第二性征,重塑乳腺外形,对改善患者生活质量、恢复社会功能及精神健康状态有重要作用。乳房重建手术方式多种,包括自体组织乳房重建术、植入物乳房重建术、乳头乳晕重建术、自体脂肪移植术、缩乳术等。良好的围手术期护理可以有效保障重建手术的顺利开展,提高患者的满意度。

第一节　自体组织重建护理

自体皮瓣组织乳房重建可获得一个更自然、质地柔软、有一定下垂度、两侧温度一致的乳房,且对于放疗的耐受也优于植入物重建。自体组织重建是选择多种带蒂或游离皮瓣转移至胸壁进行乳房塑形。根据皮瓣组织是否带有原血供血管,可将皮瓣组织分为带蒂皮瓣和游离皮瓣,其中带蒂皮瓣常根据供区的不同分为背阔肌肌皮瓣(LDMF)和横行腹直肌肌皮瓣(TRAM)等。游离皮瓣包括腹壁下深血管穿支皮瓣(DIEP)、臀动脉穿支皮瓣(GAPF)。自体组织重建因其美容效果好,可避免因植入物导致的相关并发症等优势而成为许多患者的首选方案,但其围手术期心理和生理护理以及并发症的观察仍是目前自体组织重建术后护理人员所需要面对的难题。现介绍目前临床中较常见的三种乳房自体组织重建患者的围手术期的护理,包括:LDMF 乳房重建术、TRAM 乳房重建术以及 DIEP 乳房重建术。

一、背阔肌肌皮瓣重建护理

背阔肌肌皮瓣是自体组织可供游离移植和带蒂转移的多功能皮瓣,可根据供区需要切取部分或全部背阔肌。因背阔肌肌肉丰富,面积大,部分切除后基本不影响同侧上肢功能,且背阔肌肌皮瓣血管分布稳定,吻接血管直径较粗,移植皮瓣血管蒂长,血流动力学恢复快,发生血管危象的概率较低,所以背阔肌肌皮瓣乳房重建是最常见的自体组织重建术。乳腺癌患者术后即刻进行背阔肌肌皮瓣乳房重建治疗,可维持患者术后乳房的美观性且术后预后情况好,患者认可度高。作为护理人员,应做好患者的术前、术中、术后和出院指导,帮助患者正确面对疾病,建立战胜疾病的信心,促进患者早日康复。

（一）术前护理

1. 身体状态评估　协助患者完善术前常规检查,包括:血常规、肝肾功能、血糖、凝血时间、血型等血液学检测,以及心电图、B超、钼靶、CT、空心针穿刺等常规乳腺检查,必要时行乳腺磁共振、心超、肺功能等全面评估患者全身状况和明确乳腺癌分期,排除手术禁忌证。同时,保护好医生术前标出的解剖标记线,确保手术顺利进行。

2. 心理护理

（1）患者心理护理:乳腺癌患者在诊断确立后,即可出现紧张、坐立不安、厌世、抑郁、焦虑、失去理智等心理改变和躯体症状,另外对手术的恐惧感也会诱发个体生理和心理的应激反应。因此,在围手术期,护理人员可采用心理量表评估患者的心理状态,与患者面对面交流,为患者提供必要的心理干预,同时满足患者对疾病及治疗的信息需求,以便于患者选择合适的手术方式。

选择乳房重建手术,患者往往会担心重建手术成功与否、术后美容效果以及对复发转移的影响,这对患者的生活质量和自信心有直接影响。护理人员可向患者讲解国内外重建手术应用现状、优缺点,并请同类手术成功的患者进行现身说法,消除患者对手术的恐惧及紧张心理,使者积极面对手术,同时告知患者客观事实,重建乳房与原乳房在形态上不可避免地存在着一定程度的差别,以免术前过高的期望导致术后的心理落差大。

（2）家属心理支持:除了患者自身配合,家属的理解和支持也是治疗成功的重要因素,护理人员应积极和家属尤其是配偶沟通,全面了解患者的心理状态及社会支持度,详细向家属讲解该手术的方法,鼓励家属陪伴,但需注意提醒家属给予患者适度的同情与怜悯,强调常态化应对疾病的重要性,帮助患者尽快摆脱患者角色,积极面对生活。

3. 皮肤护理　术前一日指导患者做好个人卫生,清洁沐浴更衣,取下金属饰品、假牙等。术日晨常规进行皮肤准备,常规乳腺手术备皮范围上至锁骨,下至脐水平,对侧至锁骨中线,同侧至腋后线,包括同侧上臂上1/3和腋下,同时注意清洁脐孔。行背阔肌肌皮瓣重建术还应进行背部皮肤准备,备皮范围延伸至对侧肩胛骨,同时观察皮肤有无破损、炎症、瘢痕组织等。

4. 肠道准备　术前鼓励患者进食高蛋白、高能量、富含维生素以及膳食纤维的食物,加强营养支持,同时戒烟、禁酒;术前至少禁食6 h、禁水2 h,以防麻醉后呕吐导致窒息。

5. 手术物品准备　术前遵医嘱准备抗血栓袜供手术时使用,以预防下肢深静脉血栓;准备医用胸腹带、塑形胸衣,胸衣款式最好为前搭扣,以便于术后穿着以及伤口的观察和护理;为预防压力性损伤,可根据患者BMI、营养状态、疾病情况,酌情准备液体敷料和泡沫敷料。同时根据病情,携带患者手术所需的各种影像资料。另外,术前拍摄乳房正位、左右侧位、左右半侧位照片,以利于重建术后效果观察。

6. 术前用药护理　遵医嘱准备手术所需药品,术前核对患者血型,必要时备血;同时询问患者药物过敏史,做好药物阳性标识。必要时皮试,准备手术所需抗生素,术前30 min内静脉滴注,预防术后感染。

（二）术中护理

1. 用物准备　手术前洗手,护士充分准备手术所需器械,如手术器械包、电刀、刀片、吸引器、无菌绷带、止血纱布垫、负压引流瓶、皮丁、可吸收缝线、美容线、带针丝线、暖风机、侧卧位用物以及翻身用物等,提前上台整理器械,检查各器械性能是否良好,与巡回护士一起清点台上所有用物数量。

2. 病情观察　建立大口径静脉通路,保持输液通畅;静脉通道通畅是保证手术顺利完成、抢救成功的关键。护理人员应密切观察输液速度及量,观察接头处有无脱落、局部有无渗漏。留置导尿,术中随时观察患者生命体征、尿量和出血量,如有异常及时报告处理。

3. 皮肤护理　做好预防压力性损伤的预防和护理措施,保持手术床单的干燥、平整,保护好四肢和骨隆突处皮肤,可使用减压泡沫敷料;同时,确认患者身上无金属物品,避免电刀灼伤皮肤。

4. 体位管理　该手术需要在不同的手术阶段变换 4 种体位。

(1) 常规乳腺手术体位:全身麻醉诱导气管插管成功后患者取平卧位,患侧上肢悬吊于麻醉架上以充分显露腋窝。

(2) 健侧侧卧位:切取背阔肌皮瓣时患者取健侧侧卧位,下腿伸直,上腿弯曲,健侧上肢外展 90°,注意避免臂丛神经受压,保护骨隆突处。同时患侧上肢放于胸前,便于活动上肢,观察乳房皱襞。

(3) 平卧位:背阔肌皮瓣经皮下隧道移至胸前后,患者取平卧位,双上肢外展 90°,根据对侧乳房形态、大小,调整皮瓣,进行乳房塑形。

(4) 半坐卧位:患者取半坐位,调节床头 75°,床尾降低 45°,观察双侧乳房形态、大小及是否对称,必要时作进一步调整。变换体位前保护好手术切口及周围皮肤,保持床单干燥、平整,避免压力性损伤,同时保持各管路通畅,避免打折、受压。

5. 注意保暖　由于背阔肌皮瓣乳房重建手术时间长,暴露面积大,消毒次数多,极易发生术中低体温,而低体温能刺激儿茶酚胺的释放,导致心律失常甚至心搏骤停,危及生命。因此,术中要采取相应的保暖措施,调节室温为 22～24 ℃,相对湿度为 40%～60%;在不影响手术操作的情况下随时遮盖保暖,减少暴露面积和暴露时间;术中冲洗及静脉输入的液体建议放置在 37 ℃恒温箱中加热后使用。

6. 严格无菌操作　手术进行时,严格执行无菌操作技术和无瘤原则,术中及时清理手术台面,擦洗手术器械,保持器械的清洁。不用的手术器械应用无菌巾覆盖。研究表明,无瘤技术可有效减少根治性手术后肿瘤的局部复发和远处转移,延长患者的无瘤生存期,改善患者的预后情况。因此,术中须做好无瘤技术护理。

(三) 术后护理

1. 生命体征监测　背阔肌肌皮瓣乳房重建术一般在全麻下进行,术后监测患者生命体征直至平稳,同时给予低流量吸氧吸入,密切观察心率、血压、呼吸、尿量等变化。由于胸部伤口加压包扎易影响呼吸,应加强患者氧饱和度监测,如有异常及时汇报医生。

术后体温能反映患者伤口情况,由于外科吸收热,术后 3 d 内患者会出现体温升高,但一般不高于 38.5 ℃,护理人员应嘱咐患者多饮水,保持伤口清洁干燥,做好物理降温。若术后患者体温超过 38.5 ℃,应密切监测体温变化,必要时化验血常规、血培养,协助医生做引流液培养,配合医生及时进行伤口换药,并遵医嘱规范使用抗生素抗感染支持治疗。

2. 环境管理　保持病房清洁和通风,室温保持在 25～26 ℃,湿度维持在 50%～60%,以减少因温度过高引起全身和皮瓣组织的耗氧量增加或温度过低引起重建皮瓣血管痉挛。

合适的湿度可抑制真菌和细菌的增长,利于患者术后的抗感染。

3. 饮食护理　全麻手术当日患者禁食、禁水,术后一日起鼓励患者进食高热量、高蛋白、高维生素及易消化食物,鼓励患者多饮水,同时告知患者禁食雌激素含量高的食物,如蜂王浆、胎盘、花粉等保健品等。

4. 体位管理　全麻术后安返病房给予患者平卧位。术后一日起采取健侧卧位30°,避免供区受到压迫;或半坐卧位,减少供区出血的风险。

5. 伤口护理

(1) 胸部伤口护理:术后胸部伤口用胸带加压包扎,松紧适宜,观察伤口有无渗血、渗液,定期更换伤口敷料,保持敷料清洁干燥。若患者保留乳头、乳晕,敷料应在乳头、乳晕中央处剪空轻松覆盖,悬空乳头。同时对患者和家属做好宣教,告知患者胸腹带加压包扎有助于皮瓣贴合,预防皮下积液,不可随意打开胸腹带,以免影响胸腹带加压包扎的有效性,但如出现脉搏不清,皮肤呈绛紫色,皮肤温度下降,血液及淋巴液回流不畅,患肢明显肿胀等情况,可能是胸腹带包扎过紧压迫腋部血管,影响肢体远端血液供应,此时应告知医生调整胸腹带的松紧度。

如患者体温升高,伤口有红、肿、热、痛等症状,应立即汇报医生对症处理。为预防感染,行乳腺癌重建术的患者可在术后24～48 h遵医嘱使用抗生素。

术后伤口完全恢复拆除胸带后,应尽快佩戴松紧适度的胸衣,以防重建乳房下垂变形,影响美观;同时指导患者对重建乳房进行按摩,可沿切口由外向内,由下向上行指腹环形按摩,促进乳房血液循环。

(2) 背部伤口护理:由于术后早期胸背动静脉是皮瓣唯一的血供来源,胸带加压包扎时应注意避免压迫胸背动静脉,可将患侧臀部和肩背部垫高,使供区悬空。

6. 皮瓣观察　正常皮瓣血运表现为:皮瓣颜色红润,皮温良好,毛细血管搏动征阳性,弹性好,无肿胀。皮瓣血运障碍分两类:一类是静脉回流障碍所致,表现为皮瓣呈青紫色、肿胀明显;另一类是动脉供血不足,表现为皮瓣呈苍白色、皮温凉,毛细血管反应差。如有血运障碍发生要立即通知医生,及时处理,调整体位,解除受压。若发现皮瓣漂浮,应调整胸带松紧,使其既能使皮瓣紧贴胸壁又不影响血液循环的效果。如发现乳房弹性差,压凹复平慢,无肌肉收缩,引流液呈陈旧性血性液时,需及时报告医生处理。

7. 引流管护理　设置引流管的目的是将组织间或体腔中积聚的血液、体液引流至体外,降低皮瓣的张力,防止术后感染,促进伤口愈合。护理人员应妥善固定各引流管,标识清楚、准确,保证引流管通畅且呈负压状态。同时,密切观察并记录引流液的颜色、性质及引流量,如有异常及时汇报医生。

(1) 引流管固定:卧床时可将伤口引流管固定于床单侧,同时预留出一定长度,利于患者翻身。下床活动时,可将引流瓶固定于病衣下缘,低于伤口位置,以防止引流液逆流造成伤口感染。若引流管滑脱,应立即反折导管,同时用无菌纱布按压伤口,防止空气进入,立即汇报医生,根据病情决定是否重新置管。

(2) 引流液观察:保持引流装置内有效负压,密切观察引流液的色、质、量。术后24 h内每小时观察患者引流液情况,若发现引流液>100 ml/h或引流液呈鲜红色、质地黏稠伴有血带且一次性出血量>50 ml,则提示有活动性出血可能,护理人员应立即通知医生,快速开放静脉通路,遵医嘱使用止血药物,密切监测生命体征、尿量及血象变化,严密观察患者引流液,必要时可行清创止血术,配合医生做好患者和家属的解释工作。术后每日定时倾倒并准确记录引流量,更换引流瓶时,注意无菌操作,同时反折导管或用血管钳夹闭引流管,防止空气进入。

8. 会阴护理 对于留置导尿的患者,护理人员需做好导尿管护理及会阴护理。妥善固定导尿管,防止导尿管滑脱,同时嘱咐患者术后多饮水、预防尿路感染,且每日遵医嘱进行会阴护理,保持会阴清洁。有意识地锻炼患者定时排尿能力,为拔除尿管做准备。

9. 疼痛管理 行乳房重建手术的患者疼痛感增加是临床中常见的问题。疼痛感觉的增加会让患者在心理和生理上增加痛苦程度,而且容易引起术后并发症。疼痛程度忍受能力与患者的心理程度、年龄、性别等相关,并且在心理因素和手术创伤方面有很重要的影响。由于供区和受区创面大、损伤重,背阔肌肌皮瓣乳房重建术后常规预防性使用止痛泵缓解患者疼痛。护理人员应做好止痛泵的观察与护理工作,同时指导患者通过深呼吸、与家属聊天、听音乐等方法分散注意力。护理人员应全面动态地评估患者的疼痛情况,充分尊重患者主诉,让患者充分享受无痛的权利。

10. 患肢保护 患肢保护主要适用于乳腺癌腋窝淋巴结清扫术后的患者,其目的是预防淋巴水肿。告知患者腋下淋巴结清扫术后患肢需终身保护,可在患侧手腕佩戴小红绳作为警示标识。同时患肢做好皮肤护理,避免皮肤破损,保证淋巴液回流通畅,避免患肢受压。

(1) 患肢皮肤护理:保持皮肤清洁,可适当涂抹润肤露和防晒产品;勤剪指甲,避免搔抓;家务劳动时佩戴手套,避免划伤;患肢禁止冷、热敷,以防冻伤、烫伤,同时避免紫外线照射;如不小心皮肤破损或被蚊虫叮咬,应及时消毒,预防感染,必要时及时就医。不建议在患肢抽血、注射、量血压、输液、测血糖、测血常规等。2020 年发布的《静脉血液标本采集指南》中指出,乳腺癌根治术后同侧上肢的静脉如果 3 个月后无特殊并发症可恢复采血。请酌情给予患者合适的建议。

(2) 促进淋巴液回流:术后可在患肢下方垫软枕,以抬高患肢,促进血液及淋巴液回流,预防患肢肿胀;术后可选择健侧卧位,避免患肢受压;患肢禁止测量血压,禁止佩戴过紧的首饰,避免提取重物;禁止穿紧身衣,背较重的包等。避免患肢长时间下垂或静止不动。乘坐飞机或体育运动时可选用适合的压力手臂套,促进淋巴回流,预防淋巴水肿。告知患者测量臂围的方法,术后定期监测臂围变化以早期发现淋巴水肿:若患肢出现沉重、肿胀、麻木等异常感,或患肢侧臂围增粗,应及时到淋巴水肿专科门诊就诊。

11. 患肢康复锻炼 患肢功能锻炼对于恢复患者肩关节功能、预防及减轻水肿至关重要,但必须循序渐进,以免影响伤口的愈合。术后 24 h 内避免患肢大幅度活动,保证肩关节内收;术后 1～3 d 练习握拳、伸指、屈腕;术后 4～5 d 进行前臂、肘关节屈曲运动;术后 6～7 d 健侧手可协助患肢进行抬举运动,用患肢触摸同侧耳廓、对侧肩部;术后 1 周待皮瓣基本愈合后可进行肩部运动。根据伤口愈合情况和体力适当增加运动量,如进行爬墙训练等。根据 2019 年版中国抗癌协会乳腺癌诊治指南与规范,要求乳腺癌患者在术后 1～2 个月患侧肩关节功能达到术前或对侧同样的状态,或患侧手臂上举绕过头顶触摸到对侧的耳郭。

12. 预防压力性损伤 由于背阔肌重建手术时间较长,术中、术后体位相对固定,皮肤受压风险较高,因此预防压力性损伤尤为重要。护理人员应仔细查看患者身体骨隆突处皮肤情况,必要时在脚后跟、骶尾部、肩胛处粘贴减压敷贴,术后每班观察患者皮肤情况,同时进行压力性损伤风险评估,对于高风险患者遵医嘱落实相应护理措施,如:加强全身营养支持;每2h在骨隆突、脚后跟等易受压部位涂抹水胶体敷料;督促患者适当改变体位;保持皮肤清洁、干爽;保持床单位清洁、干燥、平整,可酌情使用气垫床、减压垫等。一旦发生压力性损伤,应立即汇报,及时做好伤口观察和护理,必要时请求伤口护理专家会诊,避免伤口感染等症状发生。

13. 预防下肢深静脉血栓 患者术中制动和术后长时间卧床均会导致静脉血流明显减慢;麻醉及手术创伤促使组织因子释放,直接激活外源性凝血系统,导致高凝状态或血栓形成;患者自身的乳腺恶性肿瘤,等等,这些因素均可使静脉血栓栓塞症发生风险增加。有证据显示,采取合适的预防措施,深静脉血栓形成的相对风险可降低50%~60%,肺血栓栓塞症相对风险可降低近2/3。

(1)健康教育:患者术后采用外科快速康复理念,术后早期床上康复功能锻炼于麻醉清醒后开始,早期康复锻炼有利于患者能够早日痊愈,患者从手术室转移至病房,卧于病床,可嘱其适当主动或被动活动下肢,预防深静脉血栓。鼓励患者尽早在床上及下床活动,活动量循序渐进(床边→病房内→病区走廊),活动以不感疲劳为宜。

(2)物理预防:护理人员可根据患者年龄、BMI、活动度、高危疾病、外科手术史等综合评估深静脉血栓风险,对于低或中风险患者可采用物理预防,主要包括:穿着抗血栓袜和踝泵运动,有条件者可选用气压泵治疗等。患肢卧床时可抬高下肢,同时指导患者进行踝泵运动,即踝关节主动、用力、缓慢地将脚尖绷至最大限度,并保持10s;同样再反向将脚尖勾至最大限度,并保持10s,如此反复练习,以利静脉回流。

大量研究表明,穿着抗血栓袜可以预防下肢深静脉血栓,其原理是通过对下肢施加压力,尤其是当肌肉运动时,促进血液向心脏方向回流。抗血栓袜治疗时护理人员应保证抗血栓袜穿着规范,袜跟对准脚跟,袜子平整,无褶皱,袜圈无卷边等,同时注意观察下肢皮肤情况,如有过敏、皮肤破损等立即停止抗血栓袜治疗。

(3)药物预防:对于发生下肢深静脉血栓高风险的患者应汇报医生,遵医嘱给予抗凝支持治疗;一旦患者出现腿部肿胀、疼痛等不适,应立即汇报医生,下肢制动,遵医嘱监测D-二聚体,必要时行下肢动静脉B超检查,做好抗凝溶栓的治疗和护理。

14. 心理护理 乳腺癌患者术后虽未表现出明显的疾病症状,但可能会存在一些心理上的障碍,诸如害怕疾病复发等,这些问题通常需要长期教育,提高患者对疾病的认识和心理支持。护理人员要充分认识到心理护理在患者术后康复中的重要性,利用专业心理评估量表了解患者术后心理状态,加强沟通和交流,其宗旨是满足患者各种层次之需求,帮助患者认识自我价值,积极重建和加强术后认知,进而提高生活质量,减轻患者的心理负担。

根据患者要求和乳房形态来选择合适的乳房重建术,重塑乳房外形,在保证乳腺癌治疗疗效和安全性的前提下,经过多年的临床改进和发展,背阔肌肌皮瓣乳房重建术已成为一种安全、有效的乳房重建方法,可保留较好的乳房外观,提高患者术后生活质量。

二、带蒂横行腹直肌肌皮瓣重建护理

横行腹直肌肌皮瓣(TRAM)是最常见的带蒂皮瓣,由腹直肌上方的皮肤和软组织以及由上腹部血管灌注的腹直肌组成。带蒂皮瓣通过腹壁皮肤下的隧道转移至胸部，关闭腹部供区并将脐部置于新定位的腹部皮肤中。TRAM 乳房重建术作为自体组织乳房重建技术，不需用显微血管吻合技术，使得 TRAM 乳房重建术简单可靠，容易掌握。

（一）术前护理

1. 皮肤准备　术日晨行皮肤准备，TRAM 备皮范围应在常规乳腺癌手术备皮范围的基础上从胸部延续至大腿上 1/3，包括会阴部，两侧至髂后上棘，同时清洁脐孔，注意避免皮肤破损，观察局部皮肤有无毛囊炎、皮疹、疖肿、瘢痕等。

2. 肠道准备　术前至少禁食 6 h，禁水 2 h，同时遵医嘱使用甘油灌肠剂清洁肠道。

3. 手术物品准备　在背阔肌重建手术物品准备的基础上指导患者准备和使用助步器，以便术后下床活动。

4. 了解吸烟史　研究显示有吸烟习惯的患者术后并发症的发生率可能会成倍上升，吸烟者术后胸部皮肤坏死、腹部皮肤坏死和腹壁疝的发生率显著增加。因此，应建议患者术前四周开始戒烟。

5. 了解腹壁情况　术前了解患者腹部手术史。既往曾行腹部手术（例如：腹壁成形术、吸脂术、开放性胆囊切除术和剖宫产等）的患者，腹壁的血供也会受到影响，患者可能存在下腹部主干血管、穿支血管或微血管网损伤。对于这类患者，术前应协助患者完善超声检查、CT 血管造影或 MRI 血管造影以评估供体区域的血管，确保术后血液供应。

详细检查患者腹壁情况和局部血管分布，对腹壁瘢痕或血管异常者应及时告知医生，并提前做好手术计划。协助医生检查腹壁是否薄弱、是否存在腹壁疝、是否有足够数量的腹部组织来确保供体区域的术后愈合。

6. 了解其他基础疾病　大量文献报道，影响 TRAM 术后并发症发生率的因素，包括年龄、体重、血管重塑方式、重建时机、是否行剖宫产手术等。研究发现，年龄＞65 岁的患者围手术期并发症发生率上升，BMI 过高患者术后脂肪液化、血清肿、切口感染等并发症的发生率明显上升。因此，护理人员术前需对患者病情进行充分全面的评估，了解患者凝血功能，对患有高血压、糖尿病、肥胖症的患者，应控制好血压、血糖和体重，以预防术后血栓形成和伤口裂开。

7. 其他术前护理　同"一、背阔肌肌皮瓣重建护理"中"（一）术前护理"部分（本书第 71 页）。

（二）术中护理

1. 用物准备　手术洗手护士充分准备手术所需器械，如：显示屏、头灯、电刀、加温毯、乳房器械 2 套、乳腺外科特殊器械、血管缝线、薇乔缝线、背景板、搁手板、水凝胶垫、水凝胶脚垫等用物。

2. 体位管理　合理安置体位，预防压力性损伤。术前取平卧位，双上肢外展 90° 并固定，进行乳房切除术。TRAM 手术医生需沿腹直肌前鞘表面的平面朝肋骨下缘和剑突的方向切开做隧道，在剑突部位与乳房切除术的残腔打通。待隧道完成后，可将患者的上身摇起，皮瓣上缘切口的上方皮肤往下拉，来确定合适的皮瓣下缘最低点，一方面要保证皮瓣的组织量足够进行乳房重建，另一方面要确保腹部创面缝合后张力不能太大。注意保护骶尾部皮肤，以免出现压力性损伤。

3. 其他术中护理　参见"一、背阔肌肌皮瓣重建护理"中的"（二）术中护理"部分（前文第 71～72 页）。

（三）术后护理

1. 体位管理　采取抬高床头和床尾的中凹位（床头及床尾各抬高 45°），以减轻腹部张力，有利于静脉回流，减轻局部肿胀。鼓励患者术后第 3 d 下床活动，下床可借助助步器，禁止直立行走，以免腹部伤口过度牵拉，影响愈合。

2. 伤口护理

（1）胸部伤口护理

1）预防皮下积液：TRAM 乳房重建术后胸部可伴有局部积液和血肿发生，其常因术中出血引起，为有效降低其发生率，手术医生术中应充分止血，同时护理人员应密切观察伤口有无渗血、渗液，术后通过局部引流，加强胸部引流管护理，保持引流管通畅且呈负压状态，有效降低术后积液和血肿的发生。

2）防止脂肪液化：脂肪液化一般发生于术后 5～7 d，大部分患者除切口处有较多渗液外或在引流液中发现油脂样液体，无其他自觉症状，即可判断为脂肪液化。通知医生给予伤口换药，加强伤口引流以促进液化后的脂肪尽快排出，及时观察伤口敷料情况，避免影响皮瓣伤口的愈合。

（2）腹部伤口护理

1）腹部切口护理：腹部供区切口两侧使用"医用皮肤表面缝合器"以减轻切口的张力，同时下腹部手术区用腹带包扎，使腹部供血皮瓣与基底黏附，防止腹部皮瓣下积液。保持屈膝屈髋的中凹位，术后 7～10 d 内不要直立行走，以减少腹部张力。腹部伤口加压包扎持续 3 个月，使用时折叠腹带上缘，避免压迫到乳房下缘。TRAM 的血管蒂在剑突旁，注意腹带使用不得超过膈肌下缘，应密切观察该处皮下有无血肿形成，须保持该处宽松，防止受压。

2）预防腹壁疝发生：腹壁疝是 TRAM 重建术常见腹部并发症。其原因可能是带蒂TRAM 皮瓣重建造成了腹直肌的缺失及手术过程中损伤相应运动神经造成肌肉萎缩。TRAM 重建术后腹壁变薄弱，咳嗽、打喷嚏、便秘等均可使腹部压力增加，导致腹壁疝的发生。因此，术后鼓励患者多饮水，多吃蔬菜、水果等纤维素含量高的食物，忌辛辣食物，必要时服用缓泻剂，避免便秘。同时避免剧烈咳嗽，嘱患者咳嗽时用手按住腹部，必要时给予雾化吸入，防止腹壁疝的形成。腹壁疝临床表现为腹部膨隆，若发生可通过人工网片进行修补。出院后告知患者运动或活动时注意避免撞击腹部，术后 3 个月内，不参加重体力活动，术后 3 个月至半年可以穿弹力绷带裤预防腹壁疝的发生。

3. 皮瓣观察　TRAM 皮瓣血运依靠在腹直肌内走行的腹壁上动静脉，腹壁上动脉的血液经由动脉吻合到达腹壁下动脉，再由腹壁下动脉的穿支供应皮瓣。肌皮瓣坏死是乳房重建术的严重并发症。文献报道，一般皮瓣坏死发生率约为 5%，一般在术后 2～3 d 出现，一旦发生将导致手术失败。故术后严密观察皮瓣血运是术后护理重点。

（1）观察时机：术后 24～72 h 是皮瓣出现循环危象的高峰期，应重点观察。术后注意保暖，尤其加强重建乳房局部的保暖，体表和肢体血管对周围的影响十分敏感，温热和寒冷都可刺激血管。同时术后 72 h 内每 1 h 观察一次，术后第 4～5 d 每 3 h 观察一次，术后第 6 d 根据医嘱进行观察，如有异常及时报告医生处理。

（2）观察内容

1）皮瓣颜色：皮瓣颜色分为苍白、淡红、红润、暗红、紫红、紫6个等级，正常皮瓣颜色红润。若皮瓣颜色为淡红色或苍白，则提示动脉供血不足；若皮瓣颜色为暗红色或者偏紫色，则提示静脉回流不畅。密切观察皮瓣颜色，如皮瓣呈花斑样紫色或苍白，说明皮瓣有血运障碍。循环血容量不足是影响皮瓣血运的因素之一，应立即汇报医生。

2）皮瓣张力：触摸皮瓣，若皮瓣张力偏低，皮瓣瘪陷、皮肤皱纹加深，则提示动脉供血不足；若皮瓣张力较高，皮纹变浅或消失，则提示静脉回流不畅。

3）毛细血管充盈时间：以手指或玻璃棒轻压移植物皮肤，使之苍白，然后迅速移开手指或玻璃棒，正常者皮肤颜色1～2 s转为红润。如果充盈时间缩短提示静脉回流不畅；如果反应迟缓，时间超过5 s，提示动脉栓塞的可能。

4）皮瓣温度：用半导体体温计测量移植皮瓣的皮肤温度，并与近旁的健康皮肤的温度相对照。移植皮瓣24～48 h内温度略高于正常1～1.5 ℃，48 h后皮温正常或略低，如皮温低于正常皮肤2～3 ℃，则提示可能存在血液循环障碍，皮瓣存活率低。

（3）预防皮瓣坏死

1）保持有效引流，防止皮下积血、积液。

2）术后妥善固定皮瓣，防止皮瓣移位而影响血供；重建乳房四周垫以纱布，适当加压包扎，使肌皮瓣与胸壁黏附。严密观察皮瓣的色泽、温度、肿胀度及弹性，良好的皮瓣血运表现为颜色红润、温暖、弹性好、无肿胀。

3）下腹部供区用腹带包扎，使腹部供区皮瓣基底黏附，防止腹部皮瓣下积液。

4）抬高患侧上肢并取内收位，严密观察患肢是否肿胀，避免患侧卧位，防止皮瓣坏死。

4. 预防肺部感染　由于术中麻醉插管刺激及术后需卧床静养数日，易致患者呼吸道分泌物增多，加之胸腹部术区疼痛等原因，往往不能有效咳嗽，导致呼吸道分泌物淤积肺部，较易发生肺部感染。术后可指导患者进行呼吸锻炼，必要时可进行雾化吸入。

5. 其他术后护理　参见本书第72～75页"（三）术后护理"部分。

三、腹壁下深血管穿支皮瓣重建护理

腹壁下深血管穿支皮瓣（DIEP）是最常使用的游离皮瓣。运用DIEP乳房重建术具有供区破坏性小、受区重建效果好等优势。DIEP通过保留腹直肌前鞘、腹直肌以及大部分腹直肌内的肋间运动神经弥补了带蒂横行腹直肌肌皮瓣供区损伤大、术后并发症多的缺点，有效避免了腹壁膨隆、腹壁疝等术后并发症，重建乳房逼真、柔软、波动感好等优点，均使DIEP乳房重建术开展日渐增多。

（一）术前护理

物品准备时增加手持式超声多普勒仪，以监测重建区皮瓣的动静脉血流，其他与TRAM乳房重建术相同。

（二）术中护理

1. 用物准备

（1）仪器设备：立式显微镜、显示屏、头灯、威力电刀、加温毯、称重器。

（2）器械：乳房器械2套、乳腺外科特殊器械、乳腺外科显微外科器械、双极电凝器，微型钛夹钳、咬骨钳、Synovis 微血管吻合装置。

（3）物品准备：血管缝线、薇乔缝线、微血管吻合器、背景板，流量调节阀，血管牵拉线、标尺、称重碗等。

（4）体位用物：搁手板、水凝胶垫、水凝胶脚垫。

2. 体位管理　合理安置体位，预防压力性损伤。术前取平卧位，双上肢外展 90°并固定，待腹直肌肌皮瓣下深血管与胸廓内血管吻合结束后，患者改为半坐卧位，将背板抬高 45°，腿板抬高 10°～15°，从而使其与健康乳房实现良好对称，且重建的乳房外形和质地与真实乳房更为贴近，容易塑造出真实乳房的下垂感，且不会出现包膜挛缩等不良后果。同时，做好受压部位皮肤保护。

3. 立式显微镜的管理和维护　使用前清洁显微镜，特别是镜头部分；术中使用无菌保护罩，防止污染手术野；术后用有效氯擦拭机身，防止血液残留；不使用时将仪器放置在清洁干燥处，使用防尘罩保护整个仪器，锁好底座固定装置，防止振动和碰撞。定期维护保护显微镜，检查灯泡寿命，确保显微镜正常使用。

4. 皮瓣管理　待游离皮瓣取下后，器械护理人员使用 42 ℃的湿纱布包裹皮瓣置于容器内，保持皮瓣湿润，与巡回护理人员共同记录皮瓣缺血时间。有研究表明，若皮瓣缺血时间＞4～6 h，会大大增加皮瓣坏死的发生率，因此器械护理人员需每隔 30 min 告知手术医生皮瓣缺血时间。

5. 其他术中护理　参见本书第 76～77 页"（二）术中护理"部分。

（三）术后护理

1. 皮瓣观察　在 TRAM 皮瓣观察基础上，运用多普勒超声血流探测仪监测血管搏动情况。正常情况下用多普勒超声血流探测仪可听到动脉搏动有力，声音清晰且规则，静脉搏动声音较动脉低沉。如无条件可采用触诊方法检查动脉搏动状况。

2. 预防血管危象　血管危象是指受区行吻合术的血管发生循环障碍，直接影响移植组织的成活。研究报道，游离皮瓣乳房重建中血管危象的发生率为 3%～9%。血管危象若未经有效的处理往往会导致移植组织的缺血坏死，致使移植失败，80%～90%发生在术后 3 d 内，其中发生在术后 24 h 内占 60%。术后皮瓣的监测和血管危象的及时发现对危象的解救尤为重要，时间越短，解救越及时，成功率越高。

血管危象病理上可分为血管痉挛性和血管栓塞性两类；部位上可分为静脉危象和动脉危象。往往静脉危象的发生率高于动脉危象，其比例达到 74%。静脉危象发生的高峰时间是手术后 24～72 h，动脉危象常发生得更早。静脉危象表现为皮瓣颜色由红润转为青紫色，肿胀程度加重，毛细血管充盈时间变短甚至消失，表面水疱出现，由小变大或增多；动脉危象主要表现为皮瓣颜色苍白或灰白，皮肤皱纹加深，皮肤温度下降变冷，张力降低，毛细血管充盈时间延长，搏动减弱或消失。一旦发现异常必须在 3 h 内进行抢救，采用 12 号针头来探测有无出血及出血颜色，如没有出血或出血颜色为暗紫色都表示动、静脉淤血可能。禁止加压包扎，术后监测移植皮瓣的颜色、温度、肿胀程度、毛细血管充盈度等，并用多普勒超声检查观察重塑血管的灌注情况，预防并及时处理血管危象。

3. 静脉输液管理　有研究表明，DIEP 乳房重建术后补液太慢会导致游离皮瓣灌注不足；反之，补液太快则会引起机体液体潴留，导致皮瓣水肿甚至充血性心功能不全。因此，理想的补液管理应具备维持合理血容量、防止皮瓣水肿并确保心功能正常以及优化皮瓣血流灌注等特点。目前,在游离皮瓣重建术的围术期补液管理策略上,循证医学推荐在手术当日 24 h 内晶体液的输注速度应控制为 $3.5 \sim 6.0 \, ml/(kg \cdot h)$。低血压有导致皮瓣灌注不足的风险,有研究者认为,动脉收缩压应该控制在 $100 \, mmHg(1 \, mmHg = 0.133 \, KPa)$ 以上。补液过程中应密切关注血流动力学,及时调整,使其维持在理想水平。

4. 其他术后护理　参见本书第 77～78 页"(三)术后护理"部分。

乳腺肿瘤切除后应用 DIEP 进行乳房重建已被广泛接受,它可以为术后提供良好的乳房外观和对称性,患者也较为满意。

自体组织重建的患者满意度更高、并发症更少、社会心理健康程度及幸福感更强。研究还表明,即刻乳房重建可即时恢复患者的乳房外观及感觉。然而,乳房重建仍不可避免会产生一些术后并发症。因此,改善术后身体健康状况、减少并发症仍可作为未来乳房重建领域的重点研究和创新之处。

（朱家莹）

第二节　植入物重建护理

植入物乳房重建根据乳房重建的时机可分为即刻假体乳房重建和二步法乳房重建两类。即刻假体乳房重建就是在切除乳房的同时,进行部分或者全乳的修复和重建,手术与修复重建同时完成。此种重建方式可帮助患者快速从心理创伤中恢复,提高生活质量,优化经济效益,获得较好的美学效果。二步法乳房重建是指乳房切除的时候先不放假体,而是先放扩张器,等完成术后辅助放疗后再置换假体的手术方式。植入组织扩张器或假体可能会引起一系列和植入物重建相关的不良反应,包括植入物暴露、感染、包膜挛缩和植入物取出等。因此,做好重建乳房的护理至关重要。

一、术前护理

(一) 心理护理

乳房是女性的第二体征,其形态与健康是女性社会心理、精神心理和性心理自信的重要来源,患者即将面临乳房全切,需要面对身体及心理的痛楚,对手术既充满着期待,也存在着害怕和彷徨,护理人员应主动回答患者的疑问,帮助患者做好心理辅导。此手术患者焦虑、恐惧、术前期望值较其他患者更高,术前应向患者详细介绍相关的医学知识、手术方法、手术过程、手术前后注意事项,特别是手术的利弊以及所能达到的效果,可能存在的风险,等等,使其有充分心理准备,调整其对美容手术的期望值,在良好的心态下接受手术。

(二) 手术物品及用药准备

植入物重建术前需准备弹力绷带 2 卷,一般为 6～8 cm 宽,备用;备大小合适塑形胸衣 1 件。用记号笔标记手术部位。此外,做好术前沟通工作,告知假体相关信息。遵医嘱提前准备术中带药:注射用头孢呋辛钠 4 支＋硫酸庆大霉素 2 支。其中,注射用头孢呋辛钠 2 支和硫酸庆大霉素 2 支混合用来浸泡假体或扩张器和冲洗残腔,注射用头孢呋辛钠 2 支术中静脉滴注预防术后感染。若患者对头孢类药物过敏,则根据医嘱选择适合的抗生素。术前一日至少禁食6h,禁水2h,沐浴更衣。术前一日留取乳房照片,以利于乳房重建后的对比。

(三)皮肤准备

常规手术备皮范围为:上至锁骨,下至脐水平,对侧至锁骨中线,同侧至腋后线,包括同侧上臂上1/3和腋下,清洁脐孔。若手术需要植皮,应做好供皮区的皮肤准备。

二、术中护理

(一)病情观察

与麻醉师密切配合,严密观察病情,注意基本生命体征,及时发现并处理术中可能出现的问题。吸引器保持通畅,建立良好的静脉通路,保证术中术后输液。

(二)手术室护理人员配合

洗手护士术前了解手术方式,熟知手术步骤、术者操作习惯,以及所需特殊器械的名称、用途、使用方法,以达到快速准确地传递手术所需用物,节省手术时间。该类手术操作部位深,手术野范围大,术中反复冲洗,在关腔前后与巡回护士认真清点器械、敷料数目,有详细文字记录,无误后方能逐层缝合切口。根据医嘱分别将切下的组织送病检。巡回护士在严格无菌操作下将扩张器或硅胶假体递于洗手护士,置于配有注射用头孢呋辛钠+硫酸庆大霉素+生理盐水的浸泡液中,检查无划痕、破损、气泡,经原切口乳房内植入扩张器或硅胶假体。放置负压引流,逐层关闭切口。通常情况下,在手术划皮之前,给予患者一个剂量的静脉抗生素,通常采用第一代头孢。

三、术后护理

(一)心理护理

术后由于切口疼痛、胸部紧束引起的呼吸困难及对手术效果的担忧会引起患者情绪波动。护理人员应注意观察患者情绪变化,主动与患者沟通,解释各种术后不适的原因,对患者提出的问题耐心解答,以和蔼、冷静的态度安抚患者情绪;促进病友之间良好的人际关系,使患者处于轻松、和谐的环境并互相鼓励,共同战胜疾病。

(二)生命体征监测

全麻术后返回病房当日,术后监测患者生命体征直至平稳,同时给予低流量吸氧,密切观察心率、血压、呼吸、尿量等变化。

(三)体位管理

手术当日患者保持平卧位6h,注意观察伤口有无渗血,有无皮下积液,引流管是否通畅,有无出血征象,疼痛情况,等等。次日晨可下床活动,以利于伤口引流。

(四)伤口护理

观察伤口有无渗血,注意保持敷料清洁干燥。向患者讲解胸腹带加压包扎有助于皮瓣贴合,预防皮下积液,如有松脱应告知医生重新给予包扎。但也不可包扎过紧,过紧会压迫腋部血管,影响肢体远端血液供应。若出现脉搏不清,皮肤呈绛紫色,皮肤温度下降,血液及淋巴液回流不畅,患肢明显肿胀,应提醒医生调整胸腹带的松紧度。告知患者不可随意打开胸腹带,以免影响胸腹带加压包扎的有效性。根据医嘱住院期间给予一次抗生素输注,之后口服抗生素约2周时间,或者直至引流管拔除,伤口完全愈合。术后继续观察患者体温和疼痛异常情况,每日查看伤口或皮肤是否有波动感、红肿。

(五) 引流管护理

密切观察胸部负压引流管内引流液的色、质、量。术后24 h内每小时观察并记录,如果引流液大于100 ml/h或引流液呈鲜红色、质地黏稠并伴有血带且大于50 ml,则提示有活动性出血。护理人员应立即通知医生,并做好止血的准备工作。止血分为保守操作和再次送进手术室进行清创止血。保守操作患者一般予冰袋加压包扎,遵医嘱予止血药物;清创止血患者遵医嘱抽电解质、查血常规,使用止血药物,开放静脉通路,填写手术交接单,送手术室止血。

密切观察引流液情况,每日倾倒并正确记录。

更换引流瓶时,必须用血管钳夹闭引流管(可以反折导管或者夹闭),防止空气进入及引流液反流。引流管妥善固定,预留出一定长度,利于患者翻身。将负压引流瓶固定在病号衣下缘,不能高于伤口,防止引流液逆流。告知患者如果引流管脱出,不必慌张,应立即反折导管,按住胸部伤口,并及时通知护理人员。

保持引流装置的有效负压,如若出现引流瓶漏气,及时通知护理人员。若术后出现引流装置漏气,必要时遵医嘱给予墙式负压吸引。护理人员准备好墙负吸表头、储液瓶、吸引管,与患者身体引流装置连接,并双道固定,负压值调节为80~120 mmHg,持续吸引。对于墙式负压吸引的患者,需告知其注意导管不要打折,不要调节负压装置,若需下床活动,可通知护理人员暂时取下负压装置,待活动后重新连接。

(六) 饮食护理

乳腺癌患者需禁食含雌激素高的食物,如蜂王浆、胎盘、花粉及其制品。同时建议患者戒烟、禁酒,多食新鲜的蔬菜水果及含蛋白质丰富的食物。如鱼类、禽类、低脂奶类、全谷物类、植物油类,尽可能减少摄入红肉类、加工肉类及氢化油类。

(七) 穿弹力胸衣

扩张器植入患者建议在术后第1次注水后穿塑形内衣(图1-6-2-1),注水后1周需24 h穿,1周后可间歇穿。塑形内衣建议穿至最后一次注水完成后1个月。扩张器置换为假体后的1个月内建议24 h穿塑形内衣,1~3个月内可间歇穿,3个月后可更换为大小合适的

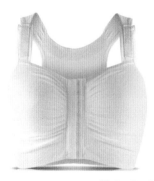
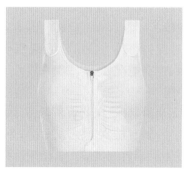

图1-6-2-1 塑形胸衣

无钢圈内衣。塑形内衣可以避免重建乳房因重力作用下垂,导致固定缝线松脱。

（八）健康教育

1. 淋浴　假体植入术后或自体组织重建术后的沐浴时间,依据患者伤口恢复情况而定。假体植入后的乳房其皮肤末梢循环均较差,因此告知患者洗澡时注意水温,防止烫伤或冻伤。

2. 术后活动　指导患者可以有意识地做两侧乳房运动:将双侧乳房向上托起,不可上下反复揉搓,以免引起乳房下垂。告知患者 1 个半月内尽量不要挤压重建后的乳房,如趴着睡觉、穿聚拢型胸衣等。术后一个月内不要进行手臂后伸、外展等活动,特别是扩胸和提重物,避免胸大肌收缩,避免强力撞击和扎伤。术后 3 个月内平卧,不要趴卧、侧卧、高枕等。所有复健运动可以从术后 4～6 周开始,因为此时假体包膜已基本形成并定位。建议所有患者在术后 6 周左右恢复所有的上肢活动,特别是需要辅助放疗的患者,因为这有助于他们在放疗中的上肢摆位。

（九）扩张器相关指导

1. 扩张器注水　如果不出现伤口愈合延迟或明显的全乳切除术后乳房皮瓣坏死,组织扩张通常在术后 2 周开始。每次扩张,依据组织的可耐受性和患者的自身感受,可以注射适量容积;此后每周一次或每两周一次继续扩张,直至达到预期的容量。在置换永久性假体前至少一个月,可进行最后一次扩张。置换手术通常在初次手术后 3 个月进行。如果患者需要接受辅助化疗或放疗,就应将置换过程推迟,直至这些治疗结束,并且对伤口恢复程度和假体置换手术进行评估后,再行实施。在放疗模拟定位前与医生沟通,将扩张器放空或部分放空。在完成辅助放疗和放疗区域皮肤急性损伤消散后大约 2 周,用组织扩张器重新扩张充盈到原有体积。根据患者的耐受程度不同,首次注入的容量至少达到原先扩张量的一半,然后在 2～4 周间隔内,注入剩余容量的生理盐水,完成再次扩张。

2. 注水后观察　重建乳房皮肤扩张后,可能出现充血,此为正常现象,一般在取出扩张器后能恢复正常。疼痛是扩张过程中常见的症状,一般注射后 20～30 min 消失。每次注水后观察 10～15 min,如无不适可嘱患者离开。

3. 扩张器注水后居家护理　随着皮肤逐渐被扩张,皮肤变薄,皮肤软组织的抵抗力和耐受力会随之逐渐降低。因此,需注意保持局部皮肤清洁,不得抓挠扩张器表面的皮肤,如发现局部皮肤红、肿、热、痛提示有感染可能,及时到院就诊防止伤口裂开。勿穿着过小、过紧的衣物,紧贴扩张器皮瓣表面的衣物应宽松柔软。同时注意避免局部持续受压、摩擦、碰撞,避免去拥挤的公共场合及避免尖锐物质刺穿扩张器,以防止意外伤发生。在整个扩张期间,睡觉时向健侧卧位,不要烫伤、晒伤重建乳房表面皮肤,防止蚊虫叮咬,不宜进行剧烈运动。患者需坚持患侧肢体功能锻炼,保持生活规律,避免体重过度增加。

4. 假体置换时机　经充分扩张后,乳房区皮肤已经足够松弛时,可将扩张器置换为乳房假体。这种方法可避免因皮瓣转移后肌肉萎缩造成的重建乳房体积缩水的情况。如果患者需要接受辅助化疗或放疗,就应将置换过程推迟,直至这些治疗结束,并且在对伤口恢复程度和假体置换手术进行评估后再行实施。

（十）其他术后护理

参见本书第 72～75 页"（三）术后护理"部分。

（王　婷）

第三节 乳头乳晕重建护理

乳头重建及乳晕着色是修复重建乳房的最后步骤,也是重建乳房完整性的重要标志之一。应尽量在乳房重建手术后一年内进行,此期间内重建乳房的痛觉尚未完全恢复,有利于避免患者在接受乳头重建及乳晕着色时疼痛不止。

一、术前护理

(一)心理护理

尊重乳腺癌患者,并正确理解重建乳房手术的选择,护理人员应主动热情与患者沟通交流,鼓励患者追求女性身体完美的意愿,赞扬她们战胜乳腺癌的精神,建立良好的护患关系。讲解乳头乳晕重建手术的过程和注意事项,消除不良心理因素,同时也鼓励家属支持患者的手术意愿。

(二)一般护理

收集病例资料,包括既往乳腺癌治疗史,重建乳房的手术史,以及此次手术前全面体检及化验的结果。

(三)皮肤准备

观察手术野皮肤的情况,如局部瘢痕,重建乳房皮肤感觉恢复状况等,仔细备皮。

二、术后护理

(一)伤口护理

1. 手术后第 1 d 换药,观察伤口渗血及重建乳头有无缺血坏死发生。防止挤压重建乳头,应穿宽松内衣。

2. 手术后第 3 d 换药,了解重建乳头血运情况,并注意有无局部红肿、渗出等感染迹象。

3. 手术后一周可间断或全部拆除乳头乳晕处缝线。

(二)肢体活动

手术后一周内适当减少手术侧上肢剧烈活动,有利于伤口愈合。

(三)乳头形态

为达到与对侧乳头对称的效果,刚完成手术的重建乳头一般较对侧略大,恢复期重建乳头会逐渐出现挛缩。

(四)乳晕着色

在重建乳头伤口完全愈合后,根据测量对侧乳晕大小、颜色而确定重建乳头乳晕的文色范围和色泽,首次着色后,有可能出现不同程度的脱色情况,必要时需要再次补色,尽可能达到与对侧乳头乳晕颜色的一致。

(李 云)

第四节　自体脂肪移植护理

脂肪移植采用自体组织,无排异反应,常用于身体局部填充。自体脂肪移植操作简单,不留切口瘢痕,可重复进行,手术后弹性良好,手感佳,另外吸脂手术后还可使吸脂部位脂肪堆积减少,达到吸脂减肥、苗条身材的目的。自体脂肪移植主要用作标准乳房重建手术后的辅助手段,以改善和优化美学效果。但对于乳房体积中等偏小的患者,也可以选择2~3次脂肪移植进行乳房重建。脂肪移植适用于修复乳房体积、形状和轮廓畸形,放射治疗后乳腺组织的治疗,以及为放射区域行乳房重建手术做准备。脂肪移植与植入物或自体重建需间隔3个月以上,两次脂肪移植需至少间隔2个月以上。

一、术前护理

(一)心理护理

患者对自体脂肪移植手术既充满着期待,也存在着恐惧,术前应向患者详细介绍手术方法、手术过程、手术前后注意事项,特别是手术的利弊以及所能达到的效果、可能存在的风险等,使其有充分心理准备,在良好的心理状态下接受手术。

(二)身体状态评估

脂肪移植患者术前需进行乳腺核磁共振检查以确定乳房无其他病变。

(三)皮肤准备

包括脂肪移植部位和吸脂部位。脂肪注射部位备皮范围:上至锁骨,下至脐水平,对侧至锁骨中线,同侧至腋后线,包括同侧上臂上1/3和腋下,同时注意清洁脐孔。腹部吸脂备皮范围应延续至大腿上1/3,大腿部吸脂备皮范围应延伸至膝关节。注意避免皮肤破损,观察局部皮肤有无毛囊炎、皮疹、瘢痕等。

(四)物品准备

1. 手术前需准备两套透气性良好,可以贴身穿着的弹力衣裤。第一套弹力衣裤由手术医生在手术台上穿,由于手术后吸脂区域会有渗出液,术后一日弹力衣裤会渗透,应更换上第二套弹力衣裤。

2. 弹力衣裤外可穿着颜色稍深、宽松的衣裤,既舒适也不会因吸脂区渗出液沾染而造成不便,尤其是做大腿和下腹部吸脂的患者。

二、术后护理

(一)正确穿着弹力衣裤

1. 手术后及时穿着弹力衣裤,可对吸脂区域进行均匀的、有效的压迫,避免皮肤皱褶,正确穿着弹力衣裤对于术后的效果至关重要。

2. 手术后2个月内尽可能24 h穿着弹力衣裤,2个月以后可以根据恢复情况和个人对弹力衣裤穿着的耐受程度,调整、减少穿戴时间。

3. 对于任何部位的吸脂来说,一定要经常检查弹力衣裤是否随着活动而出现移位、皱缩,并及时进行调整。

（二）不同吸脂部位需要注意的问题

1. 腹部吸脂术后 2 周内尽可能减少坐位,因为坐位的时候腹部的皮肤会松弛而出现皱褶,如果在这个状态下愈合,腹部皮肤恢复后会出现不平整的情况。

2. 对于大腿内侧吸脂来说,弹力裤的边缘一定要穿到大腿根部,不然会在大腿内侧出现勒痕,皮肤也不平整。

3. 对于大腿部位的吸脂,术后由于肿胀和弹力裤较紧的原因,有可能会出现小腿和足背的水肿,可抬高下肢,2 周后逐渐缓解。

（三）术后吸脂部位可能出现的问题

1. *渗液* 手术当晚吸脂区域会出现淡血性渗出,绝大部分是手术中注射的局麻药物,通常 48 h 后渗出会逐渐减少。术后一日,观察伤口情况,吸脂和脂肪注射处需更换纱布,穿上弹力衣裤后即可出院。

2. *疼痛* 手术后吸脂和脂肪移植区域的疼痛属于轻度,一般患者均可耐受,不需要止痛药,除非对疼痛非常敏感的患者。

3. *淤青* 手术后吸脂和脂肪移植区域可能会出现大片淤青,只要不是进行性加重,都属于正常现象,通常 3~4 周逐渐消退。

（四）吸脂部位的恢复

1. 吸脂部位手术后 2 周开始会变硬,这属于正常现象,通常需要 2 个月左右才能逐渐变软。

2. 吸脂部位手术后早期有可能看起来比手术前还要粗大,通常需要 2~3 个月才能看到最终的效果。

（五）乳房脂肪移植区域的护理

1. 一个半月内尽量不要挤压乳房,比如不要趴着睡觉、不要穿着聚拢型的胸罩。

2. 一个月内避免做剧烈的上肢活动,比如打羽毛球、乒乓球、瑜伽等,剧烈的上肢活动有可能会增加脂肪的吸收。

3. 乳房皮肤的淤血会在 3~4 周内逐渐消退。

4. 如果 1~2 个月内摸到乳房内有局限性硬结,请及时就诊。

（六）脂肪移植手术后日常照护

1. 手术后第 3 d 起可以进行全身淋浴,但是避免揉搓吸脂和脂肪移植部位。

2. 手术后即可以穿着稍宽松,对乳房没有较大压力的胸罩,如全棉运动型内衣。避免穿着聚拢型有压力的胸罩或有钢圈的胸罩。

3. 为避免引起移植区域脂肪坏死,胸罩下边缘和外侧边缘避免挤压到脂肪注射后的乳房上。

4. 脂肪移植手术 3 个月后可以正常穿着胸罩。

5. 脂肪移植手术后可进行轻体力劳动,如坐姿的手工作业、立姿的仪器操作及控制等。

6. 脂肪移植手术后 1 个月左右可以恢复慢跑等日常活动。

（李　云）

第五节　缩乳手术护理

乳房肥大是指女性的乳房过度发育,腺体和脂肪结缔组织过度增生,导致乳房体积和躯体严重失调。尤其是在经过哺乳后,很多妇女的乳房会出现肥大或下垂的现象,对整体美观造成一定影响。在乳腺癌患者中,乳房肥大被认为是保乳的相对禁忌证,对肥大下垂的乳房进行放射治疗常常会导致异常剂量分布以及原发灶定位不准确。直到将乳房缩小术与保乳术相结合才使得这些问题迎刃而解。采用缩乳术治疗巨乳症伴早期乳腺癌患者的术后并发症发生率及局部复发率均较低,临床疗效较好,该技术可在临床上应用。另外,保乳手术能够保留患者的部分乳房,但仍存在双侧乳房不对称、较大乳房保乳术后偏坠等问题。乳腺癌对侧乳房缩小整形术通过切除多余脂肪、腺体组织,在保证乳房泌乳和正常感觉的基础上,修复乳房形态,改善其外观,可达到两侧乳房对称的目的。

一、术前护理

(一) 心理护理

乳腺癌患者因担心手术预后、肿瘤复发、美容效果而引发不同程度的焦虑及悲观等心理。术前向患者介绍手术方式和安全性,帮助患者树立战胜疾病的信心,以消除患者的心理顾虑,使患者在精神放松的情况下实施手术,保证患者围手术期的安全。

(二) 术前准备

缩乳手术须测量身高、立位测量乳头的位置和乳房下皱襞线。协助医师对新乳头的位置和乳房的大小进行设计。配合医师设计手术切口和术区范围,并进行标记。对乳房正位、左右侧位、左右半侧位留取照片以便术后比较。

(三) 皮肤护理

常规手术备皮范围为:上至锁骨,下至脐水平,对侧至锁骨中线,同侧至腋后线,包括同侧上臂上 1/3 和腋下,清洁脐孔。若手术需要植皮,应做好供皮区的皮肤准备。

二、术中护理

(一) 严密病情观察

与麻醉师密切配合,严密观察病情,注意基本生命体征,及时发现并处理术中可能出现的问题。吸引器保持通畅,建立良好的静脉通路,保证术中、术后输液。

(二) 巡回护士配合

1. 术前 30 min 调节手术间温度为 22~23℃,湿度为 50%~60%,连接好吸引器及高频电刀。

2. 与器械护士共同核对患者的手腕带及病历,核实患者信息及手术相关资料。用和蔼的态度主动与患者沟通,使之放松心情。

3. 建立静脉通道,由于手术时间长,建立有效的静脉通路和血流动力学监测至关重要,应确保输液通畅。协助麻醉师进行全身麻醉,麻醉成功后留置导尿管。

4. 术中根据手术需要安置手术体位,尽量减少受压,使患者舒适。注意肢体摆放的角度及固定是否得当,随时观察高频电刀的负极板放置是否合适。

5. 注意手术进展,严密观察患者生命体征,根据出血量调节输液速度,同时注意患者的尿量。护理人员应熟悉手术全过程,积极主动提供手术所需用品,监督手术人员遵守无菌及无瘤技术原则,保证仪器设备安全使用。随时根据手术需要调整灯光及手术床的升降及角度,以便手术医生观察两侧乳房缩小后的大小及乳头的位置是否对称,防止术中体位变动影响医生的手术操作和患者的安全。

(三) 器械护士的配合

1. 术前了解手术方式及手术医生的特殊要求,提前 20 min 洗手上台,按照手术的步骤准备用物,与巡回护士共同清点手术中所需要的敷料、器械及缝针的数目。

2. 协助手术医生消毒铺巾,整理手术器械台,连接并固定好吸引器、高频电刀等用物,保持手术台面的整洁无菌,台上一切物品做到心中有数。熟悉手术步骤,及时准确传递手术器械。

3. 患者实施完乳腺癌保乳根治术后更换手术器械,手术人员更换无菌手套及电刀手柄。手术台上加盖无菌中单和无菌治疗巾,手术野用 38~40 ℃的灭菌蒸馏水冲洗并用活力碘消毒。

4. 递手术刀作一倒 T 形切口,保留乳头,用尖刀片沿乳头作一环形标记。手术护理人员备 250 ml 生理盐水+1‰盐酸肾上腺素 0.5 mg 沿着倒 T 形切口进行皮下注射,以便游离乳头以外的皮瓣,并可起到局部止血作用。递中弯钳游离乳房内外侧的腺体,切除内外侧多余的乳房组织,递 4 号线圆针缝合剩下的乳房组织,由两侧及乳房下方分别向中心拉拢缝合,并作乳头和乳晕的整形。递带针 3-0 可吸收线进行皮肤美容缝合。

三、术后护理

(一) 心理护理

耐心询问患者的舒适度,重视患者提出的每一个问题并耐心解答,做到发现问题尽早处理。保持病房环境宽敞、明亮、安静、整洁,空气清新,使患者心胸开阔,保持良好的心情。

(二) 一般护理

全麻术后返回病房当日,术后监测患者生命体征直至平稳,同时给予低流量吸氧,密切观察心率、血压、呼吸、尿量等变化。告知患者保持平卧位 6 h,注意观察伤口有无渗血,有无皮下积液,引流管是否通畅,有无出血征象,疼痛情况。次日晨可下床活动,以利于伤口引流。指导患者及时应对麻醉引起的胃肠道反应和尿潴留。

(三) 引流管护理

保乳联合对侧缩乳术切除组织多,创伤面积较大,为了预防和减少并发症的发生给予负压引流,有利于伤口愈合增加皮瓣成活率,防止形成皮下淤血及感染坏死。其余护理同常规引流管护理。

(四) 密切观察乳头、乳晕血运

观察术区暴露乳头乳晕的颜色、弹性、指压反应。正常色泽未生育者乳头呈粉红色,已生育者呈褐色。如颜色苍白,提示动脉供血不足。如呈暗紫色,提示静脉回流受阻。正常指压反应时间为 1~3 s,若该处皮肤青紫,肿胀严重且指压反应时间>5 s,则提示皮瓣血运不良。询问患者乳头是否酸胀肿痛、有无触觉,如有异常及时报告医生。

（五）其余术后护理

参见本书第 72~75 页"（三）术后护理"部分。

（六）健康教育

保乳联合缩乳手术患者在术后全部拆除缝线后嘱咐患者每天擦拭乳头,利于乳头感觉的产生,防止瘢痕增生,在术后 1 个月内避免劳力活动,1 个月后嘱患者按摩乳房以改善乳房质地并佩戴高弹文胸 6 个月以上促进乳房美容塑形。

（王　婷）

● 参考文献 ●

［1］闫利涛.重症监护病房室内空气温度湿度对患者的影响［J］.山西医药杂志,2012,41(6)：580－581.

［2］吴小洁,叶和珍,王妮.乳腺癌改良根治术后背阔肌肌皮瓣Ⅰ期乳房重建围手术期护理［J］.温州医学院学报,2013,43(8)：555－556.

［3］向川江.乳腺癌患者背阔肌带蒂肌皮瓣Ⅰ期乳房重建的护理［J］.重庆医学,2013,42(34)：4226.

［4］蓝洪波.乳腺癌术后即刻背阔肌肌皮瓣乳房重建术的研究进展［J］.广西医学,2017,309(4)：523－526.

［5］赵怡,张舟,贺文,等.乳腺癌改良根治术后即刻背阔肌肌皮瓣乳房重建与传统改良根治术的疗效比较［J］.临床和实验医学杂志,2017,15(21)：8520.

［6］江宏珠,江妙玲.心理护理及人文关怀对乳腺癌患者术后康复的影响［J］.中国当代医药,2015,22(15)：182－183.

［7］Yter YF, Francis CW, Johanson NA. Prevention of VTE in orthopedic surgery patients ［J］. Chest, 2012,141(2)：e278－e325.

［8］Bui DT, Cordeiro PG, Hu QY, et al. Free flap reexploration：indications, treatment, and outcomes in 1193 free flaps ［J］. Plast Reconstr Surg, 2007,119(7)：2092－2100.

［9］杨烨,徐旭光.口腔颌面部游离皮瓣血管危象的临床研究进展［J］.现代肿瘤医学,2014,10(22)：2507－2509.

［10］Koch CA, Olsen SM, Moore EJ. Use of the medicinal leech for salvage of venous congested microvascular free flaps of the head and neck ［J］. Am J Otolaryngol, 2011,33(1)：26－30.

［11］陈颖,黄乃思,曹阿勇,等.游离腹部皮瓣乳房重建术后皮瓣血管危象相关因素分析［J］.中国实用外科杂志,2015,35(7)：744－748.

［12］贾娇坤,王宇,关山,等.手术方式对乳腺癌患者不同阶段生活质量的影响［J］.中国癌症杂志,2013,23(12)：984－988.

［13］彭翠娥,李赞,周波,等.乳腺癌术后乳房重建者的性生活和情感体验的质性研究［J］.中国实用护理杂志,2018,34(28)：2187－2191.

［14］陈力,孔祥溢,王翔宇,等.乳腺癌术后即刻背阔肌肌皮瓣/肌瓣乳房重建术研究进展［J］.中华实用诊断与治疗杂志,2019,33(8)：768－771.

［15］Rolph R, Mehta S, Farhadi J. Breast reconstruction：Options post-mastectomy ［J］. Br J Hosp Med (Lond), 2016,77(6)：334－342.

［16］陈春莲,卜湾湾.扩展型背阔肌皮瓣在Ⅰ期乳房重建中的应用及护理配合［J］.全科护理,2016,14

(14)：1474 - 1475.

[17] 张华. 吸脂术中预热肿胀液的临床效果观察[J]. 中国美容医学,2008,17(4)：493 - 495.

[18] 中国抗癌协会乳腺癌专业委员会. 中国抗癌协会乳腺癌诊治指南与规范(2019 年版)[J]. 中国癌症杂志,2019,29(8)：609 - 680.

[19] Kwok AC, Simpson AM, Ye X, et al. Immediate unilateral breast reconstruction using abdominally based flaps：analysis of 3310 cases [J]. J Reconstr Microsurg, 2019,35(1)：74 - 82.

[20] Chirappapha P, Trikunagonvong N, PrapruttamD, et al. Donor site complications and remnant of rectus abdominis muscle status after transverse rectus abdominis myocutaneous flap reconstruction [J]. Plast Reconstr Surg Glob Open, 2017,5(6)：e1387.

[21] Lee GK, SheckterCC. Breast reconstruction following breast cancer treatment-2018 [J]. JAMA, 2018,320(12)：1277 - 1278.

[22] Pien I, Caccavale S, Cheung MC, et al. Evolving trends in autologous breast reconstruction：Is the deep inferior epigastric artery perforator flap taking over [J]. Ann Plast Surg, 2016,76(5)：489 - 493.

[23] 龙翔. 腹壁下动脉穿支皮瓣和带蒂横行腹直肌皮瓣乳房重建并发症的 Meta 分析[D]. 昆明：昆明医科大学,2018：10 - 20.

[24] Uda H, Tomioka YK, Sarukawa S, et al. Abdominal morbidity after single-versus double-pedicled deep inferior epigastric perforator flap use [J]. J Plast Reconstr Aesthet Surg, 2016,69(9)：1178 - 1183.

[25] Kantak NA, Koolen PG, Martin C, et al. Are patients with low body mass index candidates for deep inferior epigastric perforator flaps for unilateral breast reconstruction [J]. Microsurgery, 2015,35(6)：421 - 427.

[26] Hamnett KE, Subramanian A. Breast reconstruction in older patients：A literature review of the decision-making process [J]. J Plast Reconstr Aesthet Surg, 2016,69(10)：1325 - 1334.

[27] Klasson S, Nyman J, Svensson H, et al. Smoking increases donor site complications in breast reconstruction with DIEP flap [J]. J Plast Surg Hand Surg, 2016,50(6)：331 - 335.

[28] McCarthy CM, Mehrara BJ, Riedel E, et al. Predicting complications following expander/implant breast reconstruction：An outcomes analysis based on preoperative clinical risk [J]. Plast Reconstr Surg, 2008,121(6)：1886 - 1892.

[29] Nahabedian MY. Achieving ideal breast aesthetics with autologous reconstruction [J]. Gland Surg, 2015,4(2)：134 - 144.

[30] Minami CA, Bilimoria KY, Hansen NM, et al. National evaluation of the new commission on cancer quality measure for postmastectomy radiation treatment for breast cancer [J]. Ann Surg Oncol, 2016, 23(8)：2446 - 2455.

[31] 闫帅,陶维阳. 乳房自体组织重建的研究进展[J]. 现代肿瘤医学,2020,28(11)：1962 - 1969.

[32] Klasson S, Nyman J, Svensson H, et al. Smoking increases donor site complications in breast reconstruction with DIEP flap [J]. J Plast Surg Hand Surg, 2016,50(6)：331 - 335.

[33] Dovala F, Lamelasa M, Dalyl T, et al. Deep inferior epigastric artery perforator flap breast reconstruction in women with previous abdominal incisions：a comparison of complication rates [J]. Ann Plast Surg, 2018,81(5)：560 - 564.

[34] Dayicioglu D, Tugertimur B, Munzenmaier K, et al. Outcomes of breast reconstruction after mastec-

tomy using deep inferior epigastric perforator flap after massive weight loss [J]. Ann Plast Surg, 2016,76(Supple 14)：S286 - S289.

[35] Abdel Rahman ARM, Rahouma M, Gaafar R, et al. Contributing factors to the outcome of primary malignant cheat wall tumors [J]. J Thorac Dis, 2017,9(12)：5184 - 5193.

[36] Gacto-Sancehz P, Sicilia-Castro D, Gomez-Cia T, et al. Computed tomographic angiography with Vir-SSPA three-dimensional software for perforator navigation improves perioperative outcomes in DIEP flap breast reconstruction [J]. Plast Reconstr Surg, 2010,125(1)：24 - 31.

[37] 王斐,顾玮瑾.26 例乳腺癌患者行游离腹直肌皮瓣乳房重建术的护理配合[J].护理学报,2014,12(21)：48 - 50.

[38] Fosnot J, Jandali S, Lowd W, et al. Closer to an understanding of fate：the role of vascular complications in free flap breast reconstruction [J]. Plast Reconstr Surg, 2011,128(4)：835 - 843.

[39] 李静,孙萌,李艳京,等.13 例早期乳腺癌患者全腔镜乳房皮下腺体切除术联合带蒂大网膜一期乳房重建术的护理[J].护理学报,2018,25(16)：47 - 49.

[40] 胡震.带蒂腹直肌皮瓣在乳房重建手术中的应用[J].中国癌症杂志,2017,27(8)：620 - 625.

[41] 李亮,刘军涛,蔡海峰,等.腹壁下动脉穿支皮瓣和带蒂横行腹直肌皮瓣在乳房重建中的对比研究[J].中国综合临床,2015,31(10)：895 - 898.

[42] 楼菲菲,许平波,黄乃思,等.乳腺癌游离皮瓣乳房重建术后的麻醉管理[J].中国癌症杂志,2016,26(5)：383 - 387.

[43] Zhong T, Neinstein R, Massey C, et al. Intravenous fluid in fusion rate in microsurgical breast reconstruction：important lessons learned of from 354 free flaps [J]. Plast Reconstr Surg, 2011,128(6)：1153 - 1160.

[44] Gooneraten H, Lalabekyan B, Clarke S, et al. Perioperative an aesthetic practice for head and neck free tissue transfer-a UK national survey [J]. Acta Anaesthesiol Scand, 2013,57(10)：1293 - 1300.

[45] Motakef S, Mountziaris PM, Ismaili K, et al. Emerging paradigms in perioperative management for microsurgical free tissue transfer：review of the literature and evidence based guidelines [J]. Plast Reconstr Surg, 2015,135(1)：290 - 299.

[46] 国家卫生健康委员会.静脉血液标本采集指南(WS/T 661 - 2020)[S].2020 - 03 - 26.

[47] Lee KT, Mun GH. Comparison of one-stage vs. two-stage prosthesis-based breast reconstruction：a systematic review and meta-analysis [J]. Am J Surg, 2016,212(2)：336 - 344.

[48] 许娟娟.背阔肌肌皮瓣联合假体行乳房再造的围手术期护理[J].健康护理,2017,27(5)：232 - 233.

[49] 吴芸,劳明.心理和社会支持对乳腺癌假体植入术后出院患者的影响[J].家庭医药,2017,(5)：20.

[50] 吴炅,Pei-rong Yu.乳腺癌术后乳房重建[M].北京：人民卫生出版社,2016：188.

[51] 毛君.15 例乳腺癌改良根治同期乳房假体植入重建术患者的围术期护理[J].全科护理,2013,11(5)：1199 - 1200.

[52] 潘小欢,伍艳群,胡文辉,等.假体隆乳术后乳房按摩预防Ⅲ/Ⅳ包膜挛缩的回顾性研究[J].中国美容医学,2018,27(4)：1 - 3.

[53] 邱琳.舒适护理在乳腺癌改良根治术后即刻假体植入再造乳房患者中的应用效果观察[J].世界最新医学信息文摘,2019,19(100)：237 - 239.

[54] Araco A, Caruso R, Araco F, et al. Capsular contractures：a systematic review [J]. Plast Reconstr Surg, 2009,124(6)：1808 - 1819.

[55] Cordeiro PG, Pusic AL, Disa JJ, et al. Irradiation after immediate tissue expander/implant breast

reconstruction: outcomes, complications, aesthetic results, and satisfaction among 156 patients [J]. Plast Reconstr Surg, 2004,113(3):877-881.

[56] 刘杰伟,张伟,祝葆华. 隆乳假体及置入层次影响包膜挛缩形成的回顾性研究[J]. 中国美容医学, 2016,(11):11-14.

[57] 魏家宾,李鹏辉,高原,等. 双环法乳房整形治疗乳房肥大及乳房下垂患者的随访观察研究[J]. 医学美学美容,2020,29(14):34.

[58] 孙鹏飞,刘晨,张彬,等. 缩乳术治疗巨乳症伴早期乳腺癌患者单组率的 Meta 分析[J]. 中国美容整形外科杂志,2018,29(7):389-391.

[59] 李凤,曹东升,谢娟,等. 改良垂直双蒂法巨乳缩[J]. 安徽医科大学学报,2014,49(6):842-844.

[60] 王惠颓. 1 例乳癌患者行保乳根治及双乳巨乳缩小上提成形术的护理配合[J]. 全科护理,2013,11(10):2783.

[61] 黄敬,邓琪. 巨乳缩小术心理护理对术后疼痛及并发症影响[J]. 中国医疗美容,2016,6(12):91-93.

[62] 房晓娜,朱富娣. 乳腺癌患者保乳联合健侧缩乳术的护理[J]. 天津护理,2019,27(1):68-69.

[63] 母文玲. 巨乳缩小围手术期的护理观察[J]. 护理研究,2019,33(8):1350.

[64] 詹天福,贺光照. 常见巨乳缩小成形术及其并发症的研究进展[J]. 现代医药卫生,2019,35(19):3019-3021.

[65] 陆春华,曹亚军,潘玮. 垂直双蒂法巨乳缩小术围手术期护理[J]. 当代护理,2018,25(30):48-49.

[66] 宋建文. 倒 T 形垂直双蒂法缩乳术的围手术期护理[J]. 浙江医学,2011,33(5):774-775.

第七章　乳房重建并发症护理

随着乳腺癌综合治疗水平的不断提高,乳腺癌患者的生存期显著延长,患者对于术后生活质量也日益重视。乳房重建手术可以改善乳腺癌患者因丧失乳房产生的心理障碍,提升女性形体美,帮助患者重拾信心。乳房重建手术本身有术后并发症发生的风险,同时一些辅助治疗也影响重建术后并发症的发生。

乳房重建术后并发症有普遍性和特殊性。按时间可以分为早期和晚期;按位置分为乳房区(自体移植中称受体区)、供体区(仅见于自体移植术)和全身并发症。并发症还可分为轻度和严重。再次住院或手术以及乳房重建失败也可作为并发症。因此,术后并发症发生后,严密的护理观察、及时有效的护理干预措施是确保再次手术成功的关键。

第一节　导致乳房重建手术并发症的危险因素

一、患者因素

(一) 肥胖

许多研究证明肥胖和重建术后并发症发生相关。Fischer 等对 2005—2010 年美国外科医师协会国家手术质量提升项目(American College of Surgeons-National Surgery Quality Improvement Program,ACS-NSQIP)数据库中的 15 934 例病例进行分析,结果显示肥胖几乎会增加所有种类并发症的发生,包括严重并发症、内科并发症、呼吸系统并发症、切口并发症等。

(二) 吸烟

吸烟在多项研究中被证实是乳房重建术后并发症发生的危险因素。Thorarinsson 等的回顾性研究认为,吸烟是乳房重建术后早期并发症的独立危险因素,且吸烟和高 BMI、放疗史叠加,可使术后并发症的发生率翻倍。特别是重度吸烟者,增加了皮瓣血清肿、感染、肺炎的风险。

(三) 年龄

多项研究提出年龄是术后并发症发生的危险因素。Wilkins 等研究显示,高龄是显著的危险因素。Hirsch 等研究扩张器-假体二步植入重建发现,无论是扩张器植入还是永久假体植入,＞50 岁的患者发生术后并发症的风险显著上升。

（四）辅助治疗

化疗可造成人体免疫功能下降、抗感染能力降低,新辅助化疗可能增加即刻乳房重建术后皮瓣脂肪坏死及感染的发生率。放疗的照射区域会发生纤维组织增生、组织萎缩（图1-7-1-1）、血管硬化甚至闭锁,可能增加术后皮瓣坏死的发生率。内分泌治疗中他莫昔芬的使用可能会增加移植皮瓣的血管栓塞风险。

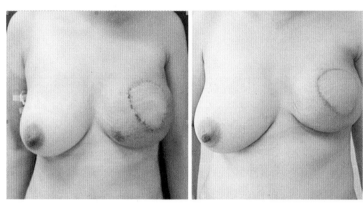

图 1-7-1-1　术后放疗导致自体组织皮瓣萎缩

（五）临床合并症

1. 高血压　在一篇关于 1170 例先后进行扩张器＋假体重建的综述中提到,高血压是围手术期并发症的独立危险因素。在该系列研究中,将患者定义为高血压的标准是需要接受药物治疗,其围手术期并发症发生风险是非高血压患者的 2 倍。

2. 糖尿病　假体感染和糖尿病之间没有显著相关性,同时未发现糖尿病是乳房重建术后并发症或手术失败的独立危险因素。然而,仍然建议乳腺癌患者在围手术期积极控制血糖。

二、手术因素

（一）重建的时机

即刻重建的乳房形态好于延期重建的乳房,因为乳房切除后遗留的组织没有受到瘢痕的影响,质地柔软,决定乳房形态的重要结构如乳房下皱襞得以保留。即刻乳房重建不会推迟辅助放疗或化疗,但即刻重建和延期重建相比术后并发症增加,在带蒂和游离 TRAM 乳房重建中差异均有显著统计学意义。因此,在选择即刻乳房重建时更应严格掌握手术适应证。

（二）重建的方式

不少研究比较各类重建方式的术后并发症发生率,以供临床决策参考。对于不同的自体移植方法,Massenburg 等通过 ACS-NSQIP 的回顾性研究发现,采用背阔肌皮瓣的乳房重建术后近期并发症发生率最低（10.8％）,游离皮瓣的术后发生率最高（26.1％）。另一方面,虽然游离皮瓣最易发生皮瓣重建失败,但与带蒂皮瓣的发生率相比,差异并不显著。

Davila 等对 10 561 例患者的回顾性研究发现,即刻假体植入和扩张器-假体两步植入的并发症发生风险都较低,但即刻假体植入重建失败的风险略高。

很多研究聚焦于不同腹部皮瓣重建方法的差异。Coroneos 等发现,与 DIEP 相比,SIEA 的血管并发症和重建失败的比例明显升高。但也有研究认为 DIEP 的并发症发生相对较多,如 Thorarinsson 等发现在延期重建中,DIEP 的总体并发症发生率最高,也最易发生脂肪坏死、皮肤坏死和再次手术。Jeong 等通过荟萃分析进一步认为,带蒂 TRAM 正在被游离 TRAM 和 DIEP 代替。游离 TRAM 的脂肪坏死和部分皮瓣坏死发生率比带蒂 TRAM 低,而在总体皮瓣坏死、腹壁疝和膨隆上无明显差异。DIEP 与带蒂 TRAM 相比,只在疝和腹部膨隆的发生率上有差异。由此可见,TRAM、DIEP、SIEA 作为目前常用的 3 种腹部皮瓣,其受区和供区并发症发生存在一定规律。术者应权衡其特点和团队所掌握的技术,合理选择。

乳房假体重建的并发症发生和重建失败率升高,除了患者自身因素、辅助治疗等因素之外,通常还要考虑乳房形态因素:乳房容积较大的患者,以对侧乳房作为参考,置入较大的假体存在局部组织量不足,不能提供充足的自体组织覆盖假体,行即刻重建会导致肌肉或皮瓣张力过大,增加皮瓣坏死、假体暴露及移位等并发症发生率,致手术失败,因此不建议行即刻假体乳房重建。通常可联合同侧背阔肌肌(皮)瓣、前锯肌肌瓣等自体组织皮瓣增加局部组织量,也可以联合补片来加强对假体的覆盖和保护,或改用扩张器法延期-即刻重建。

第二节 乳房重建手术并发症与临床表现

自体组织重建和植入物重建两者的并发症各不相同。自体重建手术范围广,并发症牵涉皮瓣、重建乳房区和供区,包括皮肤皮瓣坏死、脂肪坏死以及供区和受区的相关并发症等。而植入物重建并发症主要和手术以及植入物植入相关:手术相关并发症有感染、积液、皮瓣坏死及切口裂开等;植入物相关并发症包括假体移位或异位、植入物外露、假体转位(解剖型假体)、假体皱褶或波纹、假体可触及、假体渗漏或破裂、假体包膜挛缩及假体取出移除等。

一、自体组织乳房重建术的并发症与临床表现

(一)皮下出血和积液
由于自体组织和皮瓣之间有一定的缝隙存在,若术中止血不彻底、电刀对脂肪组织及真皮下血管网的损伤、结扎小血管的缝线脱落、术后胸部包扎不良或引流不通畅、引流管拔除过早等,均会导致积液积聚在皮瓣下形成皮瓣积液,经积极治疗后一般在几周内可吸收、消退,但如积液过多将影响皮瓣愈合,甚至造成皮瓣坏死、延迟治愈时间,造成患者精神及经济上的沉重负担,严重情况下甚至会对患者的生命安全造成威胁。皮下积液或积血的临床表现为皮瓣下局部出现隆起,较饱满,触之有波动感,患者出现局部胀痛等。

（二）皮瓣坏死

皮瓣坏死是乳房重建术后严重并发症之一，一旦出现，若不及时控制，将导致手术失败，需通过外科手术摘除坏死的皮瓣。其发生原因多样，早期血管危象为其主要预警，一旦发生应立即通知医生处理。术后皮瓣血运不良是发生皮瓣坏死的主要因素，因此术后需要通过观察皮瓣的颜色、温度、张力、血供情况、毛细血管充盈时间这几点来判断皮瓣的愈合情况。一旦出现皮瓣的颜色过深（暗红、紫红、紫）或淡红、苍白，温度下降（术后48 h后皮瓣温度低于周围正常皮肤2～3℃），皮肤张力过低（皮瓣瘪陷、皮肤皱纹加深）或张力过高（皮纹变浅或消失），充盈时间缩短或反应迟缓（时间超过5 s），应引起高度重视。

（三）腹壁切口疝

腹壁切口疝主要发生于行腹直肌肌皮瓣乳房重建术患者，由于腹直肌的缺损和肌力减弱、肋间神经运动功能损伤、筋膜松弛和薄弱，加之术中处理或术后护理不当，故发生腹疝的概率增大。根据调查显示，发生率为11％～23％。切口疝的发生包含了多种的原因，可分为局部和全身因素。局部因素如切口感染、裂开；全身因素如患者BMI较高、腹内压增高的慢性疾病（慢性阻塞性肺气肿、顽固性便秘等）、糖尿病、营养不良等。最常见的症状是原腹部手术切口处有包块出现，用力时突出，平卧休息则缩小或消失，触诊可扪及切口下方的缺损。

（四）感染

感染是外科手术后最常见的并发症，分为切口感染和肺部感染。切口感染表现为伤口周边红、肿、热、痛，多因手术较大、机体耐受力不足，伤口组织渗液未及时清除，无菌操作原则不强等因素引起。由于术中麻醉插管刺激及术后需卧床静养数日，易致患者呼吸道分泌物增多，加之胸腹部术区疼痛等原因，往往不能有效咳嗽，导致呼吸道分泌物淤积肺部，较易发生肺部感染。

（五）压力性损伤

压力性损伤是指局部受压而造成的软组织疼痛，肿胀甚至坏死的情况。采取TRAM重建术和DIEP重建术的患者需长时间卧床，术后采取中凹卧位以减轻腹部张力，有利于静脉回流，减轻局部肿胀。由于长时间的卧床休息，导致患者骶尾部的皮肤压力性损失可能性增大。

（六）脂肪液化

切口脂肪液化是腹部手术后常见的并发症，尤其是近年来随着老年及肥胖患者的增多，切口脂肪液化的发生率也随之不断增加。脂肪液化是大量脂肪细胞遭到破坏之后，细胞中脂肪粒不断外溢并分解，生成液体油脂并在切口内积留的现象。脂肪液化一旦发生可导致细菌入侵，感染的发生率也随之增长，同时造成患者住院时间不必要的延长，对患者的心理和经济负担产生影响。切口脂肪液化的确切病因尚未完全清楚，大多认为与肥胖、老年体弱、高频电刀的应用有关。临床表现为：①多发生在术后3～7 d，在常规检查伤口时，可发现敷料上有黄色渗液，按压切口时皮下有渗液涌出；②切口愈合不良，局部凹陷，皮下组织游离，渗液中可见漂浮的脂肪滴；③切口无红肿及压痛，切口边缘及皮下组织无坏死征象。

（七）瘢痕明显增生

瘢痕明显增生是 DIEP 乳房重建术后常见并发症之一，发生瘢痕增生多与供区皮瓣关闭时减张不够、切取皮瓣较宽、术后早期活动等有关。在乳房区主要与皮瓣边缘浅层皮肤坏死有关，故应重视皮瓣边缘的血运问题。

二、植入物乳房重建手术的并发症与临床表现

（一）感染

急性期感染通常发生在术后 2 周内，切口周围组织出现红、肿、热、痛等反应，缝合处充血明显，体温在 38.5℃以下。慢性感染可在术后 3～6 个月出现，可能与假体消毒不严、机体抵抗力差、慢性排异反应有关。乳房假体重建术的患者，无论哪种切口出现红肿区域，一般均在乳房下皱襞。若术后 1 周出现高热者，需与上呼吸道感染鉴别，对症处理。

（二）皮下出血和积液

积液或积血是由于血清样液体聚集于皮下而形成，经治疗后一般在几周内可吸收、消退。皮下积液、积血的临床表现为皮瓣下局部出现隆起、较饱满，触摸有波动感，患者出现局部胀痛等。术后发生创面急性或慢性渗血，可能会进一步导致伤口感染、包膜挛缩。

（三）皮瓣坏死

皮瓣坏死的主要因素为皮瓣张力过大，乳腺切除后因皮肤缺损、组织水肿等。植入理想大小假体时，若局部组织不能完全覆盖假体或勉强覆盖，可采取延期-即刻重建方案。

（四）乳房假体植入位置异常或移位

假体常放置在胸大肌后，由于胸大肌内下方起点处限制，张力较高，容易导致假体上移（图 1-7-2-1）。通常需要再次手术处理。常见假体植入位置异常的部位在乳房上极、外侧，偶尔见乳房下极、内上方，肉眼可见双侧乳房位置不对称，导致外形不美观。

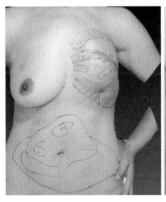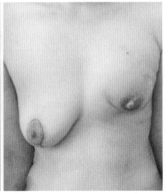

图 1-7-2-1　假体上移，垂坠度不对称

（五）乳房假体包膜挛缩

包膜挛缩是假体植入术后常见的并发症，术后任何时间都可能发生。假体植入后，成纤维细胞会沿着假体形成包膜，初期较薄且柔软对乳房外形影响不大，但随着伤口的愈合，部分患者会发生包膜增厚变硬，这是由于成纤维细胞的萎缩或消失，即出现了包膜挛缩（图

1-7-2-2）。临床上发生率为1.3%~30%。发生包膜挛缩的机制目前尚未研究清楚,可能的原因有:①硅胶囊所致异物反应;②术中分离腔隙不足;③局部血肿;④假体置放层次出错;⑤包膜腔内感染;⑥假体的硅凝胶渗漏;⑦个体差异。发生假体包膜挛缩可出现不同程度的乳房硬化,甚至出现乳房外形异常和疼痛。通常发生假体包膜挛缩的同时乳房假体位置也出现异常,造成置入术后外观不美,手感较硬,多发生在术后1~12个月。Speal改良的Baker包膜挛缩分级如表1-7-2-1。

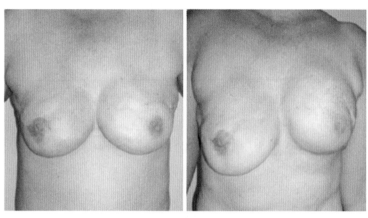

图1-7-2-2　女性,左乳乳腺癌,双侧假体植入6个月后,纤维包膜挛缩

表1-7-2-1　Speal改良的Baker包膜挛缩分级

乳房硬化程度	乳房硬化体征
Ⅰ级	乳房柔软
Ⅱ级	轻度变硬,可扪及乳房假体,但从外表看不出来
Ⅲ级	中度变硬,很容易扪及乳房假体,并能从外表看到
Ⅳ级	严重变硬,疼痛明显,假体扭曲

（六）植入物暴露

植入物暴露的原因包括:保守性全乳切除的技术欠缺,导致乳房皮瓣坏死;植入物选择不当导致张力过大,切口愈合不良,切口下方无肌肉组织覆盖,修整包膜时损伤乳房皮瓣等。

（七）假体破裂、渗漏

假体破裂、渗漏确切的发生率不清楚,估计相差很大,为0.3%~77%,发生率与置入时间长短有关。假体破裂临床诊断很困难,因为发生时患者无自觉症状。核磁共振成像(MRI)技术是早期发现假体破裂的重要检查手段之一。常见红、肿、热、痛等症状,并可形成多个团块,可出现乳房硬化表现。切口处出现红肿,创口处凸起,触之有波动感。原因主要有:手术操作不够稳准、未在直视下缝合、因视野不清造成假体损伤;人工假体在术中可能发生破裂;腔隙过小,假体在腔内打折,经反复摩擦而出现渗漏;假体质量欠佳,术前未仔细检查。

第三节 乳房重建手术并发症预防和护理

一、感染

（一）预防措施

1. 保持伤口处于清洁干燥的环境中，换药时严格遵守无菌操作原则，避免污染切口造成感染。

2. 充分做好术前准备，彻底清洁手术部位的皮肤且不能损伤皮肤，如有异常及时通知医生处理。

3. 加强全身营养状况，增强机体免疫力。

4. 指导患者有效咳嗽，以免术后肺部感染因呼吸道分泌不能及时排出。

5. 做好保暖措施，避免上呼吸道感染，病区室温维持在 20～24 ℃，湿度为 50%～60%。

6. 术后妥善固定引流管，防止逆行感染。

7. 预防假体植入乳房重建感染相关措施　围手术期至少使用一次抗生素，使用含有乙醇的消毒剂准备术区，手术室保证层流及超洁净通风系统，患者术中有保暖措施，术中术者减少位置变动，使用双层手套，更换清洁手套接触假体（最少或不接触外科原则），缩短手术进行时间，放置引流，植入腔冲洗去除坏死组织等。

（二）护理措施

1. 针对切口感染，临床上的治疗和护理操作时应严格执行无菌操作，局部若有组织分泌物渗出应及时换药，避免切口污染造成感染加重。

2. 乳房手术属于Ⅰ类无菌手术，术后一般无须使用抗生素，但行重建手术或辅助治疗后的患者需在术后 24～48 h 遵医嘱静脉滴注抗生素，预防感染。扩张器或假体植入术 24～48 h 后遵医嘱继续口服盐酸左氧氟沙星（可乐必妥）预防感染。

3. 指导患者多饮水，多食用高热量、高蛋白、高纤维饮食，增加机体耐受力。

4. 胸大肌以外的层次感染，不必取出假体，但若感染波及胸大肌下腔隙，则必须取出，充分冲洗腔隙并引流。若患者要求再次放置假体，一般在 3 个月后进行。

5. 若发生肺部感染，教会患者有效咳嗽的方法，如痰液黏稠不易咳出，遵医嘱予以雾化吸入或使用化痰药物，以降低肺部感染及肺不张的发生。

6. 向患者清楚详细解释术后发生感染的原因，消除患者紧张、担忧和焦虑的负面情绪，根据患者的不同情绪采取相应的安抚工作，使患者能够积极配合相应的治疗。

二、皮下出血与积液（血清肿）

（一）预防措施

1. 术后持续负压吸引引流皮下积液，保持负压引流管通畅是避免皮下积液和积血的有效措施。

2. 妥善固定，避免引流管扭曲、折叠、牵拉等，使引流管处于一个持续有效的负压状态。

3. 密切观察引流液的颜色、性质和量,并且准确记录。术后 24 h 内每小时观察引流液,如每小时引流量≥100 ml;或引流液呈鲜红色、质地黏稠伴有血带≥50 ml;或引流液引流呈点滴状,则提示有活动性出血,应立即通知医生,并做好手术止血的准备工作。

4. 术后 24 h 引流量应不超过 200 ml,以后逐渐减少,且引流液颜色也将由暗红色转为淡红色。当引流管里的引流液连续 2~3 d 少于 20~30 ml,可遵医嘱予以导管拔除。

5. 动态观察引流情况,如发生漏气、堵塞应及时通知医师并给予定时挤压。

6. 术后患者佩戴弹力胸带,外部给予皮瓣一定压力,以促进皮瓣与胸壁的贴合。

7. 指导患者多饮水,多食用高热量、高蛋白、高纤维饮食,增加机体耐受力。

(二)护理措施

1. 若患者血肿明显,则应立即拆除缝线,彻底清除血凝块之后再重新缝合,加压包扎固定,放置引流管,切忌反复用粗针头穿刺,防止继发感染,增加患者的痛苦。

2. 向患者解释术后发生血肿的原因,做好患者的预防宣教工作,避免治疗后再次发生皮下积液的可能,同时安抚患者紧张、担忧的情绪,对患者的家属也做好详细的解释工作,避免护患冲突。

三、皮瓣坏死

(一)预防措施

1. 对游离皮瓣重建术的患者,吸烟可导致血管痉挛,使皮瓣皮肤的坏死率、腹部皮瓣的坏死率和腹疝的发生率明显增加,室内严格禁烟,防止烟中尼古丁引起皮瓣血管收缩,术前 1 周嘱患者勿在有烟场所出现,并嘱家属术后勿在患者床边吸烟。

2. 体表及肢体血管对周围的影响十分敏感,温热及寒冷都可刺激血管,故病室环境应安静、舒适、清洁。室温应该控制为 25~26 ℃,湿度维持为 50%~60%,以免外界温度变化引起血管收缩影响血液循环。

3. 为患者提供安全舒适的病房环境,保证患者良好睡眠,以免神经紧张导致周围血管痉挛,严格控制探视人员。

4. 加强对皮瓣各项观察内容的监测,注意对皮瓣区域的保暖,皮瓣存活的关键是保温、防压、解痉、预防感染。

5. 佩戴腹带不宜过紧,松紧度以能够放入一根手指为宜。保持创口敷料清洁干燥,协助医生按时换药避免皮瓣感染。

6. 自体移植皮瓣的观察

(1)LDFM:患者应尽量保持健侧卧位,同时需避免包扎过紧,以免压迫胸背血管引发皮瓣组织缺血坏死。如发现乳房弹性差,压凹平复慢,无肌肉收缩,引流液呈陈旧性血性液时,需及时报告医生处理。

(2)TRAM:TRAM 的血管蒂在剑突旁,应密切观察该处皮下有无血肿形成,须保持该处宽松,防止受压。密切观察皮瓣颜色,如皮瓣呈花斑样紫色或苍白,说明皮瓣有血运障碍。循环血容量不足是影响皮瓣血运的因素之一,术后应严密观察血压、脉搏及引流量的变化。一旦发生血压下降、脉搏加快或引流量突然增多,则提示可能有活动性出血,应及时通知医生处理。

（3）DIEP：术后72h内最容易发生血管危象，因此在此期间护理人员应密切监测，早期发现血管危象并及时处理，以免皮瓣情况恶化（图1-7-3-1）。主要包括皮瓣的颜色、张力、温度、毛细血管充盈时间及动脉血流搏动。因人体各部位肤色不一样，观察时既要与供皮区周围肤色相比，又要与受皮区肤色相比。

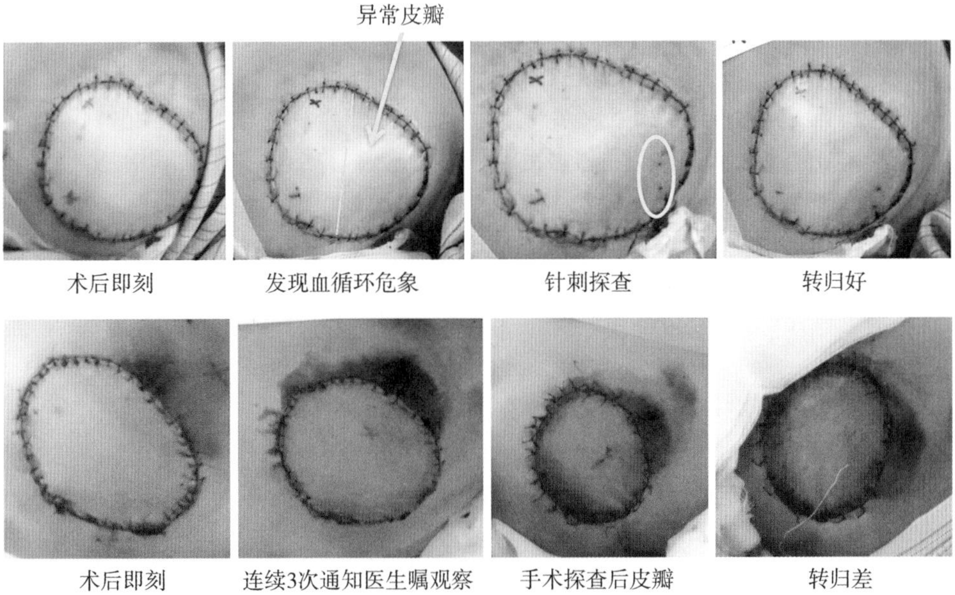

异常皮瓣

| 术后即刻 | 发现血循环危象 | 针刺探查 | 转归好 |

| 术后即刻 | 连续3次通知医生嘱观察 | 手术探查后皮瓣 | 转归差 |

图1-7-3-1 异常皮瓣

1）皮瓣颜色：正常皮瓣颜色为红润；如静脉回流受阻，按轻重程度依次可分为暗红、紫红、紫；如动脉充盈受阻，按轻重程度依次为淡红、苍白。

2）皮瓣的张力：可分为低、略低、正常、略高、高；如皮瓣张力低，提示动脉供血不足，表现为皮瓣瘪陷、皮肤皱纹加深；如皮瓣张力高，提示静脉回流受阻，表现为皮纹变浅或消失。

3）毛细血管充盈时间：正常者皮肤按压充盈后颜色恢复时间在1～2s转为红润；充盈时间小于1s提示静脉淤血；充盈时间超过2s提示动脉栓塞的可能。

4）皮瓣温度：正常转移皮瓣24～48h温度略高于周围正常皮肤1～1.5℃；48h后皮温正常或略低。如皮温低于正常皮肤2～3℃，则提示可能存在血液循环障碍，皮瓣存活率低。

5）多普勒检测动脉血流情况：正常动脉搏动是清晰、有规律、有力，声音清晰且规则。若出现搏动减弱、声音减弱、不清晰、不规则，提示血液循环障碍。

7. 指导患者多饮水，多食用高热量、高蛋白、高纤维饮食，增加机体耐受力。

8. 冬季注意重建区域保暖，局部温度过高会增加全身及皮瓣组织的耗氧量，温度过低则可造成皮瓣血运不畅，影响动脉供血及静脉回流。

9. 病室环境应安静、舒适、清洁。室温应该控制在25～26℃，湿度维持在50%～60%。

10. 数码拍照技术是对临床观察的很好补充，通过动态观察，能够减少不同观察人员的主观差异，及早发现血循环危象。

（二）护理措施

1. 护理人员应严密监测皮肤的温度、张力、血运情况和毛细血管充盈的情况,观察移植区皮瓣肿胀情况,遵医嘱予以药物治疗。

2. 一旦发生血循环危象,应及时有效的处理。①动脉危象:表现为皮瓣颜色苍白、温度降低,张力下降且瘪陷,毛细血管充盈时间长,针刺出血少。此时应适当改变体位,避免皮瓣蒂部扭转而致血液供应不足,注意保暖,与患者交流,减少其紧张情绪,使之配合治疗。②静脉危象:表现为皮瓣颜色紫红、张力高,毛细血管充盈时间快,有散在水疱,针刺出血活跃,放血后颜色由暗红变为鲜红,并出现局部增多。处理时应先观察外敷料情况,判断是否因敷料过紧造成。如敷料过紧,应立即松解,可低位针刺放血,并给予皮瓣按摩治疗,使淤积的静脉血流出,促使静脉淋巴回流建立。

3. 发现皮瓣异常应立即第一时间通知医生,配合医生处理。如果确定皮瓣坏死,则需通过外科手术摘除坏死的皮瓣,同时宣告乳房重建手术失败。

4. 严密监测皮肤温度,观察移植区皮瓣肿胀情况,予重组人表皮生长因子凝胶创口外用、前列地尔注射液静脉滴注,在评估患者的各因素情况后,待伤口愈合后再次进行乳房重建。

5. 做好患者的心理护理工作,向患者解释发生并发症的原因以及手术细节,让患者有一个全面的了解,消除患者的紧张、担忧和焦虑的情绪。时刻留意患者的情绪变化,根据患者的不同情绪,采取不同的安抚措施,让患者配合相应的治疗。

四、腹壁切口疝及腹壁膨出

（一）预防措施

1. 腹直肌肌皮瓣被移除后用腹带对腹部进行加压包扎,待病情允许后,协助患者采取半坐卧位,以减低腹部切口的张力,促进肌皮瓣的血供,同时促进皮瓣下积液的引流,下肢屈位,屈膝略大于90°,以利于减轻腹部供区张力促进愈合,防止腹壁疝(图1-7-3-2)的发生。7~10 d不能直立行走,以减少腹部张力,一般腹部伤口加压包扎3个月。

2. 注意保暖,防止感染导致切口部位血肿或引发腹壁疝。

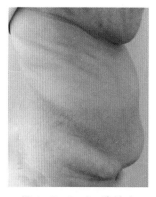

图1-7-3-2 腹壁疝

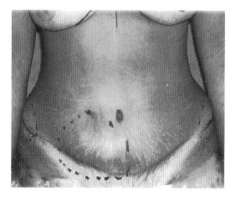

图1-7-3-3 腹壁膨出

3. 嘱咐患者多饮水,多食用高热量、高蛋白、高纤维饮食,增加机体耐受力。

4. 嘱患者在避免剧烈咳嗽和打喷嚏,咳嗽时用双手保护腹部创口,鼓励患者多食用高纤维的食物,防止便秘。

(二)护理措施

1. 发现腹壁膨出(上页图 1 - 7 - 3 - 3)后,初期以非手术治疗为主,指导患者卧床休息,使用腹带加压包扎,持续 3～6 个月,以促进松弛的腹肌得以恢复。效果不佳者可再次手术治疗。

2. 治疗恢复后,加强对患者的健康宣教,做好腹壁切口疝的预防工作,防止再次发生腹壁切口疝。

3. 若患者无法靠自身进行有效咳痰排除痰液,遵医嘱予盐酸氨溴索注射液静脉滴注,每天两次雾化吸入。

4. 保持大便通畅,每天 1 次乳果糖口服溶液口服,同时指导患者进食富含纤维的蔬菜、水果。

5. 消除患者并发症后的不良情绪,做好对患者及其家属的解释工作,消除患者紧张、担忧和焦虑的负面情绪。

五、脂肪液化

(一)预防措施

1. 每日对患者的切口情况进行观察,注意观察切口皮肤颜色、渗出液量及性质,保持敷料清洁干燥。

2. 嘱咐患者减轻腹部张力,术后采取屈髋屈膝位 2 周,避免早期过多活动,以促进伤口的愈合。

3. 指导患者及家属切勿用力排便、咳嗽,防止腹部压力增高,注意切口保护。

4. 饮食上指导患者多饮水,多食用高热量、高蛋白、高纤维饮食,增加机体耐受力。

(二)护理措施

1. 发现切口脂肪液化应及时通知医生,协助患者安置于半卧位减轻腹壁张力,定期换药保证引流充分。

2. 加强全身营养状况,指导患者合理的饮食结构,多饮水,多吃蔬菜水果等纤维素含量高的食物,忌辛辣食物,增强机体免疫力。

3. 保持床单及衣服清洁干燥,无污迹,以减少切口污染的不良因素。

六、瘢痕明显增生

(一)预防措施

目前对增生性瘢痕的治疗各学者的说法不一,但主张以预防为主,提倡在瘢痕尚未成熟的阶段控制住瘢痕增生。

(二)护理措施

1. 术后卧床休息 2 周,保持屈髋屈膝位,避免活动过多而引起瘢痕增生。

2. 早期使用弹力加压包扎,术后用腹带加压包扎腹部,可预防和改善瘢痕增生,效果显著。

3. 嘱患者出院后继续患肢功能锻炼,以防瘢痕萎缩,一旦手术瘢痕形成,影响锻炼效果。

七、乳房假体植入位置异常或移位

预防及护理措施如下。

1. 假体重建患者的术后位置移动发生率较高,是影响患者满意度及再次行修整手术的重要原因,绝大多数文献都支持术后采用敷料固定。

2. 推荐可在术后即刻采用弹力绷带或塑形胸罩进行外包扎,使假体固定在位。

3. 对于二步法假体重建的患者,多数患者的假体上方囊腔过度扩张,为防止假体上移,推荐于乳房上缘佩戴宽弹力绷带固定 4 周以上。

4. 塑形胸衣可以避免重建乳房因重力作用下垂,导致固定缝线松脱。假体植入后的 1 个月内建议 24 h 佩戴塑形胸衣,1~3 个月期间可间歇佩戴,3 个月后可更换为大小合适的无钢圈运动型内衣。

5. 术后需要更换敷料时,应检查假体位置是否有变化,如有上移,可推动至正确位置再次固定。

八、植入物暴露

护理措施如下。

1. 植入物暴露重在预防。

2. 发生植入物暴露后,通常都会伴有亚临床或临床症状明显的感染,应尽早取出植入物;患者有强烈重建意愿,感染不明显的情况下,处理包囊后,可考虑重新植入组织扩张器,或转为自体组织重建。

九、乳房假体包膜挛缩

(一)预防措施

1. 手术过程中尽量减少异物的残留,尽量手法轻柔,可以通过防止引流来减少包膜的形成,同时预防感染。

2. 为保证双侧乳房的对称性,在重建乳房下垂部位予纱布垫高,皮瓣缝合处予 75% 乙醇纱布湿敷,普通纱布外盖。

3. 术后按摩乳房是否有助于降低包囊挛缩的发生率,目前没有充分的依据。术后早期不推荐剧烈的上肢活动,建议复健运动在术后 4~6 周开始并逐渐加强。

(二)护理措施

1. 由于血肿而导致假体包膜挛缩和假体位置异常,应充分剥离,彻底止血。

2. 对已经形成的纤维包膜,则只有通过再次手术进行松解。最好采用乳房下皱襞切口,仔细分离后显露灰白色纤维包膜,用止血钳分离一小洞再剪开包膜,显露假体并从上向下挤出,将内下外下方的纤维包膜剪开并尽可能完全、清楚、彻底止血后再置入新的乳房假体,逐层缝合,腔内置入负压引流管并加压包扎。

十、压力性损伤

行 TRAM、DIEP 重建术的患者手术时需在身体骨隆突处涂抹液体敷料;术中时间较长,可在骨隆突处张贴减压敷料;返回病房后每 2 h 床上协助翻身,酌情使用减压床垫;保持床单位平整干燥,保持皮肤清洁干爽。

十一、脂肪注射相关并发症

(一)渗液

脂肪注射术后当日易出现吸脂部位渗液,一般为淡红色,多为手术时注射进去的局麻药液。48 h 后渗出就不明显。术后 1 d 上午查看手术区的大致情况,将吸脂和脂肪注射部位更换新纱布,嘱患者穿着塑身弹力衣裤,便可出院。

(二)淤青

脂肪注射术后吸脂部位和脂肪注射的乳房皮肤可能会出现大片淤青,但只要非进行性加重,都属正常现象,通常需要 3~4 周才能逐渐消退。

(三)疼痛

手术后吸脂部位和脂肪注射的乳房会出现轻度疼痛,一般不需要止痛药。如患者疼痛严重,需通知医生进行处理。

(四)吸脂部位护理

1. 穿着弹力衣裤 脂肪抽吸术后在手术室便可由医护人员为患者在吸脂部位穿上弹力衣裤,注意保持衣裤平整,避免皮肤皱褶。穿着目的是要将吸脂部位进行均匀、有效的压迫,防止渗液。

2. 根据吸脂部位的不同,衣裤的穿着要求不尽相同。对于大腿内侧吸脂而言,弹力裤的边缘要穿到大腿根部,否则易在大腿内侧出现勒痕,导致皮肤不平整。此外,对于任何部位的吸脂来说,一定要经常检查弹力衣裤是否随着活动而出现移位、皱缩,如发现异常及时调整。护理人员需告知患者由于术后肿胀和弹力裤较紧的原因,大腿部位的吸脂有可能会出现小腿和足背的水肿,可抬高下肢,2 周后逐渐缓解。

3. 脂肪移植患者出院时可佩戴稍宽松,对乳房没有较大压力的胸罩(如全棉运动型内衣,也可以不穿)。避免穿戴聚拢型有压力的胸罩和有钢圈的胸罩,且胸罩的下边缘和外侧边缘避免压到重建乳房,以免引起脂肪坏死。3 个月后则可以正常穿胸罩。

十二、扩张器相关并发症

(一)扩张器相关并发症

1. 扩张器和注射壶的外露 切口须垂直切入,且应距扩张器边缘 1 cm 以上,分离的腔隙范围应比扩张器大 1 cm,放置扩张器时囊内注射生理盐水 50 ml,注射壶的位置不宜放置太浅,以防止外露,关闭切口时应逐层缝合,后期注水时一次注射量不可过多,且注水时要随时观察扩张皮瓣的血运情况,以防止注水量过多造成扩张器的破裂和外露。

2. 扩张时血液循环障碍 每次注水要适量,随时关注患者主诉,密切观察皮肤血运,必要时从阀门抽水减压,以改善局部血液循环,避免组织坏死。

3. 感染　常规消毒穿刺部位及左手拇指、示指,按无菌技术用 20 ml 注射器抽取生理盐水 20 ml,手指固定阀门两端,右手持注射器选用 4～5 号注射针头,经垂直刺入阀门中央,遇有金属抵触感即停,缓缓推注,边推边观察扩张区皮肤颜色,随时询问患者主诉,如有胀痛、皮肤苍白应停止注射,必要时应适当抽液减压。注射后用无菌纱布轻轻按压 1 min 防止外渗。早期的感染一般发生在术后的 3～4 d,多是因为术中无菌操作不严格和血肿引起的继发感染,注水期多因注水时未注意无菌操作,当切口处或扩张器表面出现红、肿、热、痛等感染的症状,应通知医生及早处理。

（二）扩张器注水

术后应尽早实施扩张器注水,可在全乳切除后 2 周开始,注水频率可每周 1 次或两周 1 次。每次注水量为扩张器容量的 5%～10%,严格注意注水速度及注水量的控制,避免过快、过量导致扩张器内压力过高,毛细血管扩张引起血运障碍,形成血栓。一般扩张时间需要 1～3 个月。如有辅助放疗,可在放疗结束后 3～6 个月再行假体置换手术。

（三）注水后观察

重建乳房皮肤扩张后,可能出现充血,此为正常现象,一般在取出扩张器后能恢复正常。疼痛是扩张过程中常见的症状,一般注射后 20～30 min 消失。每次注水后观察 10～15 min,如无不适可嘱患者离开。

（四）扩张器注水后居家护理

随着皮肤逐渐被扩张,皮肤变薄,皮肤软组织的抵抗力和耐受力会随之逐渐降低。因此,需注意保持局部皮肤清洁,不得抓挠扩张器表面的皮肤,如发现局部皮肤红、肿、热、痛提示有感染可能,及时到医院就诊防止伤口裂开。勿穿着过小、过紧的衣物,紧贴扩张器皮瓣表面的衣物应宽松柔软。建议扩张器植入患者在术后第 1 次注水后佩戴塑形胸衣,注水后 1 周需 24 h 佩戴,1 周后可间歇佩戴。建议佩戴塑形胸衣至最后一次注水完成后 1 个月。同时注意避免局部持续受压、摩擦、碰撞,避免去拥挤的公共场所及避免尖锐物质刺穿扩张器,以防止意外伤发生。在整个扩张期间,睡觉时向健侧卧位,不要烫伤、晒伤重建乳房表面皮肤,防止蚊虫叮咬,不宜进行剧烈运动。患者需坚持患侧肢体功能锻炼,保持生活规律,避免体重增长过快。

（李　平　陈丽琴）

参考文献

［1］吴可,吴炅.乳腺癌术后乳房重建的并发症及其危险因素[J].外科理论与实践,2020,25(2):77-80.

［2］Fischer JP, Cleveland EC, Nelson JA, et al. Breast reconstruction in the morbidly obese patient: assessment of 30-day complications using the 2005 to 2010 National Surgical Quality Improvement Program data sets [J]. Plast Reconstr Surg, 2013,132(4):750-761.

［3］Thorarinsson A, Fröjd V, Kölby L, et al. Patient determinants as independent risk factors for postoperative complications of breast reconstruction [J]. Gland Surg, 2017,6(4):355-367.

［4］Rao S, Stolle EC, Sher S, et al. A multiple logistic regression analysis of complications following microsurgical breast reconstruction [J]. Gland Surg, 2014,3(4):226-231.

［5］ Wilkins EG, Hamill JB, Kim HM, et al. Complications in postmastectomy breast reconstruction ［J］. Ann Surg, 2018,267(1)：164 − 170.

［6］ Hirsch EM, Seth AK, Kim JY, et al. Analysis of risk factors for complications in expander/implant breast reconstruction by stage of reconstruction ［J］. Plast Reconstr Surg, 2014,134(5)：e692 − e699.

［7］ Junlong S, Xiang Z, Qiang L, et al. Impact of Neoadjuvant Chemotherapy on Immediate Breast Reconstruction：A Meta-Analysis ［J］. Plos One, 2014,9(5)：e98225.

［8］ Li L, Chen Y, Chen J, et al. Adjuvant chemotherapy increases the prevalence of fat necrosis in immediate free abdominal flap breast reconstruction ［J］. J Plast Reconstr Aesthet Surg, 2014,67(4)：461 − 467.

［9］ Pestana IA, Campbell DC, Bharti G, et al. Factors affecting complications in radiated breast reconstruction ［J］. Ann Plast Surg, 2013,70(5)：542 − 545.

［10］ Parikh RP, Odom EB, Yu L, et al. Complications and thromboembolic events associated with tamoxifen therapy in patients with breast cancer undergoing microvascular breast reconstruction：a systematic review and meta-analysis ［J］. Breast Cancer Res Treat, 2017,163(1)：1 − 10.

［11］ McCathy CM, Mehrara BJ, Riedel E, et al. Predicting complications following expander/implant breast reconstruction：an outcomes analysis based on preoperative clinical risk ［J］. Plast Renconstr Surg, 2008,121(6)：1886 − 1892.

［12］ Massenburg BB, Sanati-Mehrizy P, Ingargiola MJ, et al. Flap failure and wound complications in autologous breast reconstruction：A national perspective ［J］. Aesthet Plast Surg, 2015,39(6)：902 − 909.

［13］ Davila AA, Mioton LM, Chow G, et al. Immediate two stage tissue expander breast reconstruction compared with one-stage permanent implant breast reconstruction：A multi-institutional comparison of short-term complications ［J］. J Plast Surg Hand Surg, 2013,47(5)：344 − 349.

［14］ Coroneos CJ, Heller AM, Voineskos SH, et al. SIEA versus DIEP arterial complications：A cohort study ［J］. Plast Reconstr Surg, 2015,135(5)：e802 − e807.

［15］ Thorarinsson A, Frojd V, Kolby L, et al. A retrospective review of the incidence of various complications in different delayed breast reconstruction methods ［J］. J Plast Surg Hand Surg, 2016,50(1)：25 − 34.

［16］ Jeong W, Lee S, Kim J. Meta-analysis of flap perfusion and donor site complications for breast reconstruction using pedicled versus free TRAM and DIEP flaps ［J］. Breast, 2018,38(4)：45 − 51.

［17］ Weissler EH, Lamelas A, Massenburg BB, et al. Preoperative breast size affects reconstruction status following mastectomy ［J］. Breast J, 2017,23(6)：706 − 712.

［18］ 张宇飞,宗逊,张茂红,等.乳腺癌术后血清肿形成的相关危险因素分析[J].中国现代普通外科进展,2012,15(1)：2628.

［19］ 李玲.自体组织乳房重建常见并发症及预防护理[J].中国卫生标准管理,2015,6(31)：183 − 184.

［20］ 胡志红.整形美容外科护理学[M].北京：中国协和医科大学出版社,2012：220 − 222.

［21］ 吴晓梅,赵新华.腹部切口脂肪液化的原因分析及防止体会[J].重庆医学,2011,40(19)：1942 − 1944.

［22］ 李冬玲.腹部切口脂肪液化临床护理体会[J].基层医学论坛,2014,18(12)：1546 − 1547.

［23］ 柴秋芳.护理干预在腹部切口脂肪液化中的应用[J].临床合理用药,2014,7(13)：128 − 129.

［24］ 楼晓莉,宋建星.隆乳术后包膜挛缩研究进展[J].中国美容整形外科杂志,2008,19(6)：468 − 471.

［25］ McLaughlin JK, Lipworth L, Murphy DK, et al. The safety of silicone gel-filled breast implants：a review of the epidemiologic evidence [J]. Ann Plast Surg, 2007,59(5)：569－580.

［26］赵玉玲,王强,朱典勇,等.持续弹力加压疗法在防止小儿手足瘢痕增生中的应用[J].实用医药杂志,2014,31(6)：508.

［27］郑亚立,胡跃芬.瘢痕贴联合弹力加压防治成人前臂深度烧伤瘢痕增生临床疗效分析[J].现代医药卫生,2014,30(13)：1991－1993.

第八章 乳房重建术后评价

对于接受乳房切除手术的患者而言，乳房缺失造成了患者的心理痛苦，严重影响了乳腺癌患者的生活质量。随着医疗技术的发展，越来越多的乳腺癌患者选择接受乳房重建手术。近年来我国乳房重建技术有了较大的发展，乳房重建手术量日益增加，诊疗共识不断改进，多学科团队也在不断发展。多项研究结果显示，乳房重建可以在保证肿瘤安全性的基础上极大地改善乳房的外观效果，显著提高了患者的生活质量及心理状况。对于接受乳房重建的患者，医护人员在术后应定期评估乳房重建术后美学效果及患者的满意度，进一步了解患者的生活质量，以指导多学科团队选择和实施重建手术方案。

乳房重建术后评价体系主要包括美学效果评价及术后满意度评价。术后评价方法较多，其中独立观察者评价法使用最广泛，其次是患者对重建乳房的自我评价，评估材料主要包括照片、视频及相关问卷等。目前国外乳房重建术后评价相关研究较多，而我国临床医护人员对乳房重建术后满意度的关注程度不够。在一项对全国110家医院的调研中，研究发现87.3%的医院已开展乳房重建手术，但仅有64.6%的医院会常规测评术后美容效果，16.7%的医院测评患者术后满意度，可能的原因如下。

1. 临床医护人员未将美学效果作为乳房重建手术效果的评价指标，主要因为乳房外形的恢复需要较长时机，患者容易失访；另外，后续治疗（放疗、化疗、靶向治疗）也会干扰乳房重建术后外观效果的评价。

2. 目前缺乏客观的评估工具及方法，国内外学者虽然研发了相关的量表及评价标准，但是这些评估工具多为主观评价，评价结果容易受到评价者个人主观因素的干扰，客观评价标准还有待进一步的发展和验证。

3. 临床医护人员更重视乳腺癌患者的生存率及治愈率，对患者的生活质量及术后满意度的关注程度不够。

随着生物-社会-心理医学模式的提出，乳房重建患者术后满意度及生活质量的评价也日益受到重视，相信未来将有更多的学者围绕乳房重建术后评价体系开展研究，以进一步推动乳房重建术后评价体系的发展。

第一节　美学效果的评价

一、评估材料

(一) 标准化照片

目前评估材料多采用标准化照片进行评价,一般需要拍摄 5 张患者行重建术前乳房的照片及 5 张重建术后乳房的照片。①拍摄范围:上至肩部水平下至脐水平。②拍摄角度:1 个正面、左右 2 个侧面、2 个正侧 45°角。③拍摄姿势:患者双手叉腰状后置于臀部。对于乳房重建术后接受放疗的患者,患侧乳房常常会出现纤维组织增生、包膜挛缩甚至假体移位、破裂,因此多项研究建议将标准化照片与临床评价相结合,共同评估放疗患者乳房重建后的美学效果。总体而言,标准化照片简单实用,成本低廉,在临床得到广泛应用。目前也有研究采用动态视频作为评估材料,但是研究结论差异性太大,还需进一步检验。

(二) 3D 动态影像

由于标准化照片容易受拍摄角度的影响,从而导致重建乳房的美学效果评价结果不够准确,尤其是对乳房对称性、皮肤颜色和术后瘢痕的评价影响较大,部分研究推荐采用三维或者四维乳房动态影像作为评估材料,但是这种方法经济成本较高。董爱萍等采用索尼数码单反相机拍摄患侧乳房区域的 2D 数码正面照片,同时采用激光扫描仪获取患侧乳房的 3D 几何模型和表面纹理,并沿身体中线旋转后的 3D 模型进行截图,以模拟不同的拍摄角度的平面图片,再邀请专家对这两种图片进行美容效果评价,研究显示基于 3D 数据的美容效果评价更为客观,3D 动态影像具有很好的应用前景。

二、评估工具

美学效果是评估乳房重建手术质量的指标之一,也是乳房重建术后评价系统的重要内容。美学效果的评价为主观性评价,因此不同评估者对重建乳房的美学评估结果也不完全相同,采用标准化的评估工具可以有效减少个人主观因素对评估结果的影响。目前乳房重建术后美学效果的评价标准多采用 Harris 美容评分标准,Harris 将重建乳房的美学效果分为优、良、中、差四个等级。①优:重建乳房与健侧乳房外观基本一致,位置对称,大小相等。②良:重建乳房与健侧乳房略有不同,肉眼可见术后瘢痕,皮肤轻度色素沉着,着装后双乳无明显区别。③中:重建乳房外观明显不同于健侧乳房,乳头移位,但未出现严重变形,可通过内衣调整,着装后仍无明显区别。④差:重建乳房严重变形,出现严重纤维化或痉挛。

国内外一些学者为了评估乳房重建美学效果,自行研究设计了一些评估量表,依据评分方法大致可分为 3 级评价量表、4 级评价量表、5 级评价量表、10 级评价量表。

3 级评价量表　又称 Garbay/Lower 评价量表,主要评估乳房的大小、形状、位置、下皱襞及瘢痕情况,评分方法采用三级评分法,分为良好、一般、差。

4 级评价量表　评估内容包括乳房大小、乳头位置、乳头乳晕复合体的形状、皮肤颜色、整体美学效果,评分等级分为优、良、中、差。线性数值模拟分数评估量表也是 4 级评价量

表,是在1~4的线性数值模拟量表上进行评分,1分表示差,2分表示中等,3分表示良好,4分表示优异,该量表主要评估乳房整体美学效果,乳房的位置、大小、形状、皮瓣、乳头乳晕复合体和乳房下皱襞。

5级评价量表　主要评估乳房的整体美学效果,乳房的大小、形状、对称性,乳头乳晕复合体的位置和形状,瘢痕情况,计算得分采用5级评分法,可分为很好、较好、一般、差、很差。

10级评价量表　评估内容与5级评价量表一致,但是该量表的评分方法采用0~10分评估各项条目得分。

第二节　术后满意度的评价

乳房重建术后满意度可分为患者对重建乳房外观效果的满意度以及对医疗服务的满意度,目前多数研究更加关注患者对重建乳房外观效果的满意度。研究推荐在乳房重建术前对患者进行基线调查,在术后第3个月、第12个月及以后每年进行定期随访,以全面了解患者术后满意度。国内外学者研发了多种量表及问卷以测评乳房重建术后满意度,在临床使用中注意选择信度、效度经过验证的量表,建议使用患者自我报告结局的研究工具。

一、患者自我报告结局

患者自我报告结局(Patient-Reported Outcomes,PROs)是指让患者根据自己的健康状况,自行填写其健康状况及生活质量相关的问题,结果不需要医护人员解读或者修改,评估内容更加真实、直观地反映患者的感受。PROs以患者为中心,强调倾听患者的声音,重视患者的感受,积极促进医护患沟通,以更好地提升患者的生活质量。目前许多发达国家及国际组织,如国际药物经济与疗效研究协会(International Society for Pharmacoeconomics and Outcomes Research,ISPOR)及美国食品药品监督管理局(The US Food and Drug Administration,FDA)等,都提出将PROs纳入临床疗效评价及药物试验报告的评价指标。

2004年美国国立卫生院(National Health Institute,NIH)牵头研发了患者报告结局测量信息系统(Patient-Reported Outcomes Measurement Information System,PROMIS),以更准确和全面地了解患者自我感受、主观症状等健康结局。PROMIS以WHO健康框架为基础,测评患者生理健康、心理健康和社会健康三大方面,涵盖多种慢性疾病。

我国吴傅蕾等在PROMIS的测量框架基础上,针对早期乳腺癌术后及化疗期的乳腺癌患者,构建了乳腺癌阶段特异性患者报告结局测量系统(Patient-Reported Outcomes Measurement System-Breast,PROMS-B)。目前我国约有16.7%的医院采用患者报告结局测量工具(Patient-Reported Outcome Measurement,PROM)评估乳房重建患者术后满意度,其中最常用的评估工具为BREAST-Q问卷。

二、术后满意度评估工具

目前乳房重建术后满意度评估工具较多,大致可被分为三类。

（一）乳房重建术后满意度专用评估量表

该类量表包括：密歇根乳房重建结果研究满意度问卷（Michigan Breast Reconstruction Outcomes Study Satisfaction Questionnaire，MBROS）、密歇根乳房重建结果研究身体形象问卷（Michigan Breast Reconstruction Outcomes Study Body Image Questionnaire，MBROS-BI）、乳腺癌治疗结局测评（Breast Cancer Treatment Outcome Scale，BCTOS）和BREAST-Q 问卷等。

MBROS 问卷包含 7 个条目，主要评价患者总体满意度及美学效果满意度。

MBROS-BI 问卷是在 MBROS 问卷基础上发展而来，包含 9 个条目，主要评价患者身体形态。

BCTOS 问卷共 22 个条目，主要评价重建乳房功能状态、美容效果以及乳房特异性疼痛，各维度 Cronbach's α 系数为 0.81～0.91，具有良好的信效度。Hennigs 等进一步简化了BCTOS，减少到 12 个项目（BCTOS-12），具有良好的内部一致性，Cronbach's α 系数为0.86。这两个新的量表具有非常好的内部一致性。

BREAST-Q 问卷是由法国 MAPI 研究所和美国斯隆-凯特琳纪念癌症中心在 2009 年研发，BREAST-Q 通过经典测量理论与项目反应理论研发，各维度的 Cronbach's α 系数为0.81～0.98，组间关系系数为 0.85～0.98，Rasch 模型拟合良好，可用于评价乳腺癌患者的生活质量与术后满意度。BREAST-Q 量表可用于评价乳房整形手术（隆胸手术、缩乳手术、保乳手术、乳房切除术）或乳房重建手术后满意度及生活质量，含术前/术后两个版本，包含 7个模块，包括缩乳成型/乳房提升术、隆乳、保乳、全乳切除、重建、期望和背阔肌。该量表有术前及术后 2 个版本，评估内容包括乳腺癌患者健康相关生活质量及术后满意度，生活质量方面主要包括身体健康、社会心理健康、性健康，满意度方面主要包括乳房满意度、护理满意度、手术总体满意度、乳头满意度及腹部满意度等，不同维度可独立评估，患者及临床医护人员可根据需求选择相应维度进行评估。在乳房重建模块，在躯体健康维度增加了腹部与躯干的条目、腹部满意度、乳头满意度及 1 个独立的期望维度。这些特征使 BREAST-Q 在乳腺手术患者中具有较高的敏感度，能准确、全面地反映患者对不同术式的主观评价，并可为医护人员的临床决策提供充分的依据。BREAST-Q 将各个维度的得分转换为 0～100 的独立分数，分数越高则该维度的生活质量或满意度越高。BREAST-Q 量表的条目简单易懂，问卷填写时间约需 10 min，因此患者配合度较高。目前该量表已被翻译成数十种语言，在国际上得到广泛的应用，英国国家医疗服务体系（National Health Service，NHS）及美国外科医师协会（American College of Surgeons，ACS）下属的乳腺手术中心都将 BREAST-Q 量表作为乳房重建手术质量的评估工具。目前 BREAST-Q 量表乳房重建模块已有汉化版本，可用于中国乳房重建术后患者满意度的评价，但是汉化版的 BREAST-Q 量表缺乏大样本的研究检验其信效度，还有待后续研究进一步验证。

这些量表针对性强，因此此类评估工具应常被翻译为多种语言，在国际上得到广泛应用，但在临床实际运用过程中应注意量表的授权问题。

（二）截取相关量表中乳房重建模块

这类量表通常是在乳腺癌患者生活质量量表中截取的乳房重建部分。目前乳腺癌患者生活质量的测量工具较多，其中以美国结局研究与教育中心（Center on Outcome Research and Evaluation，CORE)研制出的乳腺癌治疗功能评估问卷(Functional Assessment of Cancer Therapy-Breast，FACT-B)和欧洲癌症研究与治疗组织(European Organization For Research and Treatment of Cancer，EORTC)研制的乳腺癌生活质量量表(European Organization for Research and Treatment of Cancer Quality of Life Questionnaire-Breast cancer module 23，EORTC QLQ-BR23)在国际使用最为广泛。万崇华等对 FACT-B 和 EORTC QLQ-BR23 量表进行了汉化,研究显示中文版乳腺癌生活质量量表具有良好的信效度,可用于评价中国乳腺癌患者的生活质量。

这类评估工具虽然简单方便,容易获取,具有一定研究价值,但由于这些量表往往是针对乳腺癌患者整体生活质量的评估,乳房重建只是其中的一部分,评估内容缺乏敏感性,评估结果的信效度也相对较低。

(三) 自行设计的调查问卷

这类问卷常常由各大乳腺肿瘤研究中心自行设计,一般用于乳房重建患者的随访,医护人员通过电话询问患者重建手术的满意度,虽然这些问卷信度、效度未经验证,但由于其评估方法较为灵活,实用性较强,在临床工作中仍有一定研究价值。

三、术后满意度影响因素

影响乳房重建术后满意度的因素有很多,主要包括重建方式、术后并发症、后续治疗、医疗服务满意度及患者的心理状况等。重建方式是影响患者术后满意度的重要因素,选择何种重建方法主要依据患者的病情,尽可能将手术的风险和并发症降到最低,同时要考虑到术后美容效果和患者满意度。重建术前应让患者充分了解各种乳房重建方式的优缺点,让患者积极参与手术的重要决策,这是保障患者术后高满意度的重要因素。

乳房重建术后并发症的发生情况是影响患者满意度的关键性因素。年龄较大的患者、体型肥胖的患者及有长期吸烟史的患者在接受乳房重建后,手术并发症发生率更高,因此这类患者术后的满意度往往也较低。乳房重建术后需要接受放射治疗的乳房重建患者并发症发生率较高,其术后满意度也随之下降。自体组织重建术后放疗的并发症,包括血肿、感染、栓塞、纤维化、脂肪坏死等。植入物重建术后放疗可引起感染、包膜挛缩、植入物移位、破裂或外漏等并发症。

患者对医疗服务的满意度也会在一定程度上影响手术总体满意度,主要涉及外科医师的专业程度、患者对医护人员的信任程度、患者的决策参与程度等。患者心理状况也是乳房重建手术满意度的影响因素,研究证实术前抑郁、痛苦和焦虑情绪是乳房重建满意度降低的预测因素。

四、不同重建方式的满意度

(一) 自体与假体乳房重建的满意度

与假体乳房重建相比,患者通常对自体组织乳房重建更满意。在不同自体皮瓣乳房重建方式中,腹部皮瓣的满意度较高,其中采用腹壁下深血管穿支皮瓣(DIEP)重建是自体组织乳房重建的首选方法。假体乳房重建具有手术时间短、创伤较小、供体区域无瘢痕等优势,是全乳切除术后乳房重建的主要选择,超过 60% 以上的患者都选择使用假体乳房重建。

然而假体乳房重建外观凸度不足,没有正常乳房的下垂感,后期还需对健侧乳房进行手术调整,双侧乳房才能达到较好的对称性。选择自体组织进行乳房重建,重建乳房手感更加柔软,更接近自然下垂乳房外形,双侧乳房对称性也更好。另外,自体组织乳房重建不易产生异物反应、包膜挛缩、假体移位、破裂等假体并发症,部分患者在进行自体组织乳房重建后,患侧乳房仍可获得部分感知觉,患者对重建乳房更有认同感。

Taylor 等调查了 2 125 例自体组织重建与假体重建的乳腺癌患者,研究显示与假体重建患者相比,自体组织重建患者在乳房满意度、社会心理幸福感及性健康等方面满意度更高。随着时间的推移,自体组织重建乳房可随患者的体重发生等量的变化,因此自体组织重建的患者远期满意度更高。

然而,自体组织重建手术麻醉时间较长、失血较多、创伤较大、供区瘢痕明显、皮瓣可能发生感染、坏死等,尤其是老年、肥胖及长期吸烟的患者并发症发生风险较高。

（二）不同自体皮瓣乳房重建的满意度

自体组织皮瓣包括背阔肌肌皮瓣（LDMF）、带蒂横行腹直肌肌皮瓣（TRAM）、腹壁下深血管穿支皮瓣（DIEP）及臀上动脉穿支皮瓣（SGAP）等。目前临床较常用的自体组织重建方式为背阔肌重建和腹直肌重建（包括 DIEP 和 TRAM）,其中腹部皮瓣是自体组织的首要选择。LDMF 操作简单、瘢痕隐蔽,但由于该皮瓣可提供组织量较少,一般适用于乳房体积较小的患者或者联合假体应用。TRAM 可提供较多的组织量,血运可靠,在重建手术同时可以达到腹壁整形的效果,特别适合腹部脂肪层较厚、妊娠史、腹部皮肤松弛者,但皮瓣坏死和脂肪液化的发生率较高,同时有发生腹壁疝的风险。DIEP 是在 TRAM 基础上发展起来的一种新型皮瓣,不易发生腹疝,术后患者恢复快,并发症少,美容效果好,是自体组织乳房重建的首选方法。臀大肌肌皮瓣存在血管蒂吻合困难、手术难度大、臀部瘢痕等问题,常应用于患者腹部组织量不够的情况。

在自体组织重建中,腹部皮瓣重建的总体满意度和美学效果均显著高于其他组织重建,其中 DIEP 健康程度高,腹部并发症更少,其重建效果和总体效果较其他方法重建的满意度更高。

（三）不同假体重建的满意度

乳房假体植入物常采用硅胶假体或盐水假体,其中硅胶假体是目前使用最多的乳房假体材料。假体的外壳可以是粗糙的或光滑的,外形呈水滴形或圆形。相比硅胶假体而言,盐水假体触感较硬,难以做到像自然乳房一样填充乳房的上部,体表偶尔可见假体波纹,影响乳房重建美容效果,从而降低患者术后满意度。美国食品药品监督管理局（FDA）发布的《硅胶乳房假体安全性评估报告》显示,硅胶假体无致癌性,不会增加乳腺癌的发病风险,也不会影响患者生育和哺乳。虽然目前硅胶假体被认为是一种安全可靠的隆乳材料,但是部分患者仍然担心硅胶破裂后假体渗漏到周围组织,影响重建术后的满意度。

（四）不同时机乳房重建的满意度

根据重建时机,乳房重建可以分为即刻重建、延期重建以及延期-即刻重建 3 类。即刻乳房重建就是在切除乳房的同时,进行部分或者全乳的修复和重建,手术与修复重建同时完成。即刻乳房重建美学效果较好,患者无须经历失去乳房的痛苦经历,心理创伤小,而且不必进行二次手术,在手术费用方面也具有明显的优势,患者病情允许情况下,应优先选择即刻乳房重建。延期乳房重建则是先行乳房切除,完成辅助治疗后再行乳房重建与修复,主要适用于需要术后辅助治疗的患者以及有外科手术风险的患者。

Yoon等调查了1957例乳房重建患者,研究显示与即刻乳房重建相比,延期重建并发症发生率较低,虽然患者会经历一段时间失去乳房的痛苦,但从长期来看,延期重建与即刻乳房重建满意度及生活质量相似。有研究指出,即刻乳房重建患者没有经历失去乳房的痛苦,对乳房重建的期望值往往更高,直接影响其术后满意度评价,而延迟乳房重建的患者对重建乳房更易给予肯定评价。

延期-即刻重建是指在乳房切除的时候先放置扩张器,等所有治疗结束再置换为假体的手术方式。当乳房切除术中由于肿瘤体积较大,无法保留足够的组织量,皮肤张力较大时,植入假体体积严重受限,容易造成双侧乳房不对称,延期-即刻乳房重建往往是更好的选择,术后满意度高于即刻乳房重建。延期-即刻乳房重建不会影响后续治疗,同时能达到良好的美学效果,是术后放疗患者乳房重建的首选方法。

(五)乳头乳晕重建对满意度的影响

乳头重建是乳房重建的重要组成成分,一般在乳房重建3~6个月后乳房形态稳定再进行。乳房重建是否保留乳头乳晕复合体(Nipple-Areolar Complex,NAC)对患者术后满意度的影响较大。乳头乳晕的重建让乳房形态更逼真,显著改善了重建乳房的外观效果,提高了患者的满意度。但是保留的乳头乳晕没有感知觉,容易出现乳头坏死。另外,还需注意一点,目前的医疗技术仍无法做到完全避免乳头凸起消失,如果患者对乳头凸起度不满意,后期还需采用真皮移植物、脂肪移植等辅助技术。

(朱晓丹)

● 参考文献 ●

[1] 修秉虬,郭瑢,杨犇龙,等.中国乳腺癌术后乳房重建手术横断面调查研究[J].中华肿瘤杂志,2019,41(7):546-551.

[2] Harris JR, Levene MB, Svensson G, et al. Analysis of cosmetic results following primary radiation therapy for stages I and II carcinoma of the breast [J]. International Journal of Radiation Oncology Biology Physics,1979,5(2):257-261.

[3] Cohen WA, Mundy LR, Ballard TN, et al. The BREAST-Q in surgical research: A review of the literature 2009-2015 [J]. J Plast Reconstr Aesthet Surg, 2016,69(2):149-162.

[4] Denewer A, Farouk O, Kotb S, et al. Quality of life among Egyptian women with breast cancer after sparing mastectomy and immediate autologous breast reconstruction: a comparative study [J]. Breast Cancer Research and Treatment,2012,133(2):537-544.

[5] 司婧,吴炅.乳腺癌患者乳房重建术后满意度评估方法比较[J].中华乳腺病杂志(电子版),2017,11(6):361-364.

[6] 曹鋆,吴炅.乳腺癌患者报告结局量表BREAST-Q在乳腺外科中的应用[J].中华乳腺病杂志(电子版),2017,05(11):300-304.

[7] Pusic AL, Klassen AF, Scott AM, et al. Development of a new patient-reported outcome measure for breast surgery:The BREAST-Q [J]. Plastic and Reconstructive Surgery,2009,124(2):345-353.

［8］皋文君,袁长蓉.患者自我报告结局测量信息系统在国外的应用进展［J］.中华护理杂志,2018,53(11):123-127.

［9］杨青峰,龚益平.不同方法乳房重建术的患者报告结局［J］.中华普通外科学文献(电子版),2020,14(1):64-67.

［10］江泽飞.现代乳腺癌全程管理新理念和临床策略［M］.上海:上海科学技术出版社,2013:182-183.

［11］田富国.乳腺癌非手术治疗［M］.武汉:华中科技大学出版社,2016:262-265.

［12］中国抗癌协会乳腺癌专业委员会(CBCS),中国医师协会外科医师分会乳腺外科医师专委会(CSBS).乳腺肿瘤整形与乳房重建专家共识.中国癌症杂志,2018,28(6):476-480.

［13］李文涛,陈涛,韩智培,等.乳房重建术后美学效果的评估方式［J］.国际外科学杂志,2019,46(1):7-9.

［14］高印奇.乳腺癌改良根治术与Ⅰ期重建术后患者生活质量和满意度差异研究［D］.北京:北京协和医学院,2014.

第九章　乳房重建患者延续护理

乳房重建术近年飞速发展,被越来越多的女性患者选择。开展重建手术的延续护理是乳腺癌患者全程管理的必要环节,也是改善乳腺癌患者生活质量的关键步骤。延续护理是指对变换健康照护场所的患者实施一系列护理措施,从而确保其健康照护连续而协调,如从医院到家庭,从一个部门到另一个部门等。乳房重建患者的延续护理需围绕患者的生理、心理及社会维度展开,以便最大程度提高其生活质量。

一、生理维度

(一)伤口及引流管居家自我护理

由于患者住院周期缩短,部分重建手术患者如同乳房常规手术患者一样,需带携带1～2根引流管出院,实施引流管的自我观察与护理,即居家照护。患者会得到关于引流管的详细护理指导,例如如何倾倒引流液,引流液的色、质、量观察等。但尽管如此,她们在面对一些实际问题时,仍会感到无助,不知如何决策,导致引流管的居家照护存在困难。

因此,护理人员需做好患者伤口及引流管的居家延续护理,可以通过打电话或出院时建立微信群对患者进行延续随访,必要时让患者拍照上传自认为异常的情况,以便了解其伤口恢复情况及引流管拔管情况,以及有无拔管后皮下积液发生。

(二)扩张器注水及假体置换

扩张器置入术是假体乳房重建方式中的一种。如伤口无异常,一般在全乳切除后2周左右应开始行扩张器注水。每次注水量为扩张器容量的10%。注水频率可每周1次或两周1次。注水后需观察患者10～15 min,避免因紧张引起暂时性晕厥。一般扩张时间需要1～3个月。

随着胸壁皮肤被逐渐扩张,皮肤逐渐变薄,抵抗力随之下降,注意避免皮肤损伤、摩擦及碰撞。扩张结束后可将扩张器置换为乳房假体。如有辅助放疗,可在放疗结束后3～6个月再行假体置换手术。

(三)重建皮瓣观察

重建皮瓣观察是乳房重建术后的护理重点。包括皮瓣有无发红、肿、热、痛等感染迹象。避免烫伤、晒伤重建乳房皮瓣,防止蚊虫叮咬。观察皮瓣有无发黑坏死迹象,有无皮瓣张力过高,以及有无脂肪坏死迹象。如出现以上异常情况,需及时告知医务人员,并去医院就诊。

如患者为扩张器置入术后,还需观察有无重建乳房塌陷,警惕扩张器破裂发生。避免自体重建皮瓣受到过大压力及撞击,睡觉时向健侧卧位,观察重建乳房有无形态变化。需佩戴塑形胸衣,但避免胸衣过紧、过硬。对于行假体重建的患者,为预防假体移位,在术后3个月内可在乳房上缘佩戴压力带,以预防假体上移。脂肪移植患者出院时佩戴较宽松、对乳房没有较大压力的胸衣,以免引起脂肪坏死。

(四)康复锻炼

乳房重建术后早期适当进行患肢功能锻炼有助于预防肩关节僵硬及肌肉萎缩与粘连。有研究显示,对于行扩张器置入的乳房重建术患者,限制肩关节活动2周后便开始逐渐进行自我功能锻炼比限制肩关节活动4周后开始锻炼的患者肩关节的活动度更灵活,且对手术部位伤口无统计学差异的影响。

功能锻炼的内容包括患肢抬高,用手指在墙壁上行走。也包括肩关节的外旋、后举、胸部伸展,用胸部伸展抬起手臂,肱二头肌卷曲,坐位时把手臂举过头顶等。

但行假体重建的乳腺癌患者避免患肢的突然上举运动,应循序渐进,控制速度,以免引起扩张器或假体上移,可在佩戴压力胸带的情况下进行患肢锻炼。对于行背阔肌重建术的患者,可适当推迟肩关节运动,避免引起供区皮瓣下积液。

(五)运动指导

运动指导是乳房重建患者延续护理中重要部分。有研究表明运动可以降低乳腺癌复发风险,对改善患者生活质量起重要作用。但不同重建方式患者对选择何种运动方式存在迷惑。

自体重建术后如背阔肌重建后3个月内适合不易牵拉到伤口的运动,而游泳和瑜伽可根据伤口恢复情况逐渐采用;腹直肌重建术后避免容易增加腹部压力的运动,如仰卧起坐,举杠铃等;脂肪移植术后避免做易导致重建乳房脂肪吸收的运动,以免导致重建乳房变形。同时对于腹部吸脂、大腿根部吸脂患者需在1个月后再做慢跑等运动。假体置入术后1个月内避免做剧烈的患肢功能锻炼如举哑铃及跑步,以免引起假体位置变动。

二、心理维度

(一)身体心像评估

身体心像(body image)是人的外貌形象在个体大脑中的呈现,它是一个多维度概念,包括自我感知与评价、个体对自我形象的投资、对自身吸引力的感知、对身体的满意程度等多个维度。乳房重建术可以使女性在手术后仍获得乳房,帮助修复形象,但这对患者的身体心像有何影响及其影响因素包括哪些方面是延续护理需要覆盖的内容。

有研究显示,乳房重建术后身体心像满意度受重建手术的美学效果、患者的自我评价及其他的医疗信息影响,如有无术后并发症、癌症治疗情况、体重指数等。

而对于身体心像的评估可以采用主、客观评估方法进行,主观评估方法包括患者自我报告结局及采用量表评估,如身体心像量表(Body Image Scale)、乳房重建满意度量表(Breast Reconstruction Satisfaction Questionnaire,Breast Q)、性调节与身体意象量表(Sexual Adjustment and Body Image Scale,SABIS)等。客观评估方法主要是借助外科医生的观察来评定的,因此评定者间差异较大。

研究证实,乳房重建患者的身体心像满意度与生活质量呈正相关。评估患者的身体心像有助于掌握其生活质量的心理维度。

（二）重建决策后悔程度评估

乳房重建术后患者对重建乳房外形的满意度、舒适度及对生活质量的满意度，可以反映出重建乳房的正面效果，但负面效果可以通过乳房重建术后决策后悔量表评估。

Joanne Sheehan 曾采用决策后悔量表调查了 123 例行即刻或延期乳房重建患者的决策后悔情况，结果显示 52.8% 的患者都没有决策后悔。该量表共包含 5 个条目，具体为重建决定是正确的、后悔重建决定、如果重新决策还是做同样的决定、决定带来了伤害、决定是明智的。量表采用 Likert5 级进行评分，1 分代表完全同意，5 分代表完全不同意，得分范围为 0～100。分数越高表明患者对乳房重建的决策后悔程度越严重。

谢玉莲等将该量表汉化，并测试其具有良好的信效度。将其用于调查 100 例行乳房重建术患者的决策后悔情况，结果显示 30% 的患者后悔行乳房重建，该结果与国外研究存在差异。研究者分析这可能与患者对术后预期值存在差异有关，因此建议医务人员更加关注在术前为患者提供充足的信息支持，以便帮助其更好地进行术前重建决策，使其展现正确的术后重建乳房预期值。

另一项研究也证实如果患者对术前从医务人员处接收到的信息感到满意，则她们的决策后悔程度则显著下降。

了解乳房重建术后患者的决策后悔程度，有助于医务人员开发决策辅助系统，使患者在术前便能接受到决策辅助系统的支持，辅助决策，从而降低术后决策后悔程度。

（三）性生活满意度评估

研究显示，乳腺癌改良根治术后患者的性生活满意度较低，性生活次数减少，且患者对自身形象的感受会影响性生活满意度。如果患者对自己形象不满意，不自信，则也会担心因失去乳房便失去了性吸引力。乳房重建术帮助女性重塑乳房，实现了美容学及心理学层面的康复。有研究对比了保留乳头乳晕的乳腺切除术联合即刻乳房重建与传统乳腺切除术对患者性生活心理障碍的影响，结果显示重建组患者的负性性生活心理感受更低，患者担心失去女性性征及魅力的比例更低。且其情绪、社会功能等维度均好于全切组。研究者采用的评估量表为自行设计的性生活心理障碍调查表，评估患者是否存在性欲减退、担心失去女性魅力等条目。

国外研究也显示行乳房重建术组患者的性生活状态好于单纯行乳房切除术的患者。也有研究者运用质性研究方法探究行乳腺癌重建术患者的性生活状况和情感体验。结果显示乳房重建可以使部分女性感到重获乳房，并不影响夫妻性关系，且患者因为丈夫对于自身患病期间的照护，反而会进一步增进夫妻感情。

目前国内尚缺乏对乳房重建患者术后性生活的调查研究，且缺乏针对性的调查工具，而了解患者的性生活状态，有助于医务人员掌握乳房重建的效果，从而进一步完善手术步骤及延续护理。

（四）其他心理指标评估

按照重建组织来源，乳房重建可以分为自体组织重建和假体组织重建。有研究报道部分患者在重建术后很长时间内无法适应体内的异物，重建区域对温度感觉下降、触觉不敏感，且会限制患者的活动，如尽量避免做会导致假体位置变动的运动。这些生理上的不适会导致患者经历心理上的痛苦,同时需要心理调适,以适应身体上的改变。这些心理变化需要采用有针对性的心理量表进行评估。

乳房重建术后患者的自我效能感是影响其生活质量的影响因素之一,有研究报道背阔肌乳房重建术后患者的自我效能感和生活质量得分均高于乳腺癌改良根治术患者。调查自我效能感可采用普适性量表,也可开发专用于评估乳房重建术患者的自我效能感量表。了解乳房重建患者的自我效能,可以掌握其在出院后的自我管理情况,自我效能感越强的患者,自我管理状况越优。部分患者重建后会出现重建乳房的不适感、疼痛感、紧绷感、牵拉等异常感觉,患者会因此而出现抑郁、痛苦等消极情绪及心理,这需要被及早期识别,也需要被关怀,因此在延续护理的随访阶段,医务人员需关注患者的生理及心理需求,主动为患者提供改善生理不适及疏导心理情绪的方法,并继续随访干预方法的有效性。

有研究探索了个案管理模式对乳房重建患者的生活质量、焦虑、抑郁情绪的影响,结果显示该模式有较好效果,可显著提高患者的生活质量及减少负性心理情绪。

三、社会维度

(一) 社交状况评估

乳房缺失会导致女性患者不敢去游泳、去沙滩、穿低胸衣服等,以致出现社交回避。乳房重建术在帮助女性重获乳房,获得生理及心理积极效果的同时,也间接改善了其社交状况。了解乳房重建术患者的社交状况可以采用生活质量量表、社交回避与苦恼量表、社会支持量表、社交断离量表等,也可以采用质性研究方法,抑或自我报告式研究方法。

有研究显示,乳房重建术后患者的社会支持评分、社会支持利用度、生活质量均好于乳房全切术后患者。乳房重建后患者是否重新回归原工作岗位,也是判断其社会关系恢复的一个方面,研究显示患者是否回归工作与患者的文化程度、治疗情况、身体状况、以往从事的工作是否为重体力工作、焦虑、抑郁等状况有关。

目前国内外尚缺乏针对乳房重建患者社交状况的评估研究,而社交状况与患者的生活质量直接相关。改善患者社交状况的干预方法包括鼓励患者参加瑜伽运动,开展居家心理教育活动、居家运动锻炼项目等,这些措施均可改善患者生活质量中的社交维度。

(二) 婚姻两性关系指导

乳房重建术对夫妻性生活的影响与其婚姻关系直接相关,甚至直接影响其婚姻关系。有研究者调查了乳腺癌患者的婚姻调适状况以了解其夫妻关系。结果显示,夫妻关系与患者自身的性格、年龄、居住地、获得的社会支持、身体意象、性生活状况、自尊程度等方面相关。乳房重建术与患者的身体心像相关已在其他研究中得到证明。除婚姻调适状况量表,还有其他量表可以评价夫妻关系,如亲密关系满意度问卷,该问卷可以评价夫妻对双方关系的感知情况。影响婚姻两性关系的因素还包括夫妻间真诚的沟通、手术方式,因此改善婚姻两性关系的干预措施包括开展夫妻共同参与的性教育及配偶综合性干预、开展同伴支持教育等。

目前尚缺乏对乳房重建术后患者婚姻两性关系的研究,以及不同手术方式对婚姻关系的影响。乳腺癌患者夫妻间健康的婚姻关系,有助于患者的康复旅程,提高生活质量。向乳房重建患者提供婚姻两性指导,是开展延续护理服务的重点内容之一。

（三）居住环境评估

乳房重建患者回归社会后,医务人员对患者的延续护理需包括居住环境评估。了解患者的居住环境,可以掌握其生活状况、医疗状况、经济状况、社会关系情况,为患者提供因地制宜的指导。正如研究提示,患者居住在城市还是农村与其婚姻调适状况也有关。患者居住在不同的地域,对乳房重建后的生活适应也可能存在差异。

如假体重建后需避免做手臂突然上举的重体力劳动,以避免假体位置移动。且乳房重建区域的皮肤应避免蚊虫叮咬。较大的心理工作压力与乳腺癌的发生也可能存在联系。其他不良居住环境,如接触职业有害物质、被动吸烟、不良饮食习惯等,均与乳腺癌的发生有关。

因此,对乳房重建患者的延续护理服务需覆盖居住环境,尤其是不良居住环境,缺乏娱乐、运动场地也应纳入其中。

总之,乳房重建术已成为乳腺癌手术的重要组成部分。对乳房重建患者提供延续护理是护理科学化发展的重要内容,需包含生理、心理、精神、社会等方面。延续护理的内容应设计有评估及干预措施。形式可以包括电话随访和建立手机APP、网络干预、微信等。乳房重建术后的延续护理应了解患者重建后的生理不适,如疼痛、神经敏感性下降、牵拉感、肩关节活动受限、运动限制等方面,并提供可以缓解的方法,必要时指导患者就医。延续护理也应了解患者的焦虑、抑郁、痛苦、重建决策后悔、社交回避、性生活满意度下降、婚姻调适障碍等心理社会问题,从而开展多学科合作的干预措施,如设立瑜伽课堂,开展居家心理教育,邀请配偶一起参加性教育课堂。

虽然现有研究表明,乳房重建术有助于提高乳房重建患者的生活质量,但其对患者生活质量的长远影响,或者来自患者内心的感受,仍需要被探索,从而有助于医务人员不断改善医疗护理措施,造福更多的患者。

（侯胜群）

参考文献

［1］Kim KH, Yeo SM, Cheong IY, et al. Early Rehabilitation after total mastectomy and immediate reconstruction with tissue expander insertion in breast cancer patients: A retrospective case-control Study [J]. J Breast Cancer, 2019,22(3): 472-483.

［2］Peterson LL, Ligibel JA. Physical Activity and breast cancer: an opportunity to improve outcomes [J]. Curr Oncol Rep, 2018,20(7): 50.

［3］Cash TF. Body image: past, present, and future [J]. Body Image, 2004,1(1): 1-5.

［4］Teo I, Reece GP, Huang SC, et al. Body image dissatisfaction in patients undergoing breast reconstruction: Examining the roles of breast symmetry and appearance investment [J]. Psychooncology, 2018,27(3): 857-863.

［5］侯胜群,陆箴琦.女性乳腺癌患者身体意象的研究进展[J].护理学杂志,2015,30(6): 103-106.

［6］Teo I, Reece GP, Christie IC, et al. Body image and quality of life of breast cancer patients: influence of timing and stage of breast reconstruction [J]. Psychooncology, 2016,25(9): 1106-1112.

［7］Sheehan J, Sherman KA, Lam T, et al. Association of information satisfaction, psychological distress and monitoring coping style with post-decision regret following breast reconstruction [J]. Psychooncology, 2007,16(4)：342 – 351.

[8] 谢玉莲,姚日群,郭波,等.乳房重建术后患者决策后悔与其自我效能、围手术期信息支持满意度的相关性分析[J].中国实用护理杂志,2016,32(31)：2437 – 2440.

[9] Zhong T, Hu J, Bagher S, et al. Decision regret following breast reconstruction：the role of self-efficacy and satisfaction with information in the preoperative period [J]. Plast Reconstr Surg, 2013,132 (5)：e724 – e734.

[10] 李体明,黄嘉玲,胡雁.乳腺癌患者性生活满意度及其影响因素调查[J].护理学杂志,2011,26(14)：38 – 40.

[11] 薛毅,康伟明,白朋涛.乳腺切除术对乳腺癌患者性生活心理障碍及生活质量的影响[J].中国性科学,2018,27(2)：64 – 66.

[12] Archangelo S, Sabino NM, Veiga DF, et al. Sexuality, depression and body image after breast reconstruction [J]. Clinics (Sao Paulo), 2019,74(2)：e883.

[13] 彭翠娥,李赞,周波,等.乳腺癌术后乳房重建者的性生活和情感体验的质性研究[J].中国实用护理杂志,2018,34(28)：2187 – 2191.

[14] 李梦媛,田丽,吴婷,等.乳腺癌患者乳房重建心理体验质性研究的 Meta 整合[J].中华护理杂志,2019,54(7)：1091 – 1096.

[15] 瞿海燕,华艳,张蕾.急性胰腺炎康复期患者自我效能感与自我管理行为的关系研究[J].护理实践与研究,2020,17(15)：34 – 36.

[16] Fallbjörk U, Frejeus E, Rasmussen BH. A preliminary study into women's experiences of undergoing reconstructive surgery after breast cancer [J]. Eur J Oncol Nurs, 2012,16(3)：220 – 226.

[17] 张靖.个案管理模式对乳腺癌术后乳房重建患者生存质量及焦虑、抑郁情绪的影响[J].河南中医,2016,36(9)：1668 – 1671.

[18] 林玉珍,廖瑞梅,刘美凤,等.282 例乳房缺失患者社交回避与苦恼得分特征分析[J].护理学报,2016,23(10)：57 – 59.

[19] Heiney SP. Social disconnection in African American women with breast cancer [J]. Oncol Nurs Forum, 2014,41(1)：e28 – e34.

[20] 何力,杨帆.乳腺癌改良根治术后乳房重建对患者应激反应、社会支持及生命质量的影响[J].解放军医药杂志,2016,28(12)：69 – 72.

[21] Islam T, Dahlui M, Majid HA, et al. Factors associated with return to work of breast cancer survivors：a systematic review [J]. BMC Public Health, 2014,14 (Suppl 3)：S8.

[22] Odynets T, Briskin Y, Todorova V. Effects of different exercise interventions on quality of life in breast cancer Patients：A randomized controlled trial [J]. Integr Cancer Ther, 2019,18(9)：1 – 8.

[23] şengün İF, üstün B. Home-based psychoeducational intervention for breast cancer survivors [J]. Cancer Nurs, 2018,41(3)：238 – 247.

[24] Kokts-Porietis RL, Stone CR, Friedenreich CM, et al. Breast cancer survivors' perspectives on a home-based physical activity intervention utilizing wearable technology [J]. Support Care Cancer, 2019,27(8)：2885 – 2892.

[25] 张丽,高俊,陈长香,等.乳腺癌患者身心功能状况与夫妻关系的相关性研究[J].现代预防医学,2018,45(9)：60 – 64.

[26] Aerts L, Christiaens MR, Enzlin P, et al. Sexual functioning in women after mastectomy versus

breast conserving therapy for early-stage breast cancer：A prospective controlled study ［J］. The Breast，2014,23(5)：629 - 636.

［27］肖婷.乳腺癌患者夫妻亲密关系在自我表露、夫妻沟通模式与益处发现间的中介作用[D].合肥：安徽医科大学,2018.

［28］王影,潘政雯,刘安诺,等.乳腺癌患者与配偶亲密关系的研究进展[J].中华现代护理杂志,2019,25(28)：3691 - 3695.

［29］任晓南.乳腺癌危险因素的1:1病例对照研究[D].大连：大连医科大学,2008.

［30］柏刁,郑伯军,张飞云.210 例乳腺癌患者的危险因素分析[J].中国现代普通外科进展,2013,16(6)：470 - 475.

［31］谢朵朵,徐锦江.乳腺癌患者延续护理的 APP 平台的构建[J].北京医学,2017,39(1)：113 - 114.

［32］李帆,陶春花,方利,等.移动互联网技术在乳腺癌病人延续护理中的应用进展[J].护理研究,2019,33(5)：81 - 85.

［33］徐琳,杨金旭.微信式延续护理对乳腺癌术后功能锻炼依从性和生活质量影响[J].实用医学杂志,2017,33(1)：143 - 146.

第十章　乳房重建护理研究热点

随着目前全球乳腺癌患者发病数逐年上升，进行乳房重建的患者也在同步增加。患者对乳房重建的各方面要求也在不断提高，促进了乳房重建护理领域的迅速发展，相关研究也越来越多，包括患者对乳房重建的决策因素及决策体验、患者的术后体验，以及护理干预模式的建立。及时了解现阶段乳房重建护理热点问题和研究现状，可以为其中的乳房重建临床护理实践提供依据。

一、乳房重建影响因素

尽管目前已经有研究证明乳房重建能够显著提高乳腺癌患者术后的社会心理健康水平和生活质量，但是接受乳房重建手术的比例并不高。其中，亚洲女性接受乳房重建的人数仅有欧美女性的1/5，国内乳房重建率也较低。虽然近年来选择术后乳房重建者的数量呈现上升趋势，但是总体比例依然处于较低水平。因此，探究患者乳房重建的决策机制是当下一个重要的护理热点研究问题。

（一）患者自身因素

1. 人口学因素

目前已有大量研究表明患者的人口学特征，包括年龄、学历、收入、婚姻状况，与选择乳房重建的意愿有很强的关联。

多项研究的回归分析发现，患者的年龄是乳房重建认同度的影响因素。选择乳房重建的女性年龄普遍较低，一般认为年轻女性对于自身外观形象的重视度高，乳房缺损容易影响患者的心理健康，所以年轻女性要求拥有自然的乳房，希望能够回归正常生活。Bodilsen 等人也认为年轻的患者接受乳房重建的比例较高，Reaby 等的研究结果表示女性有时报道自己"太老了，没有考虑重建"。

文化程度高的患者对乳房重建的认知水平与认同度均较高，可能与患者获取知识信息能力强、更容易接受新生事物与新的生活方式有关。Monica Morrow 等的研究显示，不接受重建手术的相关因素有文化程度较低、年龄较大。

收入高的患者更倾向于进行乳房重建。Albornoz CR 等的研究显示，家庭收入高的患者寻求乳房重建的意愿越强烈。这可能与收入较高的女性经济负担能力好，同时对生活质量、自身乳房的关注度更高，因此更难以接受乳房缺失，对乳房重建的需求也更大，与国内龚凤球等的研究结果相符合。

未婚女性普遍比已婚女性、离婚或丧偶女性的重建意愿强烈。这与未婚女性对于自身外观形象、人际交往的需求大有关,同时大多数未婚女性的年龄相对较小,对乳房重建认同度更高。

目前也有部分研究表示,患者的收入、婚姻状况、文化程度与是否选择乳房重建没有统计学上的意义。但是医护人员应着重加强对上述人群进行关于乳房重建的健康教育与提供决策支持。

2. 社会心理因素

新确诊的乳腺癌患者的社会心理状况与乳房重建认同度也有相关性。社会心理状况较好的患者很少会决定乳房重建。Renée Miseré 等使用 BREAST-Q 量表评估 162 名乳腺癌患者,结果显示不进行乳房重建的女性社会心理健康方面得分明显更高,并且最终选择乳房重建的女性在诊断时生活质量领域得分显著降低。国内龚凤球等的研究结果显示多因素校正后,生命质量一般的患者比生命质量好或差的患者乳房重建认同度要高,也会倾向于选择进行乳房重建。这可能由于生活质量评价好的患者,是否进行乳房重建手术对其日常生活、工作、个人精力影响不大,不需要进行乳房重建。

(二) 家庭社会因素

社会支持使肿瘤患者身心健康均有增益,利于患者获得精神支持,利于乳腺癌术后情绪的稳定,近年来在临床肿瘤中受到广泛关注,是影响患者乳房重建认同度的重要因素。社会支持能够通过直接或间接作用为应激状态下的患者提供个体保护、缓冲应激反应,并从生理及心理上帮助患者积极应对应激性压力事件。其中,来自家属或亲戚朋友的支持越多,越能够提高患者的心理弹性,减轻患者的心理负担,让患者勇于追求良好的自身形象。如果社会支持较弱,患者会有消耗家庭资产的愧疚与自责之感,从而降低对乳房重建的需求。

配偶的意愿是患者是否选择重建的主要影响因素。在王晖等的调查中显示,在乳房重建的决策过程中,配偶的决定占 48.6%。Muhamad 等人在有关配偶在决策过程中的作用的研究中,有 47.5% 的妇女表示治疗决定是由她们自己做出的,而有 52% 的妇女认为配偶是在治疗过程中最有帮助的家庭成员。Flitcroft K 等的研究显示,配偶在乳房重建决策过程中的作用对妇女很重要且有帮助,但这种作用是协商性而非决定性的。即妇女可能会重视配偶参与决策过程,但她们期望配偶会尊重自己的决定。因此,医务人员应当加强对患者配偶的健康宣教,助力患者决策。

因此,做好患者乳房重建决策的因素分析,有利于更好地对患者进行评估、针对不同个体进行护理干预。

二、患者决策体验研究

患者在进行乳房重建决策前会经历一系列心理变化,质性研究对患者感知和世界观高度敏感,通过阐述患者决策过程的真实体验,有助于理解患者决策中的心理社会特征,为患者术前的心理护理工作提供指导。目前国际关于患者乳房重建体验研究较多,国内虽然鲜有报告,但将会是今后乳房重建护理研究的热点方向。

患者在决策时面临知识缺乏和决策迷茫与焦虑。任佳蕾等将患者决策时期的感知分为:患者主动寻求和接收治疗有关的信息;患者决策满意度偏低;选择乳房重建是出于对身体和心理状况的考虑而做出的决定。胡振娟等的研究表示，患者的决策体验为：对医护人员建议的纠结、决策缺乏控制力时的无奈、到处寻求信息时的茫然。大部分患者由于缺乏专业知识，认为医护人员提供的信息不能满足她们的需要，患者主动寻找信息，但是难以从其他渠道得到所需要的信息，从网络渠道获得的信息质量良莠不齐，难以信任。并且患者决策时间仓促，而且癌症时限短要求患者尽快决策，患者仓促之下做出决策更容易感到无力感、焦虑、担忧。

患者选择乳房重建是出于对身体和社会心理状况的考虑而做出的决定。张培培等研究显示，乳房切除术后患者会感知乳房缺如的后果，面临自我意识的觉醒，同时有家庭成员们的支持。Jessica P. Gopie 等的研究表示，女性只想要通过乳房重建重新获得一个自然的乳房，回到她们的正常生活中，恢复她们的身体形象。此外，还有医生和患者的正向引导作用。患者切除术后会遭受身体、心理与社交方面的自卑感与不适应，担忧歧视与家庭关系的破裂。同样也可能面临"自我"的觉醒，意识自己是身体的主人，开始追求高质量的生活。患者决策过程中参与的成员主要来自于家庭，其中来自家人与配偶的经济支持和理解、鼓励有助于决策的成功。同样患者可能面对家人的不认可与强烈反对，但决策权还是由患者决定。

而一部分人还面对着手术后能否接受自己的担忧，主要原因是未满足的期望、缺乏决策参与、缺乏足够的可理解的信息。对术后结果的不确定性、是否会产生决策后悔，可能会成为她们的另一些心理问题。

三、患者术后生活质量

研究普遍认为，乳腺癌术后乳房重建可以提高患者的自尊和健康相关的生活质量。但乳房重建患者术后生活质量和满意程度受多种复杂的临床、情感和心理因素影响。做好患者术后评估与护理，能有效提高患者重建术后的满意度与生活质量。

(一) 并发症护理

乳房重建围手术期极易出现伤口感染、皮下出血、皮瓣缺血坏死、水肿等并发症。术后并发症的出现不仅是影响患者术后满意度的根本原因之一，并且如果并发症的治疗与护理不当更会危及患者生命。因此，做好患者手术前的心理护理、围术期并发症的预防与护理，对保证重建手术效果与患者术后生活质量有重要意义。

(二) 心理问题干预

选择乳房重建术的患者术后会因为担心顾虑、重建术后体位的不舒适感、期望过高等原因产生焦虑、抑郁心理问题。Fernández-Delgado J 等的研究显示一部分患者在进行即刻与延期乳房重建术后会出现不同程度的焦虑与抑郁。Veronique 等的研究表明，乳腺癌患者在诊断和手术的第一年会发生心理和情感问题，尤其在延期乳房重建中更突出，可以表现为过高的期望、体像困扰、决策后悔等。乳腺癌患者的心理状态及心理支持可直接影响到治疗效果和出院后生活质量，因此对选择乳房重建术后的患者进行心理干预也是当下的研究热点之一。

心理干预治疗是一项通过教育和心理治疗的途径影响患者应对疾病的系统工程，其对患者的生活质量起明显的积极作用。

Carlsson 等研究表示乳腺癌患者的心理应激程度与生活质量密切相关，来源于社会、家庭和医护人员的良性心理干预可以降低乳腺癌患者多种心理问题的发生。如建立同伴支持系统可以降低患者术前的焦虑和紧张感,让患者获取更多信息,帮助患者适应术后生活。

根据不同重建手术及其并发症特征不同,制订个体化的心理干预治疗方案,可以有效缓解患者负面情绪的发生。肖春花等的研究显示,心理干预治疗显著降低腹直肌皮瓣重建术后患者身体和心理问题的发生率,同时由于腹壁皮瓣切取兼其腹壁整形的效果,患者更容易接受,对于重建后的满意率也更高。陈洁红等的研究结果表明,护理干预可以明显降低乳腺癌改良根治术后即刻乳房重建手术患者的疾病不确定感,提高患者心理调节能力与其术后的生活质量。

Silvio Bellino 等建议通过使用术前评估、自我报告问卷,来确定重建期间是否需要心理治疗。并且对患者进行时间限制性心理治疗来预防抑郁症状和改善人际关系,如 Klerman 等对抑郁症的人际心理治疗,从术后第一周开始对患者进行治疗。

四、乳房重建护理干预模式

国内乳房重建护理干预模式依然在探索之中。目前国内已有针对乳腺癌术后患者的决策支持系统和面向乳房重建患者的护理干预模式。

(一)决策支持系统

大部分患者表示决策的过程中她们的决策参与感很少,从医疗人员中获取的信息和选择非常局限,常常需要采用其他方式来满足自己的信息需求。目前还缺少一套合理的决策支持系统。国外有乳房重建决策辅助模式,包括宣传手册、多媒体平台、计算机网络、教育干预小组等,不同形式的决策辅助都可以在一定程度上提高患者的决策效能、信息满意度,降低决策后悔和决策矛盾水平。医护人员需针对患者的实际情况进行合理评估,并且提供给每一位患者合适的信息资源。如何在多个场景下建立起一套合适的决策支持系统,是当下护理研究的热点。

(二)护理干预模式

1. 个案管理模式 美国个案管理协会将个案管理定义为:个案管理包括评估、计划、实施、协调、监督和评价所选择的治疗和服务的合作性程序。该程序通过与患者的交流并协调可利用的资源来满足个人的健康需求,从而促进高质量的、具有成本效益的医疗结局。对患者进行有效的护理干预模式在国内已有案例:彭翠娥的研究中将个案管理模式应用于乳房重建患者护理中,对患者进行基于人文关怀的全程个案管理,极大地提高了患者的术后满意度和生存质量;陈洁红等应用个案管理模式进行持续护理干预,通过创建病友会,降低患者出院后的疾病不确定感。

2. 临床护理路径 "时间节点式"临床护理路径是指以时间为纵轴,切分为三大模块,横轴为各时期护理路径工作要点及标准,护理路径贯穿了治疗全过程。实施后患者的焦虑、抑郁、自卑情绪显著降低,提高了患者的自护能力;并且临床护理路径中患者满意度优于传统健康教育,护理人员据不同的时间点,严格按照护理路径中的护理内容实施护理和进行护理健康教育,使患者清晰了解自己的治疗和护理方案,及时准确了解手术相关内容及个人的配合要点。

3. 多学科协同护理模式 多学科协同护理作为一种新型的护理模式,强调以现有人力、财力为基础,通过将医生、护士、教育者、协同者、支持者等有效融合,最大程度发挥协同护理的作用。目前多学科协同护理模式也应用在乳房重建患者的护理中。许春彦等的研究显示,加速康复理念(enhanced recovery after surgery,ERAS)在乳腺癌改良根治术后即刻自体组织乳房重建围手术期有良好的应用效果,可加速患者术后康复,减轻患者心理压力,提升生活质量。蔡歆和周燕舞将多学科协同护理干预应用在乳腺癌根治术同期腹部皮瓣乳房重建中同样有积极效果,可提高患者生活质量。

五、患者回归社会体验

受访者在乳房重建术后回归社会开始适应术后新的生活。了解社会文化因素对女性乳房重建经历的作用,以期可以提供更好的护理并且避免产生对这些女性需求的错误假设。

Su-Ying Fang 等研究了七位接受乳房重建的女性回归社会后的体验,确定了五个主题:梦想美好的未来;意想不到的现实;努力接受;用生活的优先次序平衡虚荣心;达成协议不后悔。我国台湾地区女性对她们重建后的新乳房感到矛盾,因为没有达到她们的期望。这种矛盾心理,再加上一种重视无私和家庭至上的文化,导致许多女性在要求乳房重建时感到内疚、虚荣和肤浅。

彭翠娥、李赞等对 11 例高生活质量乳腺癌术后乳房重建患者的生活体验做了研究,结果显示处于高生活质量乳腺癌术后乳房重建患者生活状态比较积极和健康,生活状态主要为重拾女性自信心、找回自尊、树立人生新态度、改变社会适应能力。李梦媛等通过 Meta 整合分析了乳房重建后的调适状态是改变生活方式和进行心理调适,并且建议建立完善的支持系统,减少患者恢复生活中的焦虑感。

目前国内护理界对于乳房重建术后生活体验尚未开展广泛研究,仅有近几年为数不多的几项护理研究,同时乳房重建患者回归社会部分的相关护理干预措施也没有针对性的建立。未来应当加大研究国内不同医疗、文化背景、社会心理因素下乳房重建患者的真实心理体验,并且做好乳房重建患者同伴支持系统与医护心理干预模式,满足患者需求,促进患者适应术后社会生活,提高乳房重建患者术后生活质量。

(董元鸽)

参考文献

[1] Bray F, Ferlay J, Soerjomataram I, et al. Global cancer statistics 2018: GLOBOCAN estimates of incidence and mortality worldwide for 36 cancers in 185 countries [J]. CA: A Cancer Journal for Clinicians, 2018, 68(6): 394-424.

[2] Fu R, Chang MM, Chen M, et al. A qualitative study of breast reconstruction decision-making among Asian immigrant women living in the United States [J]. Plastic and reconstructive surgery, 2017, 139(2): e360-e368.

[3] Bodilsen A, Christensen S, Christensen P, et al. Socio-demographic, clinical, and health-related factors associated with breast reconstruction — A nationwide cohort study [J]. Breast, 2015, 24(5): 560-567.

[4] Reaby LL. Reasons why women who have mastectomy decide to have or not to have breast reconstruc-

tion [J]. Plast Reconstr Surg, 1998,101(7): 1810 - 1818.

[5] Morrow M, Li Y, Alderman AK, et al. Access to breast reconstruction after mastectomy and patient perspectives on reconstruction decision making [J]. JAMA surgery, 2014,149(10): 1015 - 1021.

[6] Albornoz CR, Bach PB, Mehrara BJ, et al. A paradigm shift in U. S. Breast reconstruction: increasing implant rates [J]. Plast Reconstr Surg, 2013,131(1): 15 - 23.

[7] 龚凤球,陈小俊,姚典业,等.乳腺癌患者对乳房重建手术认同度及其相关因素的调查研究[J].中华普通外科学文献(电子版),2017,11(3): 213 - 216.

[8] Miseré R, Schop S, Heuts E, et al. Psychosocial well-being at time of diagnosis of breast cancer affects the decision whether or not to undergo breast reconstruction [J]. Eur J Surg Oncol, 2020,46(8): 1441 - 1445.

[9] 李威,王培忠.乳腺癌患者生存质量的测量量表及其研究进展[J].中国肿瘤临床,2006,33(19): 1132 - 1135.

[10] 张露.乳腺癌手术患者心理状况与社会支持的相关性研究[J].中国医药科学,2012,2(3): 91 - 92.

[11] Unukovych D, Sandelin K, Wickman M, et al. Breast reconstruction in patients with personal and family history of breast cancer undergoing contralateral prophylactic mastectomy, a 10-year experience [J]. Acta Oncol, 2012,51(7): 934 - 941.

[12] Zenn MR, Salzberg CA. A direct comparison of alloderm-ready to use (RTU) and Derm ACELL in immediate breast implant reconstruction [J]. Eplasty, 2016,16(8): e23.

[13] 王晖,胡学庆,郭松雪,等.中国女性乳腺癌患者乳房重建意愿的多中心调查[J].中华整形外科杂志,2018,34(2): 110 - 115.

[14] Muhamad M, Afshari M, Kazilan F. Family support in cancer survivorship [J]. Asian Pacific J Cancer Prevention, 2011,12(6): 1389 - 1397.

[15] Flitcroft K, Brennan M, Spillane A. Making decisions about breast reconstruction: a systematic review of patient-reported factors influencing choice [J]. Qual Life Res, 2017,26(9): 2287 - 2319.

[16] 陈向明.质的研究方法与社会科学研究[M].北京:教育科学出版社,2000.

[17] 任佳蕾,强万敏,李静,等.乳腺癌患者乳房重建真实体验的 Meta 整合[J].护士进修杂志,2020,35(8): 687 - 692.

[18] 胡振娟,董元鸽,陈丽琴,等.乳腺癌乳房重建病人真实体验的质性研究[J].全科护理,2020,18(3): 364 - 368.

[19] 张培培,瞿颖华,董磊,等.乳房重建术患者决策过程的质性研究[J].解放军护理杂志,2018,35(1): 29 - 33.

[20] Gopie JP, Hilhorst MT, Kleijne A, et al. Women's motives to opt for either implant or DIEP-flap breast reconstruction [J]. Journal of Plastic Reconstructive & Aesthetic Surgery Jpras, 2011,64(8): 1062 - 1067.

[21] Murray CD, Turner A, Rehan C, et al. Satisfaction following immediate breast reconstruction: experiences in the early postoperative stage [J]. Br J Health Psychol, 2015,20(3): 579 - 593.

[22] Fang SY, Balneaves LG, Shu BC. "A struggle between vanity and life": the experience of receiving breast reconstruction in women of Taiwan [J]. Cancer Nurs, 2010,33(5): e1 - e11.

[23] Elder EE, Brandberg Y, Björklund T, et al. Quality of life and patient satisfaction in breast cancer patients after immediate breast reconstruction: A prospective study [J]. Breast, 2005,14(3): 201 - 208.

［24］ 司婧,吴炅.乳腺癌患者乳房重建术后满意度评估方法比较［J］.中华乳腺病杂志(电子版),2017,11(6)：361－364.

［25］ Fernández-Delgado J，López-Pedraza MJ，Blasco JA，et al. Satisfaction with and psychological impact of immediate and deferred breast reconstruction ［J］. Ann Oncol. 2008,19(8)：1430－1434.

［26］ Veronique FC，Philip NB，Herman TD，et al. Better cosmetic results and comparable quality of life after skin-sparing mastectomy and immediate autologous breast reconstruction compared to breast conservative treatment ［J］. Br J Plast Reconstr，2003,56(5)：462－470.

［27］ 董海鹰,王知非,蔡莉.乳腺癌患者术后生活质量与康复指导教育的相关性［J］.中国临床康复,2006,10(42)：28－30.

［28］ 赵玮琳,吴京平,赫军,等.乳腺癌患者的情绪障碍及应对方式的初步研究［J］.中国临床心理学杂志,2001,9(4)：286－287.

［29］ Carlsson M，Hamrin E. Psychological and Psychosocial aspects of breast cancer and breast cancer treatment — A literature review ［J］. Cancer Nurs，1994,17(5)：418－428.

［30］ Montazeri A，Jarvandi S，Haghighat S，et al. Anxiety and depression in breast cancer patients before and after participation in a cancer support group ［J］. Patient Educ Couns，2001,45(3)：195－198.

［31］ 肖春花,卢国华,张学慧,等.心理干预对乳腺癌术后乳房重建患者心身症状的影响［J］.中华乳腺病杂志(电子版),2008,2(6)：641－646.

［32］ 陈洁红,蔡娇霞,尹秋艳,等.护理干预对乳腺癌改良根治即刻乳房重建手术患者疾病不确定感的影响［J］.国际医药卫生导报,2013,19(23)：3537－3541.

［33］ Bellino S，Fenocchio M，Zizza M，et al. Quality of life of patients who undergo breast reconstruction after mastectomy：effects of personality characteristics ［J］. Plastic and reconstructive surgery，2011,127(1)：10－17.

［34］ Paraskeva N，Guest E，Lewis-Smith H，et al. Assessing the effectiveness of interventions to support patient decision making about breast reconstruction：a systematic review ［J］. Breast，2018,40(8)：97－105.

［35］ 彭翠娥,李赞,周波,等.以人文关怀为基础的个案管理模式在乳腺癌术后乳房重建患者中的应用［J］.护士进修杂志,2018,33(3)：241－244.

［36］ 谢开云,黄春军,胡云娥.临床护理路径对宁波市某医院乳房重建术后患者负性情绪和生活质量的影响［J］.医学与社会,2018,31(4)：61－63.

［37］ 张林林.多学科协同延续护理对 COPD 稳定期患者的干预效果分析［J］.四川解剖学杂志,2019,27(4)：137－138,141.

［38］ 许春彦,郑立,吴俊东,等.基于 ERAS 模式护理在乳腺癌术后同期自体组织乳房重建中的应用［J］.临床与病理杂志,2020,40(5)：1228－1233.

［39］ 蔡歆,周燕舞.多学科协同护理干预在乳腺癌根治术同期腹部皮瓣乳房重建的效果［J］.当代护士(上旬刊),2017,24(5)：67－69.

［40］ 彭翠娥,李赞,周晓,等.11 例高生存质量乳腺癌术后乳房重建病人的生活体验［J］.中国护理管理,2015,15(6)：674－677.

［41］ 李梦媛,田丽,吴婷,等.乳腺癌患者乳房重建心理体验质性研究的 Meta 整合［J］.中华护理杂志,2019,54(7)：1091－1096.

案例一 LDMF 乳房重建术

　　背阔肌肌皮瓣(LDMF)乳房重建患者,术后皮瓣正常,顺利出院。此案例主要围绕术后常规护理、重建乳房皮瓣护理、并发症护理及出院指导展开介绍。

一、案例介绍

　　详见图 2-1-1。患者,女性,51 岁,诊断为右侧乳腺癌。择期在全麻下行右单侧乳房改良根治术＋右背阔肌肌皮瓣全乳房重建术。术中留置胸部引流管 1 根,右腋窝引流管 1

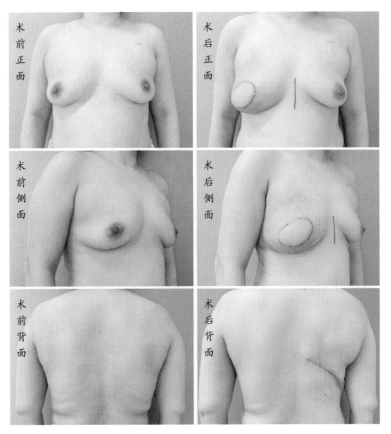

图 2-1-1　背阔肌乳房重建术

根,背部引流管 1 根。患者术后返回病房,给予心电监护、吸氧、Ⅰ级护理,禁食。

术后第 1 d 患者一般情况良好,无发热寒战,无胸闷心慌,无咳嗽咯痰,术区疼痛但可忍受;饮食入眠可,大小便正常。查体:切口对合良好,无明显红肿渗血,无皮瓣缺血坏死,无皮下积血、积液,引流管固定通畅,引流出暗红色血性液,继续加压包扎。

经精心护理,术后 9 d 患者顺利出院。患者出院两周后引流管每日量少于 20 ml,予以拔管。

二、术后常规护理

1. 心理护理　采用医院抑郁焦虑量表对患者进行心理状态的评估,评估结果焦虑和抑郁均为 0 分。患者情绪稳定,告知患者手术方式及术后护理注意事项。出院时再次评估,结果仍为 0 分。

2. 饮食护理

(1) 宜进低脂、高蛋白、高维生素饮食,多饮水,多吃蔬菜水果等纤维素含量高的食物,忌辛辣食物,避免便秘,必要时服用缓泻剂。

(2) 术后 3 d 是伤口吸收高峰时期,易导致体温升高,一般 3 d 内不超过 38.5 ℃,建议多饮水。

3. 体位管理

(1) 次日鼓励患者早期下床活动,术后血压平稳后建议选择健侧卧位 30°,避免供区受到压迫,以及半坐卧位以利于伤口引流和自体舒适。

(2) 患肢抬高:术后患肢会有疼痛酸胀、刺痛感等,可以自行调整舒适体位;同时患肢术后需抬高,可垫特制小枕抬高患肢。

4. 伤口护理

(1) 保持敷料的清洁干燥。

(2) 向患者讲解加压包扎的重要性,并嘱咐患者注意早期活动的幅度。

(3) 保持加压包扎的有效性,如有松脱应重新给予加压包扎。术后 3 d 内不可随意打开胸带,以确保皮瓣紧贴胸壁,减少积液,促进伤口愈合。

(4) 注意患侧肢体远端的血液供应情况,如包扎过紧,可出现脉搏不清,皮肤呈绛紫色,皮肤温度低,患肢肿胀明显,提示腋部血管受压,回流不畅,应提醒医生调整松紧度。

5. 引流管护理

(1) 保持有效而持续负压,引流液满 1/2 或不呈负压状态时应及时调整。

(2) 妥善固定并保持引流管通畅,经常挤压引流管以保持其通畅。应将负压球固定在衣服下缘,并告知患者,负压吸引器不得高于伤口,以防引流液倒流。对于低负压吸引的引流管,应注意引流管长短适中,以利于患者翻身防止引流管脱出,并避免引流管受压、扭曲。该患者留置一个负压球和一个高负压引流瓶。

(3) 密切观察引流液的色、质、量,正确记录 24 h 引流量。术后 24 h 内每小时观察引流液,如每小时引流量≥100 ml,或引流液呈鲜红色、质地黏稠伴有血带≥50 ml,或引流液引流呈点滴状,则提示有活动性出血,应立即通知医生,并做好手术止血的准备工作。

(4) 保持引流装置的清洁有效,更换时需用血管钳夹闭以免空气进入,并及时调整负压。

6. 疼痛护理 住院期间每日 14：00 进行疼痛程度评估，使用 NRS 评分，患者术后 2 d 评分为 2～3 分，可以忍受，未采用药物干预。护理人员指导患者通过深呼吸、与家属聊天、听音乐等放松疗法缓解疼痛。

三、背阔肌肌皮瓣护理

1. 胸腹带使用 包扎背部伤口，以减少皮下渗血、渗液，防止皮下积液。松紧度适宜，过松影响有效压迫，过紧压迫供应带蒂肌皮瓣的血液循环。

2. 密切观察乳房皮瓣血运情况
（1）观察内容：皮瓣的颜色、温度、毛细血管充盈时间。
（2）表现：良好的皮瓣血运表现为皮瓣颜色红润，皮温暖，毛细血管反应好、弹性好。
（3）静脉回流障碍表现：皮瓣呈紫色、暗红色，有凹陷性水肿。
（4）动脉供血不足表现：皮瓣呈苍白色、皮温冷。
该患者在院期间皮瓣正常，未发生皮瓣坏死和皮下积液。

四、并发症预防和护理

1. 出血
（1）密切观察重建乳房皮瓣及伤口；密切观察引流液的色、质、量。
（2）如果发生出血：①配合医生化验血常规、生化等指标。②保持静脉通路通畅。③给予吸氧、心电监护，注意保暖。④配合医生将患者再次送入手术室。⑤心理护理。
该患者在院期间未发生出血情况。

2. 预防下肢深静脉血栓 深静脉血栓形成（deep vein thrombosis，DVT）是一种静脉内血凝块阻塞性疾病，是外科患者术后常见并发症之一，多发生于下肢。发生下肢静脉血栓可引起严重的并发症：肺动脉栓塞，脑梗死，心肌梗死。
（1）踝泵运动
1）踝泵运动作用和效果：踝泵运动能促进腿部肌肉静脉血液回流，依靠踝关节主动的、过伸过屈运动时的力量迫使肌肉泵血向心回流的作用，仰卧时踝泵运动的这种作用更为突出。踝泵运动运动方法：患者取平卧位或半卧位，踝关节主动、用力、缓慢地将脚尖绷至最大限度，并保持 10 s；同样再反向将脚尖勾至最大限度，并保持 10 s，如此反复练习。
2）踝泵运动运动时间：术后 6 h 即可进行踝泵运动锻炼，同时可抬高床尾 20°～30°，以利静脉回流，减轻下肢肿胀之后 4 次/d，分早、中、晚、睡前，3～5 min/次，也可随时做踝泵运动。
（2）使用医用弹力袜
1）医用弹力袜原理：借助专业的压力梯度设计，由脚踝处逐渐向上递减，通过收缩小腿肌肉，对血管腔加压，促使静脉血液回流心脏，防止下肢静脉淤血，确保下肢静脉血液的良好循环。
2）医用弹力袜穿着方法：袜跟对准脚跟；袜子平整；袜圈无卷起。
3）医用弹力袜穿着注意事项

a）确保弹力抹尺寸正确，以保证达最大效果。

b）弹力袜不能下卷，不要用指甲拉扯弹力袜。

c）腿长型弹力袜三角缓冲带应位于大腿内侧，脚后跟对齐；膝长型弹力袜应注意腘窝处不要有卷边，保持平整，脚后跟对齐。

d）建议全天使用，脱下时间不超过 30 min。

e）注意穿着时顺应弹力袜的纹理，注意袜子平整，定期观察皮肤情况以防压红，护士每日定期巡视抗血栓袜的穿着情况。

4）医用弹力袜维护

a）弹力袜会吸汗，所以要用中性肥皂或温和洗剂清洗，水温不要超过 40 ℃。

b）洗涤不超过 20 次，用双手轻轻搓揉数下即可，不可用力，以免伤害其弹性纤维，然后用清水冲洗后吊挂晾干，请勿用力拧绞或放在高转速的洗衣机内清洗。晾干后不要把袜子卷成一团，将袜子平放对折存放。

c）注意：不要拧干，要用干毛巾吸附多余水分。在阴凉处晾干，不要熨烫。弹力袜可使用 2～3 个月，由于个体差异，一切谨遵医嘱。

5）以下情况穿着时请遵循医生意见

a）因生病或受伤而影响，腿部水肿或有酸胀感、疼痛、麻木。

b）有发痒或出疹现象。

c）大面积外伤。

d）有血液循环不良病史。

e）心脏或肾脏功能障碍。

3. 预防患肢功能障碍　患肢功能锻炼对于恢复患者肩关节功能至关重要，但必须循序渐进，不可随意提前，以免影响伤口的愈合。

（1）循序渐进的方法

1）术后 1～2 d，练习握拳、伸指、屈腕。

2）术后 3～4 d，前臂伸屈运动。

3）术后 5～7 d，患侧的手摸对侧肩、同侧耳（可用健肢托患肢）。

4）术后 8～10 d，练习肩关节抬高、伸直、屈曲至 90°。

5）术后 10 d 后，肩关节进行爬墙及器械锻炼。

（2）功能锻炼的达标要求：一般应在 1～2 个月内使患侧肩关节功能达到术前或对侧同样的状态。患侧上臂能伸直、抬高绕过头顶摸到对侧耳朵。达标后仍需继续进行功能锻炼。

（3）功能锻炼的注意事项

1）术后 24 h 内避免患肢大幅度活动，保证肩关节内收。

2）术后 7 d 内限制肩关节外展，以免影响皮瓣愈合。

3）严重皮瓣坏死者，术后 2 周内避免大幅度运动。

4）皮下积液或 1 周后引流液超过 50 ml 时应减少练习次数及肩关节的活动幅度（限制外展）。

4. 预防上肢淋巴水肿　由于该患者进行了腋窝淋巴结清扫，所以需要重点进行预防上肢淋巴水肿的健康教育。

（1）患肢保护（建议终身保护）

1）患肢带红手圈：提醒手术后患肢需注意保护。

2）不建议在患肢抽血、注射、量血压、输液等。2020年发布的《静脉血液标本采集指南》中指出，乳腺癌根治术后同侧上肢的静脉，如果3个月后无特殊并发症，可恢复采血。请酌情给予患者合适的建议。

3）不建议在患肢佩戴过紧的戒指、镯子、钟表、首饰等。

4）患肢不受压，睡觉可平卧或侧卧（患肢侧不可）。

5）患肢不提重物（建议不超过5kg），不可长时间下垂。

6）不建议穿紧身衣（紧上衣袖）衣服。

7）家务劳动时佩戴手套，避免划伤。

（2）皮肤护理

1）保持皮肤清洁，可适当涂抹润肤露和防晒产品。

2）避免皮肤破损及蚊虫叮咬，如有叮咬，及时消毒，预防感染，必要时及时就医。

3）勤剪指甲，避免搔抓。

4）患肢禁止冷、热敷，以防冻伤、烫伤，同时避免紫外线照射。

（3）促进淋巴液回流

1）避免患肢长时间下垂或静止不动。

2）乘坐飞机或体育运动时可选用适合的压力手臂套，促进淋巴回流，预防淋巴水肿。

3）可进行三段式向心性按摩，此方法促进患肢淋巴回流，以预防患肢水肿。

4）告知患者测量臂围的方法，术后定期监测臂围变化，早期发现淋巴水肿。

5）若患肢出现沉重、肿胀、麻木等异常感，或患肢侧臂围增粗，应及时到淋巴水肿专科门诊就诊。

五、出院指导

1. 饮食

（1）可选用易消化、高蛋白、高维生素的食物为宜，例如鸽子肉、黑鱼、瘦肉等以及各种新鲜蔬菜、水果。

（2）需禁忌的饮食：①蜂王浆及其制品；②胎盘及其制品；③花粉及其制品；④未知成分的保健品。

2. 伤口

（1）如医生无特殊关照需再次换药，一周后可自行拆下纱布绑带，但仍要保持清洁、干燥，特别在夏季要尽量避免出汗，保持伤口干燥。

（2）绑带拆除后伤口无异常，两周内只可用清水沐浴，伤口处不可使用肥皂、沐浴露等碱性化学品并不可硬搓，待伤口完全愈合，约1个月后可正常沐浴。

3. 出院患者的自我照护

（1）伤口保持敷料的清洁干燥，避免碰水，避免出汗。

（2）不可随意打开胸带。

（3）保持引流管通畅，避免扭曲受压，休息时将引流管固定在床上，预留出一定的长度，以利于翻身;下床活动时固定在衣服下缘。

（4）保证引流装置保持足够有效的负压。

（5）建议在置管期间,每日 14:00 测量体温、倾倒引流液,并且记录引流液和体温。

（6）建议按以下流程正确倾倒、记录引流液

1）引流器:引流管反折并拔出,更换新的引流器,倒出引流器中的引流液。

2）引流球:反折引流管并打开开口,将引流液倒入量杯,捏扁引流球并关闭开口。

3）引流瓶:观察液面高度,引流量＝今日总量－昨日总量。

（7）一般情况每 2～3 d 换药 1 次。

（8）换药时建议穿开衫,避免穿套头衫和连衣裙。

（9）一般情况下,引流液呈淡血性且<20～30 ml 时,医生会根据具体情况考虑拔管。

（10）遇以下特殊情况请及时就医

1）体温>38 ℃。

2）伤口周围发红、发热、有压痛、肿胀明显。

3）引流液颜色、质量发生变化:血性引流液呈鲜红色且超过 50～100 ml/h。

4）引流装置无负压。

5）引流管脱落。

4. 坚持患肢功能锻炼

（1）出院后伤口恢复正常、良好,可遵循循序渐进的原则进行患肢功能锻炼。

（2）最终达到的目标为患肢上臂能伸直、抬高绕过头顶摸到对侧的耳朵。

5. 患肢保护,预防上肢淋巴水肿

（1）不建议对患者进行侵入性的操作,例如抽血、注射、输液、测血糖等。2020 年发布的《静脉血液标本采集指南》中指出,乳腺癌根治术后同侧上肢的静脉,如果 3 个月后无特殊并发症,可恢复采血。请酌情给予患者合适的建议。

（2）不建议佩戴较紧的戒指、镯子、手表等各类首饰。

（3）不建议提重物超过 5 kg,不可长时间下垂,背包不可过重。

（4）避免穿紧身、化纤质地的衣服,可选择宽松、全棉的衣服。

（5）避免皮肤破损及被蚊虫叮咬,如一旦损伤应立即用消毒药水处理伤口,勿抓破,避免感染。

（6）睡觉时以健侧卧姿为主,避免患肢受压。平卧时需在患侧肩关节下垫小枕,始终保持患肢有一点的高度,可改善患肢的静脉回流。

（7）患肢发生水肿,在排除肿瘤复发、感染的情况下,可以佩戴弹力手臂套以促进淋巴液的回流,也可做向心性按摩。

（8）参加运动时（如打网球、乒乓球）或乘飞机时,最好使用弹力手臂套以预防水肿的发生。

6. 佩戴塑形胸衣

（1）佩戴运动型胸衣为宜,避免肌瓣因重力作用下垂和固定缝线松脱,起到塑形作用。背阔肌重建假体植入者一般术后第 2 d 即可去买一个大 1～2 号的带聚拢的胸罩佩戴,让重建的乳房可以聚拢不会外偏。

（2）重建乳房侧肢体的上臂内侧有时会有麻木的感觉,这可能是由于在皮瓣移植的同时进行神经吻合所致,一般1年后会逐渐消失。

（陈丽琴 傅翠霞）

案例二 TRAM 乳房重建术

该患者在完成乳腺癌新辅助化疗后,行乳腺癌改良根治术+即刻 TRAM 乳房重建术,术后皮瓣正常,无相关并发症,顺利出院。此案例主要围绕术后常规护理、重建乳房皮瓣护理、并发症观察及出院指导展开介绍。

一、案例介绍

详见图 2-2-1。患者,女性,31 岁,诊断为右侧乳腺癌。予以新辅助化疗 4 个疗程,置

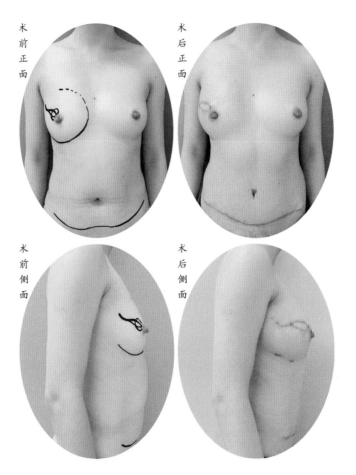

术前正面　　术后正面

术前侧面　　术后侧面

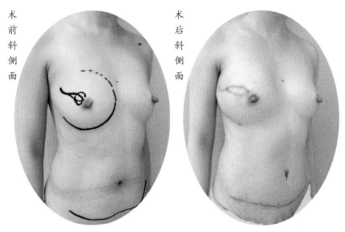

术前斜侧面

术后斜侧面

图 2-2-1　TRAM 乳房重建术

PICC 管一根。化疗结束后择期在全麻下行右乳改良根治术＋右带蒂横行腹直肌肌皮瓣（TRAM）全乳房重建术，术中留置胸部负压引流管 2 根，左、右腹部引流管各 1 根，导尿管 1 根，同时留置止痛泵 1 根。

患者术后返回病房，予中凹位，生命体征平稳，伤口少量渗血渗液，皮瓣血运良好，张力正常，无淤血及缺血坏死，伤口引流液色、质、量均在正常范围内。

经精心护理，患者于术后第 4 d 拔除胸部引流管，术后第 12 d 拔除双侧腹部引流管后，顺利出院。

二、术后常规护理

1. 心理护理　采用医院抑郁焦虑量表对患者进行心理状态的评估，评估结果焦虑为 2 分，抑郁为 3 分。告知患者术后护理注意事项，取得家属和患者配合。鼓励患者积极面对乳腺癌及相关治疗，树立战胜疾病的信心。

该患者接受了妍康沙龙志愿者探视，探视方式为云探视，病友志愿者通过视频与患者连线进行沟通。患者对云探视满意度较高，在院期间心理状态平稳，能积极配合治疗护理。

2. 饮食护理

（1）建议患者多食新鲜的蔬菜水果及含蛋白质丰富的食物。如鱼类、禽类、低脂奶类、全谷物类、植物油类等增加全身营养。

（2）忌辛辣食物，避免便秘，必要时服用缓泻剂。

（3）术后 3 d 是伤口吸收高峰时期，易导致体温升高，一般 3 d 内不超过 38.5 ℃，建议多饮水。

3. 体位管理

（1）术后返回病房即采取抬高床头和床尾的中凹位（床头及床尾各抬高 45°），以减轻腹部张力，有利于静脉回流，减轻局部肿胀。

（2）鼓励患者术后第 3 d 下床活动，下床可借助助步器，禁止直立行走，以免腹部伤口过度牵拉，影响愈合。

4. 疼痛护理　患者术后予以静脉止痛泵治疗，护理人员三班动态评估疼痛情况，采用

NRS数字疼痛评分方法评估患者的疼痛程度,相信患者主诉,告知患者自觉疼痛明显时可调节止痛泵缓解疼痛。护理人员指导患者通过深呼吸、与家属聊天、听音乐等放松疗法缓解疼痛。该患者在术后疼痛评分均为3分以下,止痛泵于术后第3d拔除,拔除后疼痛未加剧。

5. 伤口和引流管护理

(1)胸部伤口保持清洁干燥,禁止加压包扎,预留窗口以便观察皮瓣情况。

(2)腹部手术区用腹带加压包扎持续3个月,使腹部供血皮瓣与基底黏附,防止腹部皮瓣下积液。由于TRAM的血管蒂在剑突旁,注意腹带使用不得超过膈肌下缘,应密切观察该处皮下有无血肿形成,须保持该处宽松,防止受压。

(3)术后保持屈膝屈髋的中凹位,术后7~10d不能直立行走,以减少腹部张力。

(4)妥善固定各引流管,标识清楚、准确,保证引流管通畅且呈负压状态。同时密切观察并记录引流液的颜色、性质及引流量,如有异常及时汇报医生。术后每日定时倾倒并准确记录引流量,更换引流瓶时注意无菌操作,同时反折导管或用血管钳夹闭引流管,防止空气进入。

6. 导尿管和会阴护理　患者术后遵医嘱予以留置导尿管2d,妥善固定尿管,标识清楚、准确,教会患者家属正确倾倒尿液的方法,同时有计划性的训练患者憋尿能力,为拔除导尿管作准备;此外2次/d会阴护理,保持会阴清洁、干燥,并指导患者多饮水,以预防尿路感染。

7. 中心静脉置管护理　每日观察PICC穿刺点有无渗血、渗液,贴膜部位皮肤有无破损、皮疹、过敏等,定期进行PICC维护。使用前抽回血确定置管位置,使用后及时用生理盐水或0~10U/ml肝素钠脉冲式冲管,正压封管。该患者PICC留置时长为4个月左右,留置期间未发生并发症。

8. 皮肤护理

(1)压力性损伤风险评估:由于手术时间较长,护理人员需根据患者病情综合使用"压力性损伤门罗评估表"和"Braden压力性损伤风险评估表"共同评估患者的皮肤情况,并及时落实相关护理措施。术后患者安返病房,门罗压力性损伤评分为26分,无须压力性损伤风险预报。因此,采用Braden压力性损伤风险评估表评估患者压力性损伤风险,分数为17分,为轻度风险。

(2)压力性损伤预防措施:护理人员每日观察皮肤情况并记录,给予相应的预防措施。预防措施包括指导患者家属在身体骨隆突处每2h涂抹液体敷料,并保持床单位平整干燥,保持皮肤清洁干爽。同时加强全身营养支持,做好补液的巡视和护理工作。术后3d,患者下床活动时再次进行压力性损伤风险评估,评估分数为20分,无压力性损伤风险,停止涂抹液体敷料。

三、重建乳房皮瓣护理

1. 环境要求　保持病房清洁和通风,室温保持在25~26℃,湿度维持在50%~60%,以减少因温度过高引起全身和皮瓣组织的耗氧量增加或温度过低引起重建皮瓣血管挛缩。合适的湿度可抑制真菌和细菌的增长,利于患者术后抗感染护理。

2. 皮瓣观察

(1)皮瓣观察频次:术后72h内每1h观察一次,术后第4~5d每3h观察一次,术后

6 d 根据医嘱进行观察,如有异常及时报告医生处理。

（2）皮瓣观察内容

1）皮瓣颜色：分为苍白、淡红、红润、暗红、紫红、紫 6 个等级,正常皮瓣颜色红润,颜色偏紫可能为静脉回流不畅,偏白可能为动脉供血不足,应及时汇报医生。

2）皮瓣张力：分为低（皮瓣瘪陷、皮肤皱纹加深）、略低、正常、略高、高（皮纹变浅或消失）,皮瓣张力低为动脉供血不足,皮瓣张力高为静脉回流不畅。

3）毛细血管充盈时间：可用以手指或玻璃棒轻压移植物皮肤使之苍白,然后迅速移开手指或玻璃棒,正常者皮肤颜色 1～2 s 转为红润。如果充盈时间缩短提示静脉回流不畅;如果反应迟缓,时间超过 5 s,提示动脉栓塞的可能。

4）皮瓣温度：用半导体体温计测量移植皮瓣的皮肤温度,并与近旁的健康皮肤的温度相对照。移植皮瓣 24～48 h 内温度略高于正常 1～1.5 ℃,48 h 后皮温正常或略低,如皮温低于正常皮肤 2～3 ℃,则提示可能存在血液循环障碍,皮瓣存活率低。

该患者住院期间其皮瓣颜色、张力、毛细血管充盈时间、皮瓣温度均正常。

四、并发症预防和护理

1. 出血 观察皮下有无血肿和引流液情况,警惕乳腺癌术后活动性出血;此外观察皮瓣的颜色、张力、温度等,有异常及时汇报医生做好相应处理。循环血容量不足是影响皮瓣血运的因素之一,因此术后严格控制补液滴速,避免补液太慢导致皮瓣灌注不足或补液太快引起机体液体潴留、皮瓣水肿甚至充血性心功能不全。

2. 感染 新辅助化疗是否增加术后并发症的发生率一直备受关注。有研究表明,术前新辅助化疗被确定为术后早期供体部位感染增加和晚期皮瓣脂肪坏死较高风险的预测因子。化疗药物严重不良反应如骨髓抑制,其导致白细胞或血小板计数下降可降低患者免疫力,增加术后手术区域感染的风险,并可导致伤口愈合不良。因此,术后应密切监测患者体温变化,术后 3 d 内由于外科吸收热,患者可能会出现体温升高,但一般不高于 38.5 ℃,应鼓励患者多饮水,做好物理降温;若术后患者体温超过 38.5 ℃,应立即汇报医生,遵医嘱化验血常规、血培养,协助医生做好引流液培养,必要时合理、规范使用抗生素抗感染支持治疗。

3. 皮瓣坏死 乳房皮瓣坏死主要因重建皮瓣血供较差所致,表现为表皮发黑,皮肤失去弹性,静脉彩超可显示血管闭塞。轻症患者,如仅为表皮坏死,部分患者通过勤换药,可以自愈。较严重者,如皮瓣完全坏死,则需再次手术植皮。

4. 预防下肢深静脉血栓 同前文第 133～134 页"2. 预防下肢深静脉血栓"部分。

5. 预防患肢功能障碍 同前文第 134 页"3. 预防患肢功能障碍"部分。

6. 预防上肢淋巴水肿 同前文第 134～135 页"4. 预防上肢淋巴水肿"部分。

五、出院指导

1. 饮食 同前文第 135 页"1. 饮食"部分。

2. 体位

（1）术后 1 个月内睡觉时应保持中凹卧位,居家时可在床尾垫棉被或软枕,以抬高双下肢,减轻腹壁张力;或睡觉时选择屈膝的侧卧位。

（2）在站立或行走时，应弯腰走路，也是为减轻腹壁张力，建议保持此体位至少术后 1 月余。

3. 运动和康复指导

（1）出院后伤口恢复正常、良好，可遵循循序渐进的原则进行患肢功能锻炼。

（2）TRAM 乳房重建术后不建议做仰卧起坐等容易增加腹部压力的运动，术后 3 个月至半年可以穿弹力绷带裤预防腹壁疝的发生。

4. 患肢保护，预防上肢淋巴水肿　同前文第 136 页"5.患肢保护，预防上肢淋巴水肿"部分。

5. 佩戴塑形胸衣　塑形胸衣可以避免重建乳房因重力作用下垂，导致固定缝线松脱。患者可根据医生要求更换塑形胸衣，3 个月后可换成无钢圈的运动型胸衣。TRAM 重建术后 3 个月内腹部需用薄款胸腹带加压包扎，使用时折叠腹带上缘，避免压迫到乳房下缘。

6. 重建乳房皮肤观察　指导患者可以有意识地做两侧乳房运动：将双侧乳房向上托起，不可上下反复揉搓，以免引起乳房下垂。告知患者一个半月内尽量不要挤压重建后的乳房，如趴着睡觉、穿聚拢型胸衣等。重建后的乳房也避免加压包扎，以免引起皮瓣坏死或假体破裂。

7. 治疗与随访　患者在接受新辅助系统治疗和全乳切除术后，需要尽快接受辅助放疗，同时指导患者术后第 1～2 年，每 3 个月随访一次；术后第 3～4 年，每半年随访一次；术后 5 年以上，每年随访一次。

8. 其他　该患者较为年轻，如有再次生育的需求，需经专业医生综合评估后再进行。

（朱家莹　李　云）

案例三　DIEP 乳房重建术

该患者在新辅助化疗后行即刻保留乳头乳晕的 DIEP 重建术,术后皮瓣正常,顺利出院。此案例主要围绕术后常规护理、重建乳房皮瓣护理、并发症护理及出院指导展开介绍。

一、案例介绍

详见图 2-3-1。患者,女性,34 岁,诊断为右侧乳腺癌。予以新辅助化疗(AC-TH×8

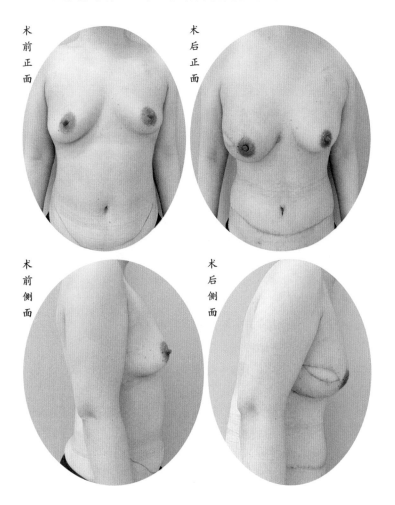

术前正面　　术后正面

术前侧面　　术后侧面

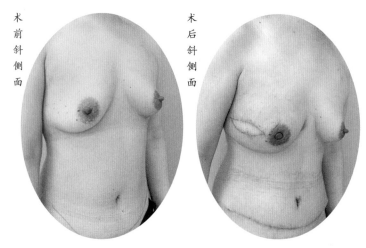

术前斜侧面　　　　术后斜侧面

图 2-3-1　DIEP 乳房重建术

个疗程),留置静脉输液港 PORT 一个。择期在全麻下行保留乳头乳晕右侧乳腺癌改良根治术＋右游离腹壁下动脉穿支皮瓣全乳房重建术。术中留置胸部负压引流管 2 根,左、右腹部引流管各 1 根,导尿管 1 根。

患者术后返回病房,生命体征平稳,皮瓣血运良好,张力正常,无淤血及缺血坏死。引流液色、量均在正常范围内。术后 2 d 早复查血常规、生化、凝血功能,提示白蛋白较低,凝血血常规电解质略异常,遵医嘱予抗生素,扩容补液支持治疗。

经精心护理,术后 1 d 拔除导尿管,术后 6 d 拔除内部胸部引流管、左腹部引流管、右腹部引流管,术后 7 d 拔除腋下引流管,术后 9 d 患者顺利出院。

二、术后常规护理

1. 心理护理　患者入院后给予医院焦虑抑郁量表进行评分,焦虑评分为 6 分,抑郁评分为 8 分。给予普通照护陪伴,做好环境及相关人员介绍,并继续随访其心理变化,便于调整护理干预措施。给予患者疾病相关的信息和健康教育,鼓励患者与家属、病友多沟通,介绍相同手术方式的年轻案例,患者在院期间心理状态平稳,情绪良好,能积极配合治疗与护理。患者出院时焦虑评分为 5 分,抑郁评分为 4 分。

2. 饮食护理　同本书前文第 139 页"2. 饮食护理"部分。

3. 体位管理

(1) 术后返回病房即采取抬高床头和床尾的中凹位(床头及床尾各抬高 45°),以减轻腹部张力,有利于静脉回流,减轻局部肿胀。

(2) 鼓励患者术后第 3 d 下床活动,下床可借助助步器,禁止直立行走,以免腹部伤口过度牵拉,影响愈合。

4. 疼痛护理　患者入院后遵循护理常规,主动询问患者有无疼痛,常规评估疼痛病情,并进行相应的护理记录,使用疼痛程度评估量化标准评估患者主观感受程度,遵循全面、动态评估疼痛原则进行全面疼痛评估。采用数字分级法(NRS)进行评估。该患者入院全面疼痛评分 0 分,手术当日返回病房疼痛评分为 0 分。术后未使用止痛泵,也未使用药物或者非药物的干预。

5. 伤口和引流管护理 同前文第 140 页"5.伤口和引流管护理"。

6. 导尿管和会阴护理 同前文第 140 页"6.导尿管和会阴护理"。

7. 血象监测

(1) 由于该患者行新辅助化疗,所以需要密切监测患者的血象。该患者入院时白细胞和中性粒细胞较低,给予生白治疗,次日复查血象。

(2) 密切关注患者的血象变化以及生白治疗的不良反应和不适主诉。该患者术后血象正常,未有不适反应。

8. 皮肤护理

(1) 压力性损伤风险评估:由于手术时间较长,护理人员需根据患者病情综合使用"压力性损伤门罗评估表"和"Braden 压力性损伤风险评估表"共同评估患者的皮肤情况,并及时落实相关护理措施。①术前一日:术前风险门罗评分总分为 7 分,风险程度为中度风险。②手术中评估:术中风险门罗评分总分 15 分,风险程度为中度风险。③手术后评估:术后风险门罗评分总分 4 分,风险程度为中度风险。④术后返回病房压力性损伤门罗总分 26 分,风险程度为中度风险,无须进行压力性损伤风险预报。同时,采用 Braden 压力性损伤风险评估表评估者压力性损伤风险,分数为 18 分。

(2) 压力性损伤预防措施:护理人员每日观察并记录皮肤情况,给予相应的预防措施。预防措施包括指导患者家属在身体骨隆突处每 2 h 涂抹液体敷料,并保持床单平整干燥,保持皮肤清洁干爽。使用减压用具,在臀下垫气圈,脚后跟垫软枕。术前预备数张防压力性损伤敷料在手术过程中进行使用。加强全身营养支持。

9. 静脉输液港护理 PORT 置管护理 QD,每天进行观察,如静脉输液港无特殊每 28 d 常规维护一次,如有异常及时进行维护。做好患者静脉输液港的相关指导。该患者为外院置管,置管时长 4 月余。在院期间未发生相关并发症。

三、重建乳房皮瓣护理

1. 环境要求 同前文第 140 页"1.环境要求"部分。

2. 皮瓣观察

(1) 皮瓣观察频次:术后 24～72 h 是皮瓣出现循环危象的高峰期,应重点观察。术后 72 h 内每 1 h 观察一次,术后第 4～5 d 每 3 h 观察一次,术后第 6 d 根据医嘱进行观察,如有异常及时报告医生处理。

(2) 皮瓣观察内容

1) 皮瓣颜色:分为苍白、淡红、红润、暗红、紫红、紫 6 个等级,颜色偏紫为静脉回流不畅,偏白为动脉供血不足。

2) 皮瓣张力:分为低(皮瓣瘪陷、皮肤皱纹加深)、略低、正常、略高、高(皮纹变浅或消失),皮瓣张力低为动脉供血不足,皮瓣张力高为静脉回流不畅。

3) 毛细血管充盈时间:以手指或玻璃棒轻压移植物皮肤,使之苍白,然后迅速移开手指或玻璃棒,正常者皮肤颜色 1～2 s 转为红润。如果充盈时间缩短提示静脉回流不畅;如果反应迟缓,时间超过 5 s,提示动脉栓塞的可能。

4）皮瓣温度：用半导体体温计测量移植皮瓣的皮肤温度，并与近旁的健康皮肤的温度相对照。移植皮瓣 24～48 h 内温度略高于正常 1～1.5 ℃,48 h 后皮温正常或略低,如皮温低于正常皮肤 2～3 ℃,则提示可能存在血液循环障碍,皮瓣存活率低。

5）血管搏动情况：采用触诊方法检查动脉搏动状况,也可用多普勒超声血流探测仪测定动脉血流情况,正常情况下用多普勒超声血流探测仪可听到动脉搏动有力,声音清晰且规则,静脉搏动声音较动脉低沉。

3. 血管危象的多学科管理

(1) 护理团队密切观察、协作与报告。

(2) 外科医生诊断及积极治疗。

(3) 麻醉科准备麻醉。

(4) 手术室准备接待患者。

(5) 紧急、安全的患者转运交接。

(6) 出现其他异常,积极联系医生做影像、心电图等辅助检查。

患者在院期间皮瓣颜色红润;皮瓣张力正常;毛细血管充盈时间为 1.5 s,皮瓣温度正常;血管搏动情况清晰规则。

四、并发症预防和护理

1. 出血　妥善固定、保持通畅。密切观察引流液的色、质、量。如果每小时引流出大于 100 ml 升或者引流出鲜红色、黏稠伴有血带或者一次性≥50 ml 引流液呈点滴状,则提示有活动性出血,应立即通知医生做好对症处理。

2. 感染　由于外科手术吸收热,鼓励患者多饮水。若体温大于 38.5 ℃则提示可能有感染。立即通知医生,急查血常规,观察白细胞计数。做好物理降温的护理。遵医嘱规范使用抗生素,必要时做好引流液的培养。

3. 皮瓣坏死　保持加压包扎的有效性,如有松脱应重新给予加压包扎,术后 3 d 不可随意打开腹带,确保皮瓣紧贴胸壁,减少积液,促进伤口愈合。

4. 预防下肢深静脉血栓　同前文第 133～134 页"2.预防下肢深静脉血栓"部分。

5. 预防患肢功能障碍　同前文第 134 页"3.预防患肢功能障碍"部分。

6. 预防上肢淋巴水肿　同前文第 134～135 页"4.预防上肢淋巴水肿"部分。

五、出院指导

1. 饮食　同前文第 135 页"1.饮食"部分。

2. 体位

(1) 术后 1 个月内睡觉时应保持中凹卧位,居家时可在床尾垫棉被或软枕,以抬高双下肢,减轻腹壁张力;或睡觉时选择屈膝的侧卧位。

(2) 在站立或行走时,应弯腰走路,也是为减轻腹壁张力。建议保持此体位至少术后 1 个月余。

3. 淋浴　绑带拆除后伤口无异常,两周只可用清水沐浴,伤口处不可使用肥皂,沐浴露等碱性化学品并不可硬搓,待伤口完全愈合,约 1 个月后可正常沐浴。正常沐浴后,由于皮瓣末梢循环差,沐浴应注意水温,防止烫伤或冻伤。

4. 运动和康复指导

(1) 出院后伤口恢复正常、良好,可遵循循序渐进的原则进行患肢功能锻炼。

(2) 腹部伤口加压包扎 3 个月,减少腹部张力,避免剧烈咳嗽、用力排便增加腹压的动作及增加腹内压的运动,防止腹壁疝的形成。鼓励胸式深呼吸以有效咳嗽咳痰,咳嗽时应用手按住腹部。多饮水,多吃蔬菜水果等纤维素含量高的食物,忌辛辣食物,避免便秘,必要时服用缓泻剂。术后运动不建议仰卧起坐或需大幅度使用腹肌的运动。

5. 患肢保护,预防上肢淋巴水肿　同前文第 136 页"5. 患肢保护,预防上肢淋巴水肿"部分。

6. 佩戴塑形胸衣　术后继续佩戴合适的胸衣(无钢托的运动型胸衣),避免皮瓣因重力作用下垂和固定缝线松脱。术后 1 个月内建议 24 h 日夜佩戴压力胸衣和压力绷带,术后 1～3 个月内,可 12 h 间歇佩戴压力胸衣和压力绷带。

7. 重建乳房皮肤观察　出院后继续观察皮瓣的血运情况,并与对侧乳房相比较。良好的皮瓣血运表现为:皮瓣颜色红润,皮温暖。如皮瓣呈紫色、暗红色或苍白色,皮温冷,提示血流循环障碍,应及时来医院就诊。

8. 治疗与随访　患者在接受新辅助系统治疗和全乳切除术后,需要尽快接受辅助放疗,同时指导患者术后第 1～2 年每 3 个月随访一次,术后第 3～4 年每半年随访一次,术后 5 年以上每年随访一次。

9. 其他　该患者较为年轻,如有生育的需求,需经过专业医生综合评估后再进行。

(管佳琴)

案例四　乳房假体植入术

　　该患者行单纯切除术＋腋窝前哨淋巴结活检术＋补片＋假体植入术，术后恢复良好，顺利出院。此案例主要围绕术后常规护理、假体重建术护理、并发症护理及出院指导展开介绍。

一、案例介绍

　　详见图2-4-1。患者，女性，34岁，诊断为右侧乳腺癌。术前予患者立位测量乳头的位置、乳房下皱襞线、胸乳距和锁乳距，协助医师对新乳头的位置和乳房的大小进行设计，配合医师设计手术切口和术区范围，并进行标记。对乳房正位、左右侧位、左右半侧位留取照片以便术后比较。择期在全麻下行右乳单纯切除术＋右腋窝前哨淋巴结活检术＋补片＋假体植入，术中置胸内部引流管1根、胸外部引流管1根。

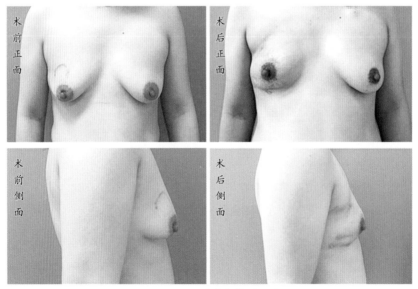

图2-4-1　乳房假体植入术

　　术后安返病房，予吸氧，心电监护。次日晨下床活动，患者一般情况良好，生命体征正常，24h引流量共计180ml。术后恢复良好，于术后2d穿戴弹力胸衣。

经精心护理,患者于术后3d顺利出院。胸部引流管于术后5d拔管,继续观察,腋下引流管于术后8d拔管。

二、术后常规护理

1. 心理护理 采用医院抑郁焦虑量表对患者进行心理状态的评估,该患者的焦虑因子为3分,主要原因为乳房外形的改变,抑郁因子为0分。鼓励患者倾诉自己的内心感受;邀请乳腺癌康复者现身说教,介绍经验;鼓励家属陪伴,等等。医护人员要了解患者的心理及情绪变化,为患者提供必要的心理干预。

2. 饮食护理 同本书前文第139页"2.饮食护理"部分。

3. 体位管理 全麻后予平卧位,术后1d改半卧位或健侧卧位,鼓励患者早期下床活动,该患者次日晨即下床活动。

4. 生命体征监测 患者全麻术后予心电监护,监测生命体征,均在正常范围。术后1d起测体温3次/d,最高体温为37.7℃,为正常术后手术吸收热,鼓励患者多饮水。

5. 疼痛护理 假体植入患者手术后胸部通常会有疼痛及淤肿的情形,其程度因人而异。相信患者的主观感受,教会患者正确评估疼痛分值,根据患者的疼痛分值,遵医嘱及时准确用药。采用长海痛尺评估患者疼痛情况,该患者术后疼痛评分最高3分,未使用药物止痛,对患者进行心理安抚,缓解其紧张情绪。

6. 伤口和引流管护理

(1) 观察伤口有无渗血,注意保持敷料清洁干燥。向患者讲解胸腹带加压包扎有助于皮瓣贴合,预防皮下积液,如有松脱应告知医生重新给予包扎。但也不可包扎过紧,过紧会压迫腋部血管,影响肢体远端血液供应。若出现脉搏不清,皮肤呈绛紫色,皮肤温度下降,血液及淋巴液回流不畅,患肢明显肿胀,应提醒医生调整胸腹带的松紧度。告知患者不可随意打开胸腹带,以免影响胸腹带加压包扎的有效性。

(2) 妥善固定各引流管,标识清楚、准确,保证引流管通畅,且呈负压状态。同时密切观察并记录引流液的颜色、性质及引流量,如有异常及时汇报医生。术后每日定时倾倒并准确记录引流量,更换引流瓶时注意无菌操作,同时反折导管或用血管钳夹闭引流管,防止空气进入。

7. 治疗护理 由于患者置入假体和补片,术后常规予抗生素治疗。该患者使用了注射用头孢呋辛钠2支加100 ml生理盐水2次/d静脉输注,同时予左氧氟沙星500 mg 1粒/d口服,注意观察药物不良反应。监测患者体温,每日予伤口换药,必要时乙醇湿敷。该患者在院期间体温平稳,伤口愈合良好。

8. 前哨淋巴结活检的护理 向患者介绍术中有两种方法可以找到前哨淋巴结。一种为术中在乳晕附近皮下注射亚甲蓝,另一种为术前1d在乳房皮下注射核素。向患者介绍核素的一般知识,即便核素具有放射性,但乳房注射部位的核素吸收剂量远低于国家放射卫生防护基本标准的要求。因此,对患者是相对安全的。但从注射后至手术后1d尽量避免探视,尤其是禁止婴幼儿、儿童及孕妇进入病区。建议患者多饮水以加速核素通过肾脏排出体外,同时尿液及时用大量水冲净。

护理人员在做好临床护理工作的同时要注意自我防护。而亚甲蓝的注射会导致患者术后的尿液颜色改变呈蓝色,告知患者及家属尿液颜色改变的原因,减轻其因不了解而导致的紧张焦虑。

9. 患肢活动指导　假体植入术后1个月内患肢避免做剧烈的功能锻炼和上举运动,如瑜伽、举哑铃等,以免引起假体位置移动,可待恢复正常后逐渐增加运动量。

三、重建乳房护理

1. 伤口护理　观察伤口有无渗血,注意保持敷料清洁干燥。

2. 胸腹带加压包扎　此法有助于预防皮下积液,如有松脱应告知医生重新给予包扎。但也不可包扎过紧,过紧会压迫腋部血管,影响肢体远端血液供应,出现脉搏不清,皮肤呈绛紫色,皮肤温度下降,血液及淋巴液回流不畅,患肢明显肿胀,提醒医生调整胸腹带的松紧度。告知患者不可随意打开胸腹带,以免影响胸腹带加压包扎的有效性。

3. 弹力胸衣和固定带的使用　术后1 d给患者穿着弹力胸衣。假体置入后的1个月内建议24 h佩戴塑形内衣,乳房上方予固定带固定。1～3个月期间可间歇佩戴,3个月后可更换为大小合适的无钢圈内衣。塑形内衣可以避免重建乳房因重力作用下垂,导致固定缝线松脱。

四、并发症预防和护理

1. 假体暴露　在伤口裂开的情况下,可能发生假体暴露。常见的原因有手术保留皮肤不足、皮肤缺血、皮瓣坏死、感染或扩张器张力过大等。若暴露范围较小,医生可以重新缝合。若暴露范围较大,需清创处理,重新植入假体。

2. 感染　基于植入物的乳房重建,易发生伤口感染,告知患者定时来院换药,密切监测体温和观察伤口,如有体温异常或伤口红肿热痛,及时来院就诊和处理。

3. 血清肿　若发生血清肿,可给予弹力胸衣加压包扎,放置引流管,连续2 d引流量<30 ml方可拔除。

4. 包囊挛缩　所有植入物都会形成一个包囊,这是机体对于异物的一种保护机制。假体的光面或毛面、置入层次是假体植入术后包膜挛缩发生的重要影响因素。使用毛面假体和采取胸大肌后或双平面隆乳有利于降低术后包膜挛缩的发生率。该患者使用的是毛面假体。虽然包膜挛缩可由多种因素引起,但术后行乳房按摩康复护理,可有助于降低患者术后5年包膜挛缩的发生率。

5. 乳房不对称　该患者为单侧的假体乳房重建,术后易发生乳房不对称。在术前需测量好患者的乳房宽度、高度、凸度,选择大小和形状合适的假体。术后开始佩戴弹力胸衣,以起到固定胸形的作用。随着时间的推移,不对称度可能会显得更加明显,可以使用其他手术加以矫正。

6. 预防下肢深静脉血栓　同前文第133～134页"2. 预防下肢深静脉血栓"部分。

五、出院指导

1. 饮食　同前文第135页"1. 饮食"部分。

2. 体位　告知患者一个半月内尽量不要挤压重建后的乳房,如不要趴着睡觉、不要穿聚拢型胸衣等。

3. 运动和康复指导　术后 1 个月内不要进行手臂后伸、外展等活动,特别是扩胸运动和提重物,避免胸大肌收缩,避免强力撞击和扎伤。所有复健运动可以从术后 4～6 周开始,因为此时假体包膜已基本形成并定位。建议所有患者在术后 6 周左右恢复所有的上肢活动。

4. 重建乳房按摩　指导患者可以有意识地做两侧乳房按摩:将双侧乳房向上托起按摩,不可上下反复揉搓,以免引起乳房下垂。

5. 佩戴塑形胸衣　1 个月内建议 24 h 佩戴塑形内衣,1～3 个月期间可间歇佩戴,3 个月后可更换为大小合适的无钢圈内衣。塑形内衣可以避免重建乳房因重力作用下垂,导致固定缝线松脱。

（王　婷　李　平）

案例五　二步法乳房重建术

该患者确诊乳腺癌后先行右侧乳房单纯切除术＋右腋窝前哨淋巴结活检术＋右胸部扩张器置入术＋右乳房软组织补片置入术。在扩张器置入术后4个月左右，行扩张器取出术＋假体置入术，术后恢复良好，顺利出院。此案例主要围绕术后常规护理、扩张器及假体重建术护理、并发症护理及出院指导展开介绍。

一、案例介绍

详见图2-5-1。患者，女性，40岁，诊断为右侧乳腺癌。术前予患者站立位测量乳头

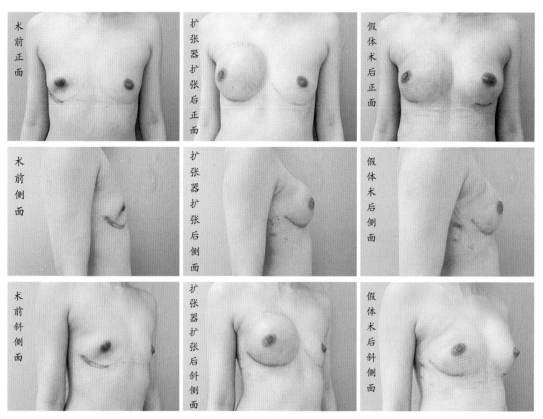

图2-5-1　二步法乳房重建术

的位置、乳房下皱襞线、胸乳距和锁乳距,协助医师对新乳头的位置和乳房的大小进行设计,配合医师设计手术切口和术区范围,并进行标记。对乳房正位、左右侧位、左右半侧位留取照片以便术后比较。择期在全麻下行"右侧乳房单纯切除术＋右腋窝前哨淋巴结活检术＋右胸部扩张器置入术＋右乳房软组织补片置入术"。术中置胸内部引流管1根,胸外部引流管1根。术后返回病房后,予吸氧,心电监护。次日晨下床活动,以利于伤口引流,患者一般情况良好,生命体征正常,术后最高体温37.9℃,24 h引流量共计120 ml。术后恢复良好,术后2 d穿戴弹力胸衣,术后3 d顺利出院。该患者术中注水280 ml,扩张器大小为400 ml,之后每个月注水50 ml,共注水2次。

于术后3个月再次入院,择期在全麻下行"右侧乳房假体置入术＋右侧乳房扩张器取出术"。术中未置入引流管,术后恢复良好,继续穿戴弹力胸衣,经精心护理,于术后3 d顺利出院。

二、术后常规护理

1. 心理护理　采用医院抑郁焦虑量表对患者进行心理状态的评估,了解患者情绪变化,向患者介绍成功案例,缓解患者紧张焦虑情绪。该患者的焦虑因子和抑郁因子均为2分,在院期间心理情绪稳定,能够配合治疗护理。

2. 饮食护理　见前文第139页"2.饮食护理"部分。

3. 体位管理　术日予平卧位,术后取半卧位或健侧卧位。

4. 生命体征监测　患者术后最高体温37.9℃,鼓励患者多饮水,遵医嘱予物理降温。

5. 疼痛护理　使用长海痛尺对患者进行疼痛评分,该患者为2分,指导患者通过深呼吸、与家属聊天、听音乐等放松疗法缓解疼痛。持续全面关注患者的疼痛评分,该患者在院期间无疼痛主诉,一般状况良好。

6. 伤口和引流管护理　同前文第149页"6.伤口和引流管护理"部分。

7. 治疗护理　同前文第149页"7.治疗护理"部分。

8. 前哨淋巴结活检的护理　向患者介绍术中有两种方法可以找到前哨淋巴结。一种为术中在乳晕附近皮下注射亚甲蓝,另一种为术前1日在乳房皮下注射核素。该患者术中选择亚甲蓝注射,提前告知患者术后引流液及尿液会发生颜色变化,减轻其因不了解而导致的紧张焦虑。

9. 患肢活动指导　术后1个月内患肢避免做剧烈的功能锻炼和上举运动,如瑜伽、举哑铃等,以免引起假体位置移动。

三、重建乳房护理

1. 扩张器植入期间重建乳房护理

(1)伤口:详见前文第149页"二、术后常规护理"部分中"6.伤口和引流管护理"第一条。

(2)胸腹带使用:手术当天予绑带加压包扎,保持皮瓣贴合的有效性,避免压力过大,以能插入一到两指为宜。

(3)弹力胸衣和固定带的使用:术后一日给患者穿着弹力胸衣。扩张器置入术后1个月内建议24 h佩戴塑形内衣,乳房上方予固定带固定。1～3个月期间可间歇佩戴。

（4）注水期间的护理

1）注水：该患者术中注水 280 ml，扩张器大小为 400 ml，之后每个月注水 50 ml，共注水2 次。

2）症状监测：扩张器扩张期间患者未主诉疼痛等不适，未出现体温升高等情况，皮肤扩张良好。

2. 置换假体重建乳房护理　同前文第 150 页"三、重建乳房护理"部分。

四、并发症预防和护理

1. 皮瓣坏死　这是造成扩张器植入失败的最常见原因，处理方法包括局部伤口护理和清创术。

2. 血肿　血肿多发生在术后 24～48 h，表现为术区明显肿胀，皮肤表面张力增加，扩张器表面皮肤青紫和有淤血表现。术后根据情况放置负压引流管，起到充分引流的作用。

3. 扩张器和注射壶的外露　扩张器和注射壶外露约占扩张器重建失败原因的 11%，一旦发现需及时就诊，将扩张器取出。

4. 扩张时血液循环障碍　每次注水要适量，以皮肤稍微发白为宜，注射后密切观察皮肤血运情况，必要时从阀门抽水减压，以改善局部血液循环，避免组织坏死。

5. 感染　多为无菌操作不严格和血肿引起的继发性感染，告知患者密切监测体温和观察伤口，如有体温异常、切口处或扩张器表面出现红肿热痛等感染的症状，及时来院就诊和处理。

6. 扩张器维护　注意观察扩张器埋置部位，如发现位置变动及时就诊。严禁进行任何可能有损扩张器的操作，并嘱患者自我保护，有切开伤口愈合不良者应定时换药。注意个人卫生，保持局部清洁。清洗时防止烫伤或用力揉、搓、拉扩张器。日常生活注意保护扩张区皮肤免受摩擦、碰撞和持续压迫，以防造成扩张器损坏。

7. 假体暴露　同前文第 150 页"1. 假体暴露"部分。

8. 包囊挛缩　同前文第 150 页"4. 包囊挛缩"部分。

9. 乳房不对称　同前文第 150 页"5. 乳房不对称"部分。

10. 预防下肢深静脉血栓　同前文第 133～134 页"2. 预防下肢深静脉血栓"部分。

五、出院指导

1. 饮食　同前文第 135 页"1. 饮食"部分。

2. 体位和疼痛管理　告知患者一个半月内尽量不要挤压重建后的乳房，如避免趴着睡觉、穿聚拢型胸衣等。如出现伤口疼痛，可遵医嘱服用止痛药物。

3. 扩张器相关护理指导　术后应尽早扩张注水，随着皮肤软组织逐渐扩张，局部软组织的抵抗力和耐受力逐渐降低，需注意保持皮肤清洁，不得抓挠扩张器表面皮肤。穿着宽松的衣物，避免局部摩擦、碰撞、挤压及利器刺穿。术后 2 周内应避免进行蒸气浴及游泳。1 个月内患侧上肢避免剧烈的上举、提重物及扩胸等剧烈运动，以减轻胸大肌对扩张器向上的压力，防止扩张器位置变动。嘱患者 1 个月内 24 h 佩戴塑形内衣，1～3 个月期间可间歇佩戴，3 个月后可更换为大小合适的无钢圈内衣。塑形内衣可以避免重建乳房因重力作用下垂导致固定缝线松脱。

4. 重建乳房按摩　指导患者可以有意识地做两侧乳房按摩：将双侧乳房向上托起按摩,不可上下反复揉搓,以免引起乳房下垂。

5. 运动康复指导　术后一个月内不要进行手臂后伸、外展等活动,特别是扩胸运动和提重物,避免胸大肌收缩,避免强力撞击和扎伤。术后 3 个月内平睡,不要趴睡、侧睡、高枕等。所有复健运动可以从术后 4～6 周开始,因为此时假体包膜已基本形成并定位。建议所有患者在术后 6 周左右恢复所有的上肢活动。

6. 佩戴塑形胸衣　同前文第 151 页"5.佩戴塑形胸衣"部分。

（王　婷　李　平）

案例六　乳头乳晕重建术

该患者乳腺癌术后5年,拟行双侧乳头乳晕重建术收治入院,术后重建乳头血运良好,顺利出院。此案例主要围绕术后常规护理、重建乳头乳晕护理及出院指导展开介绍。

一、案例介绍

详见图2-6-1。患者,女性,诊断为左侧乳腺癌。患者曾行左乳改良根治术＋Ⅰ期背阔肌重建术。后行右乳预防性切除＋右乳单纯切除术＋扩张器植入术,3个月后再次行右乳房扩张器取出术＋双乳房假体植入术。

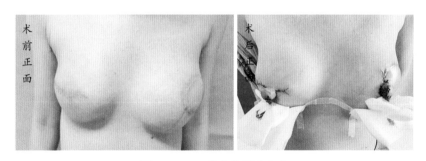

图2-6-1　乳头乳晕重建术

此次择期在局麻下行双侧乳头乳晕重建术,术中未留置引流管,安返病房,生命体征平稳,伤口无渗血渗液,无相关并发症,经精心护理,于术后1日顺利出院。

二、术后常规护理

1. 心理护理　采用医院抑郁焦虑量表评估患者的心理焦虑、抑郁情况,评分分别为3分和4分,表明患者心理状况良好,与患者主动沟通,侧面掌握患者的心理状况,患者对于此次乳头重建手术充满期待,向患者介绍手术过程及术后护理要点,缓解焦虑紧张情绪。患者在住院期间未接受志愿者的访视。

2. 饮食护理　同前文第139页"2.饮食护理"部分中的前两条。

3. 体位　患者为局麻下行乳头重建,术后返回病房即可取坐位或平卧位。

4. 患肢活动指导　患者5年前曾行腋窝淋巴结清扫术,本次术后返回病房指导患者可以做握拳、屈肘、抬高肩关节的活动,以预防功能障碍及淋巴水肿。

三、重建乳头护理

1. 伤口护理　观察伤口有无渗血、渗液。术后双侧乳头禁止加压包扎,可将所敷纱布在中央部位修剪呈圆形以固定乳头位置,防止重建乳头受压、下垂。同时观察重建乳头有无渗血、渗液,必要时通知医生调整固定纱布位置,使重建乳头充分悬空。告知患者穿着宽松衣物,切勿挤压重建乳头,及时调整乳头固定位置。

2. 疼痛管理　术后返回病房,采用 NRS 数字疼痛评分法评估患者的疼痛情况,该患者的疼痛程度为 1 分。一般乳头重建术后一年,重建乳头的痛觉尚未完全恢复,患者自觉疼痛较轻,可耐受,告知患者听音乐缓解疼痛,未予特殊处理。

四、出院指导

1. 伤口护理　告知患者一般术后第 3 d 需再次换药,以便医生了解血运情况。观察有无局部红肿、渗液等感染征象,如有异常应立即就诊。一般固定重建乳头的缝线为非可吸收缝线,告知患者一般术后一周去医院拆除部分或全部缝线。

2. 乳头回缩　告知患者恢复期重建乳头可因组织挛缩、脂肪吸收、周围组织牵拉等原因发生回缩,如有此类情况发生,不必紧张。

3. 活动指导　伤口缝线未拆除应适当减少双上肢活动,尤其禁止大幅度剧烈活动,促进伤口愈合。

4. 生活护理　告知患者伤口未愈合前禁止淋浴,保持乳头清洁干燥,待双侧乳头缝线全部拆除,伤口完全愈合后再使用沐浴露等清洗局部皮肤,同时穿着宽松衣物,避免挤压乳头,影响乳头血运。

5. 乳晕文色　文身术是乳晕重建最常用的方法之一,对患者创伤小,操作方便,通常在乳头重建后 6~8 周进行。文身过程中应严格遵守无菌操作,避免感染或其他疾病传播,同时文身的深浅度要适宜,太浅可脱痂,太深可被巨噬细胞处理,这些都是导致乳晕早期褪色的原因。文身部位在术后 3~5 d 会结痂,此时需用油类保持双侧文身湿润,告知患者每日更换衣物,保持清洁。后期色素减退,可根据需要再次进行文色。

（朱家莹　李　云）

案例七 脂肪移植乳房重建术

该患者行右乳单纯切除术＋前哨淋巴结活检＋扩张器植入术后1年余,假体置换术后7个月,患者希望改善乳房外形、腋窝轮廓,考虑脂肪移植。术后塑形效果佳,顺利出院。此案例主要围绕术后常规护理、脂肪移植护理、并发症护理及出院指导展开介绍。

一、案例介绍

患者,女性,45岁,诊断为右侧乳腺癌。患者曾行扩张器置换假体的乳房重建手术。此次择期在全麻下行右乳自体脂肪移植术,脂肪抽吸部位为腹部。

患者手术过程顺利,术后安返病房,予平卧位,禁食禁水,吸氧,心电监护,补液支持治疗。密切监测患者生命体征,观察患者有无烦躁不安、心动过速、呼吸窘迫等脂肪栓塞症状,观察伤口有无渗血、渗液、血肿、皮下瘀斑等情况。

患者术后恢复良好,于术后2d顺利出院。

二、术后常规护理

1. 心理护理 采用医院抑郁焦虑量表对患者进行心理状态的评估,评估结果焦虑和抑郁得分均为0分。向患者介绍手术过程、注意事项、需要准备的物品,让患者充分放松。患者住院期间情绪稳定,积极配合治疗护理。

2. 饮食护理 同前文第139页"2.饮食护理"部分中的前两条。

3. 体位管理 术后返回病房予以平卧位6h,术后1d鼓励患者下床活动。

4. 疼痛护理 护理人员采用NRS数字疼痛评分方法评估患者的疼痛程度,相信患者主诉。患者术后一天主诉疼痛评分为2分,护理人员指导患者通过深呼吸、与家属聊天、听音乐等放松疗法缓解疼痛。

5. 患肢活动指导 术后患肢可做握拳、转手腕、前臂屈曲动作,术后1d正常活动,活动时避免压迫脂肪填充部位。

三、脂肪移植护理

1. 脂肪注射部位护理 脂肪注射术后当日易出现吸脂部位渗液,一般为淡红色,多为手术时注射进去的局麻药液。脂肪填充部位禁止加压包扎,观察伤口有无渗血、渗液或皮下血肿,如有异常及时通知医生。

2. 脂肪抽吸部位护理　加压包扎,穿松紧度适宜的塑身衣或紧身裤,避免过紧或过松而引起血肿。注意保持衣裤平整,避免皮肤皱褶。48 h 后渗出即不明显。术后查看手术区的大致情况,更换吸脂和脂肪注射部位纱布,嘱患者穿着塑身弹力衣裤。

四、并发症预防和护理

1. 乳房脂肪注射部位积液　与术后未放置引流管、未加压包扎有关,少量积液可自行吸收,大量积液需进行穿刺抽吸。本例患者未发生积液。

2. 皮下淤青　脂肪注射术后吸脂部位和注射脂肪的乳房部位皮肤可能会出现大片淤青,但只要非进行性加重,都属正常现象,通常需要 3～4 周才能逐渐消退。本例患者乳房有轻度淤青。

3. 皮下硬结　与患者自身脂肪量少有关,一般术后 1～3 个月会自行软化。如果 1～2 个月内摸到乳房内有局限性硬结,请及时就医。本例患者未发生皮下硬结。

4. 脂肪栓塞　脂肪栓塞常在术后 24 h 或 2～3 d 发生。术中脂肪反复抽吸,使脂肪组织破碎为团状脂肪小球、破碎的脂肪细胞和中性脂肪。抽吸脂肪过程中会使血管管腔发生裂隙,为脂肪进入血液系统提供途径。表现为呼吸急促、烦躁不安、低氧血症表现,一旦发生以上症状应立即通知医生组织抢救。本例患者未发生脂肪栓塞。

五、出院指导

1. 不同吸脂部位需要注意的问题

(1)腹部吸脂术后 2 周内尽可能减少坐位,因为坐位的时候腹部的皮肤会松弛而出现皱褶,如果在这个状态下愈合,腹部皮肤恢复后会出现不平整的情况。

(2)对于大腿内侧吸脂来说,弹力裤的边缘一定要穿到大腿根部,不然会在大腿内侧出现勒痕,皮肤也不平整。

(3)对于大腿部位的吸脂,术后由于肿胀和弹力裤较紧的原因,有可能会出现小腿和足背的水肿,可抬高下肢,2 周后逐渐缓解。

2. 吸脂部位的恢复

(1)吸脂部位手术后 2 周开始会变硬,属于正常现象,通常需要 2 个月左右才能逐渐变软。

(2)吸脂部位手术后早期有可能看起来比手术前还要粗大,通常需要 2～3 个月才能看到最终的效果。

3. 脂肪移植手术后日常照护

(1)手术后第 3 d 起可以进行全身淋浴,但是避免揉搓吸脂和脂肪移植部位。

(2)手术后即可以穿着稍宽松、对乳房没有较大压力的胸罩,如全棉运动型内衣。避免穿着聚拢型有压力的胸罩或有钢圈的胸罩。

(3)为避免引起移植区域脂肪坏死,胸罩的下边缘和外侧边缘避免挤压到脂肪注射后的乳房。

(4)脂肪移植手术 3 个月后可以正常穿着胸罩。

(5)脂肪移植手术后患者可进行轻体力劳动,如坐姿的手工作业、立姿的仪器操作及控制等。

（6）脂肪移植手术后 1 个月左右可以恢复慢跑等日常活动。

4. 脂肪移植区域乳房的护理

（1）一个半月内尽量不要挤压乳房，比如避免趴着睡觉、穿着聚拢型的胸罩。

（2）一个月内避免做剧烈的上肢活动，比如打羽毛球、打乒乓球、做瑜伽等，剧烈的上肢活动有可能会增加脂肪的吸收。

（3）乳房皮肤的瘀血会在 3～4 周内逐渐消退。

（4）如果 1～2 个月内摸到乳房内的局限性硬结，请及时就诊。

5. 正确穿着弹力衣裤

（1）手术后及时穿着弹力衣裤，对吸脂区域进行均匀的、有效的压迫，避免皮肤皱褶。正确穿着弹力衣裤对于术后的效果至关重要。

（2）手术后 2 个月内尽可能 24 h 穿着弹力衣裤，2 个月以后可以根据恢复情况和个人对弹力衣裤穿着的耐受程度减少穿戴时间。

（3）对于任何部位的吸脂来说，一定要经常检查弹力衣裤是否随着活动而出现移位、皱缩，并及时进行调整。

（陈丽琴　傅翠霞）

案例八　双乳缩乳提升术

该患者行双侧乳房象限切除术＋双乳缩乳提升术＋双邻近皮瓣修复术。术后患者恢复良好,顺利出院。此案例主要围绕术后常规护理、并发症护理及出院指导展开介绍。

一、案例介绍

患者,女性,29 岁,曾行双乳良性肿物切除术,术后双乳逐渐增大。术前予患者测量身高、立位测量乳头的位置、乳房下皱襞线、胸乳距和缩乳距,协助医师对新乳头的位置和乳房的大小进行设计,配合医师设计手术切口和术区范围,并进行标记。对乳房正位、左右侧位、左右半侧位留取照片以便术后比较。择期在全麻下行双侧乳房象限切除术＋双乳缩乳提升术＋双邻近皮瓣修复术。术中置引流管 2 根,左、右胸部各一根。

术后返回病房后,予吸氧、心电监护。患者主诉伤口疼痛,医生予绑带重新包扎,调整引流管位置。次日晨下床活动,以利于伤口引流,患者一般情况良好,生命体征正常,24 h 引流量共计 100 ml。

术后恢复良好。经精心护理,患者于术后 3 d 顺利出院。

二、术后常规护理

1. 心理护理　采用医院抑郁焦虑量表对患者进行心理状态评估,知晓患者心理状态,介绍成功案例,安抚患者紧张、恐惧心理。该患者的焦虑因子和抑郁因子分别为 3 分和 2分,在院期间情绪状态稳定,能配合治疗护理。

2. 饮食护理　同前文第 139 页"2.饮食护理"部分中的前两条。

3. 生命体征监测　术后 3 d 是伤口吸收高峰时期,易导致体温升高,一般 3 d 内不超过38.5℃,建议多饮水。该患者术后最高体温 37.8℃,遵医嘱予左氧氟沙星 500 mg 口服,1 次/d,预防伤口感染。予伤口换药,乙醇湿敷,2 次/d。

4. 疼痛护理　患者术后长海痛尺疼痛评分为 1 分,无须用止痛药。告知患者若疼痛加重,可遵医嘱予药物止痛。对患者进行心理安抚,缓解其紧张情绪。

5. 观察重建乳房皮瓣

(1)乳房皮瓣的观察:术后第 2 d 予半卧位,以利于伤口引流,减轻皮瓣张力,保持敷料清洁干燥,保持绑带包扎的有效性。该患者术后皮瓣颜色红润,但由于伤口创面较大,术后渗血渗液较多,予伤口及时换药,乙醇湿敷预防感染。

（2）次日晨予打开绑带，予伤口换药，乙醇湿敷，预防感染。换药后告知患者保持伤口干燥。

6. 伤口及负压引流护理　缩乳术切除组织多，创伤面积较大，为了预防和减少并发症的发生给予负压引流，有利于伤口愈合增加皮瓣成活率，防止形成皮下淤血及感染坏死。该患者术中置引流管 2 根，密切观察胸部负压引流管内引流液的色、质、量。导管避免打折、扭曲、受压，保持引流装置成负压状态。将引流管固定在床边，留出翻身长度。告知患者及其家属，防止引流管脱落，一旦发生意外，要紧急处理：若为上端脱落，立即按压伤口；若为下端脱落，立即反折管子，再呼叫医护人员。术后每小时观察引流液一次，该患者引流液成淡血性，术后 24 h 内每小时观察并记录，左胸部引流管 20 ml，右胸部引流管 80 ml。

三、并发症预防和护理

1. 手术切口处皮瓣坏死　术后当日每小时观察皮瓣颜色、温度，术后 1 d 起每日观察皮瓣颜色、温度。如重建皮瓣颜色发黑，提示皮瓣存在坏死可能。本例患者未出现皮瓣坏死。

2. 术后瘢痕明显与乳头位置不佳　术后瘢痕形成可能与患者体质相关，且由于瘢痕形成，部分患者会出现乳头位置不佳。

3. 乳晕增大　部分患者术后出现乳晕增大，这可能与患者雌激素水平相关。可告知患者避免摄入含有雌激素的食物。

4. 乳房柔软度不佳　缩乳术后由于组织瘢痕形成，导致缩小后乳房的柔软度不佳。患者可通过轻抚乳房进行按摩，以改善乳房质地。

四、出院指导

告知患者 1 个月后按摩乳房以改善乳房质地。指导患者佩戴高弹文胸 6 个月以上，促进乳房美容塑形。

（王　婷　李　平）

一、乳房重建的最佳时机如何选择?

在乳房切除术后的任何时候都有可能进行乳房重建手术,甚至在术后几年也可以。许多女性选择在乳腺癌手术的同时开始重建,这就是所谓的即刻重建。即刻重建的好处包括避免第二次住院,不必进行两次麻醉来完成重建手术,以及乳房瘢痕更小。另外,即刻乳房重建还可以减轻失去乳房的心理创伤。对患者而言,无论选择即刻重建还是延迟重建都可以根据自身的病情和自己的意愿与医生协商来决定。

二、即刻重建与延迟重建有哪些优劣势?

在大多数情况下,乳房重建可以在乳房切除的同时进行,被称为"即刻重建"。重建也可以在数周、数月或数年后进行,这被称为"延迟重建"。决定即刻重建还是延迟重建取决于许多因素,包括:乳腺癌分期、患者的身体状况、患者的偏好和生活方式、治疗乳腺癌所需的其他疗法(如放疗等)。两种重建方式的优劣势比较见表3-1。

表3-1 即刻重建与延迟重建优劣势比较

	即刻重建	延迟重建
优势	1. 减少社交或情绪障碍的风险 2. 更佳的美容效果 3. 减少手术次数,降低手术成本 4. 局部癌症复发率无差异 5. 局部癌症复发的能力没有差别 6. 在接受其他癌症治疗方面没有明显延迟	1. 不影响乳房切除术后的其他癌症治疗(如放疗等) 2. 让患者有更多的时间考虑和选择乳房重建方案
劣势	1. 更难发现乳房切除术的皮肤问题 2. 住院时间和恢复时间比单纯乳房切除术要长 3. 比单纯乳房切除术增加更多的瘢痕	1. 乳房切除术后胸壁有瘢痕 2. 需要额外的手术和恢复时间 3. 瘢痕发生后有时难以进行重建手术 4. 美容效果可能欠佳 5. 费用增加

三、乳房重建的第一步是什么?

第一步是决定什么样的乳房重建术适合自身。一般来说,重建乳房有两种方法:使用人造植入物或使用自身身体另一部分的组织。如果只有一侧乳房受到影响,乳腺外科医生可能会建议对另一侧乳房进行修整手术,例如乳房提升、缩胸或隆胸,以帮助两侧乳房尽可能达到对称。

与乳腺外科医生讨论每种重建方案的利弊。正确的选择取决于患者的年龄、健康状况、体型、乳房大小、癌症部位、癌症分期、生活方式、个人喜好和个人经济能力。无论患者选择用植入物进行手术还是使用自身组织,都可以获得较好的美容效果。

四、乳房重建过程需要多长时间?

完成不同术式乳房重建的时间各不相同,这取决于手术的次数和癌症治疗的需要。无论选择何种手术方式,如果需要完成乳头乳晕重建,整个过程需要 6 个月到 1 年。许多患者可能选择不进行乳头重建,或者可能需要多次手术,以使重建乳房的外形更接近于对侧的自然乳房。以下是一个总体上的重建时间表。

第一步:首先进行乳房重建手术,3 个月左右能痊愈。如果患者需要化疗或放疗,这段恢复期时间需要相应地增加。

第二步:通过手术来改善或平衡重建的乳房,3 个月左右能痊愈。必要时可重复此步骤。

第三步:进行乳头和乳晕的重建手术,6 个月左右能痊愈。

五、乳房重建的目标是什么? 乳腺外科医生在推荐时会考虑哪些因素?

乳房切除术后乳房重建的目标是恢复乳房的外形,并保持对称性。乳腺外科医生会与患者密切合作,以制订最佳的手术方案和重建策略。

乳腺外科医生会考虑患者罹患乳腺癌的类型,包括肿瘤在乳腺内的位置和癌症的分期、患者的体型、一般健康状况、术前或术后可能需要的综合治疗。除了患者自己对手术类型的期望外,患者的意愿、经济能力都是需要考虑的因素。

六、乳房重建有风险吗?

任何手术都有一定的风险。乳房重建手术的风险可能包括:①疼痛;②出血;③感染;④伤口愈合问题;⑤感觉变化;⑥积液(如血肿);⑦瘢痕;⑧植入物破裂或移位;⑨包膜挛缩;⑩疝气;⑪凸起;⑫皮瓣不完整;⑬不对称或不平衡;⑭脂肪液化;⑮脂肪硬结;⑯美容效果差。

七、什么是植入物乳房重建手术,这种手术是如何进行的?

植入物乳房重建是最常见的乳房重建方式,它是指使用植入物来重建乳房。乳腺外科医生最常用的是医用硅胶,因为它比较柔软,感觉更像是天然的乳房。

植入物乳房重建可分为假体一步法和扩张器-假体置换二步法重建。

二步法乳房重建术指在全乳切除术后,首先植入组织扩张器,经过术中、术后的注水扩张,在几个月后或辅助化疗结束后,置换为永久假体,其适应证更广,应用率更高。

一步法乳房重建术可用于乳房皮肤缺损较小、皮下有足够组织厚度的全乳切除患者。在接受保留皮肤的乳房切除术(SSM)或保留乳头乳晕复合体的乳房切除术(NSM)和(或)预防性乳房切除的情况下,可以在皮下腺体切除术后,联合使用脱细胞真皮基质(ADM)、生物补片或合成补片,即刻植入永久性假体。

与二步法植入物乳房重建相比,一步法的优势在于减少重建所需步骤和降低患者术后躯体不健全感,但是一步法重建术的美学效果可能欠佳,总体的手术并发症相对较多。

八、什么样的人最适合选用植入物重建手术?

植入物重建的最佳人选往往是身材娇小、身材较瘦、胸部大小适中的女性(可参考 B 罩杯)。胸部丰满的女性也可以进行植入物重建,但是如果她们接受单侧乳房切除术,乳腺外科医生往往还需要对另一侧自然乳房进行调整,以实现与植入物乳房重建的对称。

同样,对于胸部较小的女性,乳腺外科医生可能也需要对另一侧自然乳房进行隆胸,以达到对称。植入物重建手术确实可以达到非常好的效果,是许多女性患者一个很好的选择。

九、什么是自体组织乳房重建手术,具体的手术方式有哪些?

自体组织乳房重建是利用女性自身的组织,如皮肤、脂肪、肌肉等,来重建乳房。自体皮瓣的主要供区为背部和腹部,对于不宜选择腹部供区的患者,可选择股内侧或臀部的供区。其转移方式可分为带蒂转移和游离移植。乳腺外科医生通常会根据可用组织皮瓣的数量和质量以及患者的偏好等因素来决定选择哪部分的自体组织皮瓣。

背阔肌皮瓣重建是第一种被应用于临床的自身组织重建乳房的方法。单纯背阔肌重建适合于乳房体积较小的患者,而对于乳房体积较大的患者可考虑背阔肌联合假体植入或者单纯使用腹部皮瓣进行乳房重建。

腹直肌皮瓣重建也是这些方法中最常见的一种,其使用的是肚脐下方的组织。皮肤、脂肪和至少一块腹部肌肉由皮肤下面隧道向上进入乳房区域,但仍然附带腹部的血管。这使得转移的组织能够继续从其来源部位获得血液供应。缺点是需要牺牲肌肉,这可能会影响腹部的功能,并导致一些并发症的发生。

还有一种重建技术叫做游离腹直肌皮瓣(DIEP)重建手术。这个手术不仅涉及组织的重新定位,还涉及组织的血液供应,这意味着需要微血管外科技术来完成这个手术(微血管手术是指用手术室显微镜和各种微小的、特殊的器械对非常小的血管进行吻合的手术)。在DIEP 皮瓣中,整个腹部肌肉都可以保留下来以减少对腹部功能的影响。

十、使用自体组织进行乳房重建有什么好处?

使用自体组织重建可以让患者重建后的乳房感觉最自然。所以如果患者想要一个更自然、更柔软的乳房,自体皮瓣是一个非常好的选择。当然,患者必须有足够的组织可供移植。对于太瘦的女性来说,自体组织乳房重建可能不是一个合适的选择。

十一、自体组织乳房重建手术有哪些风险或缺点?

自体组织乳房重建手术需要更长的时间,进行这样的重建通常会增加 3~8 h 的手术时间,而植入物重建手术通常只增加 45 min 左右。进行自体组织乳房重建手术的主要缺点是它会对患者取组织的部位(供区)产生潜在的影响。

十二、乳房切除术中患侧的乳头能保留吗?

进行即刻重建的女性通常选择保留皮肤的乳房切除术,这意味着乳房上的大部分皮肤可完好无损地形成一个覆盖重建乳房的外壳。在某些情况下,乳腺外科医生还可以挽救乳头和乳晕,这叫做保留乳头乳晕的乳房切除术。如果癌细胞已经累及乳头区域或位于非常靠近乳头的地方,乳腺外科医生可能无法保留乳头乳晕。另外,女性乳房的大小和形状也可能会影响乳腺外科医生对是否保留乳头乳晕的决定。

十三、什么是乳头乳晕重建手术?

当患者对重建乳房的形状和大小感到满意,经过一段时间的恢复之后,患者可以考虑重建乳头。乳腺外科医生重建的乳头不会像患者原先的乳头,它不会因温度或触觉而变扁变大,也不会有"感觉"。根据乳房重建的类型,重建的乳头可能会比原先的乳头看起来更"坚挺"。正因为如此,许多女性可能不会选择乳头重建。

乳头重建有各种各样的方式。乳腺外科医生可以在乳房重建后使用乳房的皮肤来创造一个新的乳头,乳晕通常是用文身来重现的。乳头乳晕文身通常是无痛的,可以直接在诊疗室进行。大多数文身会随着时间的推移而褪色,几年后可能需要重新文身。

十四、什么是脂肪注射或脂肪移植?

脂肪注射,也称为脂肪移植,是乳腺癌手术后改善乳房外观的另一种方法。通过吸脂,收集患者身体的另一个区域的脂肪,然后注射到任何凹陷的地方,使乳房丰满并且更接近于对侧乳房。

十五、乳房重建是否会影响化疗时机的选择?

乳房重建不会延误化疗。通常患者伤口痊愈后就可以开始化疗。如果患者有伤口愈合问题或感染等并发症,化疗可能会推迟。如果化疗时患者正在进行组织扩张器扩张,乳腺外科医生可能会定期监测患者的血常规。这是因为在扩张器扩张过程中可能会有细菌入侵。一旦化疗完成,乳腺外科医生通常会等待一个月左右再考虑进一步的乳房重建手术。

十六、放疗是否会影响乳房重建的效果?

放疗可能对患者的重建乳房造成损害,影响患者最终的美容效果。如果患者需要放疗,乳腺外科医生可能会建议患者使用自身的组织来进行延迟重建,可以是单独或是与植入物一起。不建议仅使用植入物进行一步法重建,因为放疗可能会导致植入物重建并发症发生,包括:①感染;②严重的包膜挛缩(植入物周围的瘢痕组织导致乳房硬化);③积液;④伤口破裂;⑤美容效果差。如果患者坚持选择植入物重建时,可以在乳房切除术期间放置一个组织扩张器来保护皮肤,待放疗结束后再次手术更换永久性植入物。

十七、乳房重建是否会增加癌症复发的风险?它会让癌症监测变得更困难吗?

乳腺癌复发取决于疾病的分期、癌症的生物学特性和乳腺癌治疗方法。重建手术并不会增加癌症复发的风险,也不会使癌症复发的监测变得更加困难。

十八、乳房重建术后需要什么样的后续护理和康复?

与单纯乳房切除术后相比,任何类型的重建都会增加治疗副作用。护理团队应该密切关注患者可能出现的并发症,其中一些可能在手术后数月甚至数年后出现。

接受自体组织或植入物重建的女性可以从物理治疗中获益,以改善或维持肩关节的活动范围,帮助她们从术后虚弱中恢复过来,例如腹部无力。功能锻炼可以帮助女性恢复力量,适应新的身体,安全地进行日常活动。

十九、乳房重建如何进行决策?

在选择乳房重建时有很多事情要考虑。除了医疗原因以外,还有患者的个人价值观和偏好。考虑以下问题可以帮助患者决定哪种选择更适合自己。

与乳腺外科医生讨论任何可能影响最佳整形方案的医疗问题。可以询问乳腺外科医生:我可以进行乳房重建吗?我是否还有其他癌症治疗需要延迟重建?我的体型有哪些重建选择?

另外,在考虑乳房重建时,问问自己以下问题:我想如何穿衣打扮?我需要花多少时间从手术中恢复?我会不会因为腹部、背部进行过手术而影响参加体育运动?

二十、美国 MD Anderson 癌症中心的乳房重建"四知道"包括哪些内容?

对于许多乳腺癌患者来说,乳房重建是癌症治疗的重要组成部分,有利于患者的身体形象和生活质量的恢复。但研究表明,即便在美国也不是所有乳腺癌幸存者都了解乳房重建的选择以及风险和益处。因此,在考虑乳房重建手术时,希望可以了解来自美国 MD Anderson 癌症中心的乳房重建"四知道"。

1. 尽早让乳腺外科医生参与进来 在治疗过程中,尽早地与乳腺外科医生交谈将有助于患者体验更好的乳房重建经历。在乳房重建方面有丰富经验的专业医生,可以借此充分了解患者的情况。

2. 放疗不会制约患者的选择 放疗可能会影响乳腺外科医生推荐的重建时间或类型,但重建的目的不会改变。一般来说,如果乳腺外科医生了解到患者有意愿进行乳房重建并且术后需要进行放疗,可以在乳房切除术时放置一个组织扩张器,然后在第二次手术中使用自体组织或者植入物重建。如果患者已经进行乳房切除术并且完成放疗,乳腺外科医生既可以使用患者的自体组织重建一个乳房,也可以使用植入物进行乳房重建。

3. 保乳手术并不意味着患者不能进行乳房重建 保乳手术只切除肿瘤,并尽可能多地保留健康的乳腺组织。在放疗之后,可能会影响乳房的大小和形状,并可能导致它与对侧的健康乳房不匹配。当这种情况发生时,部分乳房重建可能是有益的。乳腺外科医生可以重塑患者剩下的乳房组织来改善放疗后的外观。乳腺外科医生也可能会建议对未受影响的乳房进行提升或缩小以保持对称,无论是在肿瘤切除术时还是在放疗完成后。

4. 重建手术的时机很重要 在安排乳房重建时,患者和诊疗团队可以选择是在乳腺癌治疗期间还是治疗之后进行手术,但是重建的时机可以改变乳房的外观。一些可能改变乳房外观的因素包括乳房切除术后残留了多少组织、瘢痕或者由于放疗而导致的肤色变化。这就是为什么在进行乳房切除术之前,乳腺外科诊疗团队需要综合考虑各种因素的原因。

一些乳腺癌患者可以在乳房切除术的同时进行乳房重建。对有些患者来说,分阶段的方法可能更适合,即在乳房切除术时开始重建,化疗或放疗后再次手术来完成最终的乳房重建。但对某些患者来说,最好是选择完全推迟乳房重建,主要是因为其他医疗因素,其次是因为患者精神上、心理上还没有准备好。不管怎样,进行乳房重建手术没有时间限制。尽管乳房切除术后立即重建可能会使手术和恢复更加困难。一些女性在治疗结束后不久就会进行重建手术,而另一些则要等上几个月甚至几年,以便有时间从治疗中恢复。

无论患者喜欢哪一种,记得在乳腺癌治疗的早期与乳腺外科医生沟通,这样医生就能了解患者所有的意愿,并且可以协助患者选择最适合的整形手术时机和治疗方法。

(杜静文　杜伟怡　李　菁)

当我再次翻看手边的这部书稿时,脑海中再次出现一位接受乳房重建手术患者所说的话:"谁都想把肚子上的肉移到乳房上,只有我真正做到了。"这样看上去轻松的话语,其实是经历了多少跌宕起伏后的感触和领悟!作为她们的照护者,我们是时候要做些努力了。

回想当初自己为了找寻一个乳房重建护理问题的答案,搜索了许多线上线下的书店也未曾找到一本乳房重建护理相关的书籍,有些失落也有些沮丧,却也让笔者萌发了"自己去陈述、总结、分享"的想法,于是就有了组建团队编撰一本乳房重建护理专科参考书的尝试。

对于很多的女性患者来说,"癌症,可以面对;但是失去乳房,无法接受";而对于医护人员来说,"重建的是乳房,重塑的是心理"。患者与疾病斗争的意志,对美的追求和渴望,都是我们想要在乳房重建护理领域追求更加专业的动力。

感谢中国抗癌协会肿瘤护理专业委员会在本书编撰过程中给予的支持;感谢复旦大学附属肿瘤医院乳腺外科医疗专家团队给予的指导;感谢复旦大学附属肿瘤医院护理部陆海燕主任、张晓菊主任给予的支持和指教!

谢谢乳腺专科护理团队在繁忙的临床护理工作之余依然保质保量地完成了本书的编撰。本书在编写过程中参考了大量国内外的文献,希望能将理论与实践更好结合,使本书更具可读性、可操作性和指导性。

由于编写时间仓促,水平有限,在专科领域的探索尚在持续,书中可能存在诸多不足之处,衷心希望广大同道提出宝贵意见。

2021 年 7 月